ココロピルブック

抗精神病薬・抗うつ薬・抗不安薬・睡眠薬・気分安定薬データベース

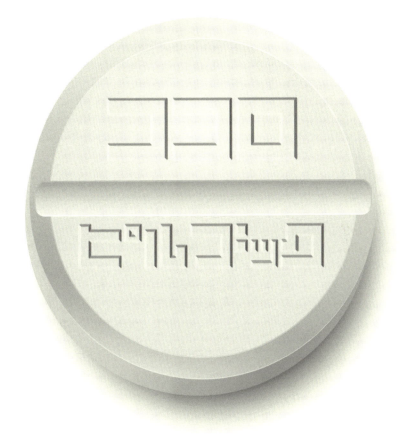

「薬はツールにすぎない」

相田くひを

社会評論社

ココロピルブック読者諸氏へ

■読者対象
　本書は主に精神疾患外来患者の約75%を占める次の3疾病に用いられる薬を収録しております。

①神経症性障害、ストレス関連障害及び身体表現性障害
②気分（感情）障害（躁うつ病を含む）
③統合失調症、統合失調症型障害及び妄想性障害

　てんかん、アルツハイマー病、その他の精神及び行動の障害、精神作用物質使用による精神及び行動の障害、血管性及び詳細不明の認知症の薬については収録しておりません。

■本書は副読本です
　読者諸氏が本書を手にした理由は、自分が飲んでいる薬とはどのような薬なのか知りたいからだと思います。知りたい動機が好奇心でしたら、本書は少し役にたつと思います。しかし動機が医療への不信感や疑問でしたら、本書はあまり役に立ちません。本書はココロの薬にまつわる面白そうな情報をピックアップした副読本です。たとえば多くの薬本にある副作用について本書は殆ど触れていません。薬には膨大なバックデータが存在します。本書が扱う情報はごく一部に過ぎません。薬で何か疑問に感じたことは、医師・薬剤師にご相談ください。

■**本書の情報は参考程度に**
　読者諸氏、最大の関心は薬の相対的な評価であると思われます。本書は薬理作用や特徴について相対的に数値やグラフで表していますが多少の誤差がありえます。ココロの薬は個人差がとても大きいので、あくまで参考程度に解釈してください。

■**治す主体はあなた自身です**
　本書に収録しているココロの薬はすべて対症療法の薬です。殆どの精神病はいまだ原因が分からず、原因療法はありません。（しかし精神科以外においても薬の殆どは対症療法薬であり、原因療法薬といえるのは一部の抗生物質や抗がん剤など限られています。）
　精神病が良くなるというのは全て自然治癒（自然寛解）であり、薬は辛い症状、ストレスを和らげて患者の持つ自然治癒力をうながすため、良い状態を維持するために用いられます。

　病気を治す・良い状態にするのは読者諸氏の持つ自然治癒力が主です。自然治癒力には個人差があり、はやく治る人もいれば、ゆっくり治る人もいます。ココロの薬は自然治癒力をアシストする従のツールです。この主従を常に念頭において本書をお読みください。

以上

2015 年 2 月 16 日　相田くひを記

2	ココロビルブック読者諸氏へ	94	抗精神病薬　等価換算計算表
4	目次	95	**抗うつ薬**
6	【使用上の注意】	96	抗うつ薬系統図
8	注釈	98	29 トフラニール
		104	30 アナフラニール
11	**抗精神病薬**	110	31 トリプタノール
12	抗精神病薬の系統図	112	32 スルモンチール
14	1 コントミン	114	33 ノリトレン
22	2 レボトミン	116	34 アンプリット
26	3 ピーゼットシー	118	35 プロチアデン
28	4 フルメジン	120	36 アモキサン
30	5 ニューレプチル	122	37 ルジオミール
32	6 セレネース	124	38 テトラミド
38	7 プロピタン	126	39 テシプール
40	8 オーラップ	128	40 レメロン
42	9 スピロピタン	130	41 デジレル
44	10 インプロメン	132	42 サーゾーン
46	11 トロペロン	134	43 プロザック
48	12 ドグマチール	140	44 ルボックス
50	13 バルネチール	142	45 ジェイゾロフト
52	14 エミレース	144	46 パキシル
54	15 デフェクトン	146	47 セレクサ
56	16 クロフェクトン	148	48 レクサプロ
58	17 クレミン	150	49 トレドミン
60	18 アポプロン	152	50 エフェクサー
66	19 ホーリット	154	51 プリスティク
68	20 クロザリル	156	52 サインバルタ
74	21 ロドピン	158	53 ウェルバトリン
76	22 ジプレキサ	160	54 オーロリックス
80	23 セロクエル	162	抗うつ薬　等価換算計算表
82	24 リスパダール		
86	25 インヴェガ	**163**	**抗不安薬**
88	26 ルーラン	164	抗不安薬系統図
90	27 エビリファイ	166	55 コントール
92	28 ロナセン	172	56 セルシン

174	57 メンドン	250	89 アモバン
176	58 レスミット	252	90 ルネスタ
178	59 レキソタン	254	91 マイスリー
180	60 ワイパックス	256	92 ソナタ
182	61 セレナール	258	93 ロゼレム
184	62 セパゾン	260	94 ベルソムラ
186	63 メレックス	262	95 フェノバール
188	64 コレミナール	264	96 イソミタール
190	65 グランダキシン	266	97 ラボナ
192	66 マイスタン	268	98 ブロバリン
194	67 エリスパン	270	99 ベゲタミンA
196	68 メイラックス	272	100 ドリエル
198	69 レスタス	274	睡眠薬　等価換算計算表
200	70 リーゼ		
202	71 デパス	275	**その他の薬**
204	72 ソラナックス	276	その他の薬系統図
210	73 ブスパー	278	101 リーマス
211	74 セディール	286	102 テグレトール
214	75 アタラックス-P	288	103 デパケン
216	76 インデラル	290	104 リボトリール
218	77 ミケラン	292	105 トピナ
220	抗不安薬　等価換算計算表	294	106 ラミクタール
		296	107 ヱフェドリンナガヰ
221	**睡眠薬**	300	108 ヒロポン
222	睡眠薬系統図	302	109 リタリン
224	78 ネルボン	304	110 コンサータ
226	79 ダルメート	306	111 モディオダール
228	80 ソメリン	308	112　ストラテラ
230	81 ドラール	310	113 エスタロンモカ
232	82 エリミン	312	114 ヒベルナ
234	83 ロヒプノール	314	115 アーテン
236	84 ユーロジン	316	116 アキネトン
238	85 ハルシオン	318	参考文献資料一覧
244	86 レンドルミン	322	一般名索引
246	87 エバミール	325	あとがき
248	88 リスミー		

2015年3月初版　選択的おもしろ薬情報取り込み作用本

規制区分：　　　　　　　処方せん外の読み物
サブカルチャー

ココロピルブック　本 326頁

貯　　法：室温保存　　　KOKORO Pill Book
使用期限：情報はなまもの
（注意－医師などにみつからないように）　こころぴるぶっく

	ココロピルブック
校　了	2015年2月16日
販売開始	2015年3月4日
国際誕生	2015年3月4日

【禁　忌】（次の人には読ませないこと）
1. 本気で病気をなおしたいと考えている患者（情報により病状を悪化させるおそれがあります）
2. 医療関係者（誰だ!こんな本を作ったのは!いいかげんなことを書くな!と著者と出版社が怒られるおそれがあります）

【適　応】
　メンタルクリニックや精神病院で治療を受けている統合失調症、気分障害（うつ病など）、不安障害（神経症など）の人々で自分の飲んでいる薬について知りたい人。

【効能・効果】
　薬にちょっと詳しくなれる。でもその知識は治療にはあまり役に立たないと思われる。

【組成・性状】
1. 組成
　　販売名　　：　ココロピルブック
　　有効成分　：　エビデンスと昔話と著者の思い込みとユーモア
　　添加物　　：　ちょっぴり毒

2. 性状
　　カバーはオフメタル四六Y130kg、PP加工を施している。冊子部分はラフクリーム琥珀N四六Y71.5kgを使用し無線綴じ製本をしている。

販売名	表表紙	裏表紙	背表紙
ココロピルブック			

【用法・用量】
　通常、成人には服薬の基礎知識として、のむ薬の項目から読むことをおすすめする。著者としては最初から通しで読んでいただきたい。なお本書はメーカー資料や文献などを鵜呑みにした記述が大半であるが、著者の本音は大抵右下に小さな文字で書いてあるので注意。
　読書量は通常1日2～10頁を原則とするが、最大326頁まで増量出来る。なお、年齢・病状・根気・病棟の消灯時間により適時増減されたし。

【使用上の注意】
　本書は面白そうな医学情報を集めた副読本です。本書の掲載している情報は偏りが
あります。本書を読んで分かったつもりにならず、疑問点は医師・薬剤師に相談してください。

1．慎重読書(次の患者は慎重に読書をすること)
　・薬さえ飲んでいれば絶対に病気は治ると信じている人
　・薬は毒だから絶対に飲まない!と信じている人

2．重要な基本注意
　・向精神薬に原因療法の薬はありません。全て対症療法の薬です。
　・でも他科の薬も殆どが対症療法の薬です。
　・本書の情報により症状が悪化することも良くなることもありますので十分注意してお読み
　　ください。著者は医療関係者でないぶん、遠慮せずに書いている箇所があります。

【重要な基本的注意とその理由及び処置方法】
　・この本を病床や待合室で読んでいると医師が嫌な顔をするケースが予想される。
　・その場合、本書にカバーをかけて読書する処置が推奨される。
　・本書が医師の机上にあった場合、ヤブ医者ないしニセ医者の可能性がある。

【書物動態】
　本書は東京都墨田区錦糸の倉敷印刷株式会社で印刷製本されたのち、取次を通して
全国の書店へと配本され読者諸氏の手元に到達する。一部は書店を通さずamazon等の
ネット書店からダイレクトに読者諸氏のところへ配達されるケースがある。

【臨床成績】
　以前、著者が日本の向精神薬部門を担当した『薬ミシュラン』(共著、太田出版、1999年)
は、かなり読者に好評であった。本書は『薬ミシュラン2』として単著で企画されたものが原型
である。初稿は2002年に完成していたが、諸般の事情により出版は延期となった。

【薬効薬理】
　ココロピルブックは選択的な面白い薬情報を取り込むことによって、読者の知的好奇心
濃度を上昇させ、何か薬について詳しくなったような気分にさせる作用を示すと考えられる。
しかし、その作用は病棟の入院仲間や、メンヘル友達の間の限定的な作用であり、
本職の医師や薬剤師には通用しない。なぜなら本書は薬の膨大な情報のごく一部、しかも
偏りのある情報に過ぎないからである。あくまで副読本であることを各自承知されたし。

【参考文献】
　巻末318頁〜に記す。

【出版元】
　株式会社 社会評論社
　〒113-0033 東京都文京区本郷2-3-10 お茶の水ビル
　Shakai Hyoron Sha (Social Criticism Company)
　〒113-0033 Ochanomizu Bldg. Hongo 2-3-10 Bunkyo-ku Tokyo Japan

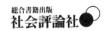

注釈

■記載
　本書の薬名は代表的な販売名を基本とした。一般名は斜字で記載する。

■適応症について
　日本での適応は◎　アメリカでの適応は○　国内外・適応内外問わず一般的に用いられているものを△で示した。

■病名の英字略称を以下に示す

MDD	大うつ病性障害
PMDD	月経前不機嫌性障害
OCD	強迫性障害
PD	パニック障害
GAD	全般性不安障害
SAD	社交不安障害
PTSD	心的外傷後ストレス障害
ADHD	注意欠如・多動性障害
ASD	自閉症スペクトラム障害（小児）
BPD	境界性パーソナリティ障害

■海外での販売名は在留邦人の多い国を対象に、現地で最も一般的な販売名を記した。

■作用時間のTmaxとは最高血中濃度到達時間を意味する。T1/2はTmax時の血中濃度が半減する時間を意味する。活性代謝物の影響が大きな薬はT1/2の後に（　）で記す。なお単位は時間である。作用時間は用量などにより複数のデータがあるが、本書は基本的に薬剤添付文書の代表的な用量のデータを掲載している。一部の薬は反復投与時のデータを掲載している。また血中濃度は個人差が大きいので解釈には注意が必要である。

■等価換算は抗精神病薬はコントミン100mg換算、抗うつ薬はトフラニール150mg換算、抗不安薬・睡眠薬はセルシン5mg換算、抗コリン薬はアキネトン2mg換算である。等価換算係数は各薬の用量に掛け算することで等価換算mgになる数値である。

■薬理プロフィールの英字略称を以下に示す

NA	ノルアドレナリン再吸収阻害作用ないしノルアドレナリン作用
D	ドパミン再吸収阻害作用ないしドパミン作用
5HT	セロトニン再吸収阻害作用ないしセロトニン作用
mAch	ムスカリン性アセチルコリン受容体遮断作用
5HT2	セロトニン2受容体遮断作用
D2	ドパミン2受容体遮断作用
α1	α1アドレナリン受容体遮断作用
H1	ヒスタミン1受容体遮断作用

本書で示す薬理モデル図はスティーブン・M・ストール博士の一連の精神薬理学書籍にある鍵と、鍵穴薬物モデル図を参考に簡略化した図案を用いている。本書では2単位以上の作動ないし遮断に対し鍵を図示する。なお黒色の鍵は遮断薬、灰色は部分作動薬　白色は作動薬ないし結果的に作動薬となる作用を示す。

ムードスタビライザー・抗けいれん薬の薬理プロフィールの略称を以下に示す

N-Ca	N型カルシウムチャネル（Cav2）
L-Ca	L型カルシウムチャネル（Cav1）
P/Q-Ca	P/Q型カルシウムチャネル（Cav2）
T-Ca	T型カルシウムチャネル（Cav3）
SV2A	シナプス小胞タンパク質2A
GABA系	ガンマアミノ酪酸系
Na	ナトリウムチャネル
K	カリウムチャネル

■化学構造図
　化学構造図は他薬との差異が分かりやすい立体異性体を優先する場合がある。

■特徴
　抗精神病薬・抗うつ薬は基本的にネガティブスケールであり、面積の多さ＝副作用の大きさである。
　抗不安薬・睡眠薬は鎮静・抗不安・抗けいれん・筋弛緩作用を示す。

■薬理プロフィール・特徴のデータは以下の資料を参考に作成した。
・融道男『向精神薬マニュアル（第3版）』医学書院、2008年
・融道男『向精神薬マニュアル』医学書院、1998年

- スティーヴン・M・ストール、仙波純一訳『ストール精神科治療薬処方ガイド第2版』メディカルサイエンスインターナショナル、2011年
- 上島国利『精神科治療薬ハンドブック』中外医学社、1999年
- 筒井末春『心療内科における薬物療法』新興医学出版社、1998年
- 『臨床精神薬理』各巻、星和書店
- 他、メーカー資料等

■ CYP

CYP450の誘導阻害代謝は各薬のインタビューフォーム等公開資料、米インディアナ大学医学部がウェブ公開している資料、ドイツ、ベルリン自由大学とフンボルト大学の共同機関CHARITEが運営するSuperCYPデータベースを参考にした。CYP450は個人差や人種差がある。またデータ元により複数の見解があるケースがある。本書の情報はあくまで参考として解釈願います。

■論理的整合性よりも、大体合っている記述。分かりやすさを重視。

医療従事者の書く患者向けやさしい薬本の欠点は、同業者からのツッコミを恐れ論理的整合性を重んじすぎて、例外だらけの向精神薬の解説を簡潔に書けない点にある。書けないゆえに敢えて記載しないか、添付文書丸写しの両極端な本ばかりとなる。どちらも患者には分かりにくい本である。本書は分かりやすさを重視するため、重箱の隅をつつくような些細な例外を敢えて記述していない。

■副作用情報

本書は副作用情報を（殆ど）記載していない。重要な副作用情報は医師から説明を受けているはずだからである。それでも心配な人は医師・薬剤師に聞くか、本屋にいくらでもある添付文書の副作用情報を列記した患者向け薬本で調べてもらいたい。

ココロピルブック

抗精神病薬

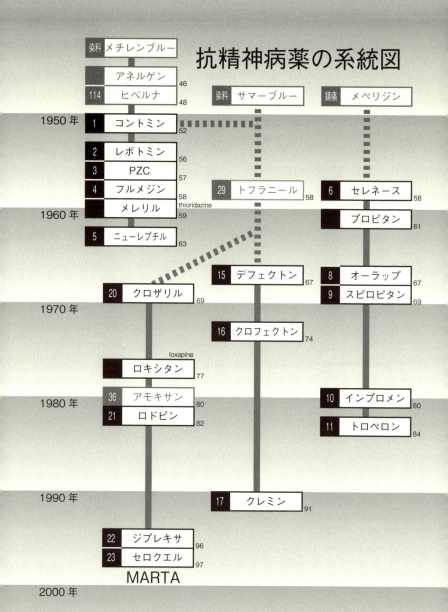

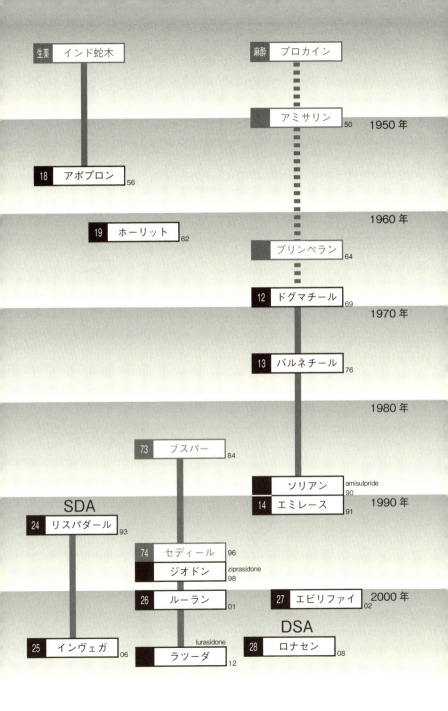

精神医療の革命薬、世界を変えた抗精神病薬のクラシック

1　コントミン　　　　　　　Contomin

開発国：	フランス	開発会社：	ローヌ・プーラン（現・サノフィ）
初販売国：	フランス	国際誕生年：	1952年

薬剤添付文書の適応症　[JP]日本での適応　[USA]アメリカでの適応　[ETC]その他処方例

[JPN]　◎統合失調症　◎躁病　◎神経症における不安・緊張・抑うつ　◎悪心・嘔吐　◎吃逆
　　　◎麻酔前投薬　◎人工冬眠　◎破傷風に伴う痙攣　◎催眠・鎮静・鎮痛剤の効力増強
[USA]　◎統合失調症　◎躁うつ病の躁病　◎難治性の吃逆　◎小児の問題行動・行為障害・多動　他
[ETC]　△双極性障害

統合失調症		気分安定薬		うつ病（MDD）		神経症/不安障害		睡眠薬	
◎		△							
急性期	△	躁急性期	◎	難治性	△	PD		入眠障害	
陽性症状	△	うつ急性期		PMDD		GAD		中途覚醒	
陰性症状	△	躁再発防止		強迫性障害(OCD)		SAD		早朝覚醒	
維持療法		うつ再発防止				PTSD		日中不安軽減	
難治性	△	摂食障害		ADHD	◯	ASD		心身症		ナルコ	

抗精神病薬／抗うつ薬／抗不安薬／気分安定薬

　コントミンは精神医療に革命を起こした薬である。定型抗精神病薬のクラシックながら統合失調症の陽性症状への効果は、現在主流の非定型抗精神病薬とくらべて遜色は無い。ただし副作用は多い。抗精神病薬と分類されているが、開発当時は躁病、神経症、パニック障害、うつ病、覚せい剤やLSDによる精神症状、陰性症状など精神病全般に用いられ一定の効果が認められている。そのため、欧州での販売名はLarge（大きな）＋action（作用）＝Largactil（ラーガチル）と命名された。

　70年代長期大量処方による副作用（遅発性ジスキネジア）問題と、90年代以降の非定型抗精神病薬ブームにより処方量は激減したが、多くの伝説的なエビデンスがあるため、もしかしたらコントミンならば効くかも？と根強い人気がある。例えば妊婦や、クロザリルが使用出来ない難例例など、処方で迷った場合にコントミンで様子を見ることがある。極少量で抗うつ薬的に、少量で抗不安薬的にも使える。代表的な定型抗精神病薬であるが、陰性症状に効果を発揮するケースもあり、侮れない薬である。

●お薬一口メモ●　昔コントミンは高かった
　1955年5月のコントミン広告によると25mg錠500錠で8900円。当時の公務員初任給と同じくらいなので、今でいうと1錠約300円。一日400mg投与で約5000円。1961年の国民皆保険制度導入以前は精神医療も大変でして、予算の無い公立病院では1錠を20人で割って服用したという涙話も……。ちなみにスイスの貧乏な公立病院で、コントミンが高くて買えないため代替薬治験中偶然見つかったのが、抗うつ薬トフラニール。

クロルプロマジン

日本での発売年　1955年
日本でのメーカー　田辺三菱製薬

フェノチアジン系抗精神病薬

海外での販売名

- アメリカ　Thorazine
- カナダ　Largactil
- イギリス　Largactil
- ドイツ　Propaphenin
- フランス　Largactil
- 中国　Matcine
- 韓国　Neomazine
- タイ　Matcine
- 豪州　Largactil
- ブラジル　Amplictil

全世界で販売。WHO必須医薬品。

ジェネリック

- クロルプロマジン錠「ツルハラ」（鶴原製薬）
- クロルプロマジン錠「コバヤシ」（小林化工）

化学構造図

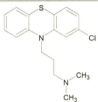

Tmax=3.2h T1/2=11.7h
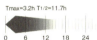

等価換算	用量(mg/日)			CYP
100mg(コントミン100mg換算)	50	～	450	
等価換算係数× 1				

薬理プロフィール

特徴

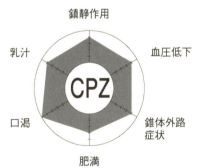

代謝阻害　2D6
2D6

●お薬一口メモ●　「鍵と鍵穴」というより「ICカードと自動改札機」

　本書は分かりやすさを第一にしているので、薬と受容体（特にモノアミン受容体）について「鍵と鍵穴」理論で説明している。しかし一つの鍵穴に一つの鍵ではない。コントミンで分かるように一つの薬が複数の受容体に作用したり、一つの受容体に複数の薬が作用したりと、結構ルーズなシステムである。薬の結合とは、3次元構造ばかりが注目されるが、塩基性アミンの強さと、モノアミン受容体のカルボキシル基との酸・塩基相互作用の関与が大きい。鍵というよりも電車の非接触型ICカード（例えばJR東日本のSuica）と自動改札機の方が比喩としてはしっくりくるような気がする。結合度の強さはアミンの級数に比しており、おしなべて強い効き目の薬は2級3級アミンばかりだったりする。

精神医療の革命薬、世界を変えた抗精神病薬のクラシック

1 コントミン　　　　　　Contomin

抗精神病薬
抗うつ薬
抗不安薬
気分安定薬

■日本軍のジャワ島占領が開発のきっかけだったコントミン

マラリアは今も年間 2 億人が罹患し、100 万人の死者を出す南国の熱病である。かつてマラリアの特効薬はキナの樹皮から抽出したキニーネだった。第 2 次世界大戦前、キニーネはオランダ植民地ジャワ島で世界需要の 9 割を生産していた。

1942 年 3 月、日本軍が蘭印作戦でジャワ島を占領した。連合国は深刻なキニーネ不足に陥った。キニーネ代替薬はあったが、どれも副作用が酷く、実用的ではなかった。

■金魚の薬からコントミンへ

フランス、ローヌ・プーラン社は新しいキニーネ代替薬開発の原型として、フェノチアジン系染料メチレンブルーに注目した。今も観賞魚の水槽薬浴で用いられるメチレンブルーには、弱い殺菌作用がある。ローヌ・プーラン社は 1944 年までに多くのフェノチアジン系薬物を合成したが、キニーネ代替薬は開発出来なかった。

■抗パーキンソン薬 2987RP ジパルコール

開発ナンバー 2987RP **ジエタジン**は、局所麻酔薬**プロカイン**の構造に似せて作られた。**ジエタジン**はパーキンソン病患者に効果があることがわかり、1946 年ジパルコールの名で発売された。ジパルコールの効果を臨床で発見した J. シグワルトは「パーキンソン病によくみられる抑うつ状態が多幸感に置き換えられる」と報告している。

1945 年アメリカのパーク・デービス社は抗ヒスタミン薬ベネドリル Benadryl（一般名**ジフェンヒドラミン**）を発売した。ベネドリルはアレルギーの痒み止め（抗ヒスタミン作用）、鼻水抑制作用（抗コリン作用）、鎮静作用があり、汎用性が高く、世界的に大ヒットした。**ジフェンヒド**

●お薬一口メモ●　ローヌ・プーラン
薬剤師、エチエンヌ・プーランらが 1860 年にパリにて創業した薬局が原型。1900 年プーラン兄弟社に社名変更し、製薬事業に乗りだす。28 年ローヌ化学工場と合併し、ローヌ・プーラン。90 年アメリカのローラーと合併し、ローヌ・プーランローラー。99 年ドイツ、ヘキストマリオンルセルと合併し、アベンティス。04 年サノフィと合併しサノフィ・アベンティス。2012 年に社名変更し、サノフィ。ちなみに作曲家フランシス・プーランクは創業者の孫。

クロルプロマジン   chlorpromazine

日本での発売年　1955年
日本でのメーカー　田辺三菱製薬

フェノチアジン系抗精神病薬

ラミンは今も市販風邪薬に配合されており、睡眠薬ドリエル（272頁参照）の成分である。ベネドリルの大ヒットをうけ、世界中で抗ヒスタミン薬開発ブームが始まった。

■抗ヒスタミン薬3015RPアネルゲンと失敗作3276RPプロマジン

ローヌ・プーラン社は今までに開発したフェノチアジン系物の再スクーリングを行い、3015RP **フェネタジン**に強い抗ヒスタミン作用を発見した。1946年**フェネタジン**はアネルゲンの名で発売された。

当時各社が開発した抗ヒスタミン薬は、どれも鎮静・睡眠作用が強かった。ローヌ・プーラン社は眠くならない抗ヒスタミン薬開発を目指したが、当時はまだ薬がどのように脳に作用しているのか分からないため、開発は手探りだった。ちなみに眠くならない抗ヒスタミン薬は、1980年代ゼスランに代表される第2世代抗ヒスタミン薬登場まで待たなければならない。ローヌプーラン社は3276RP **プロマジン**を合成したが、抗ヒスタミン作用が弱く、製品化されることはなかった。

■抗パーキンソン薬・制吐薬3277RPフェネルガン（ヒベルナ）

プロマジンの次に開発されたのが3277RP **プロメタジン**である。

1948年**プロメタジン**は強い抗ヒスタミン作用の反面、鎮静作用は比較的弱く、当時としては理想的な抗ヒスタミン剤としてフェネルガンの名で発売された。日本でも1956年ヒベルナの名で発売されている。フェネルガンには強い抗コリン作用があり、抗パーキンソン薬として使うことが出来た。さらにフェネルガンに強い吐き気止め作用が発見された。それは1946年に発売された世界初の抗癌剤**ナイトロジェン**の副作用、強烈な吐き気に対処可能な強さだった。

●お薬―口メモ●　アンリ・ラボリ　Henri Laborit（1914-1995）
ベトナム、ハノイ生まれのフランス人外科医。第2次世界大戦中にドゴールの自由フランス軍に参加、終戦後も海軍に所属し臨床に携わる傍ら、外傷や手術によるショックの予防と治療の研究にあたり、人工冬眠療法を生み出す。恒常性（ホメオスタシス）の果たす役割を精神まで延長し、精神病の薬物療法への道を開いた。

精神医療の革命薬、世界を変えた抗精神病薬のクラシック

1 コントミン　　Contomin

■人工冬眠療法にフェネルガン

　その頃フランス・ツーロンの海軍病院にアンリ・ラボリという外科医がいた。ラボリは戦争中、さしたる外傷のない兵士が手術中ショックに陥り死亡する事例に度々遭遇した。人は大量の血が失われた時、血圧が下がり、心臓の動きが遅くなり、血流が減少する。これを"循環性ショック"という。ショックを引き起こすのは失血だけではない。極度の緊張状態におかれる戦場では、心理的要因でショックに陥る兵士がいた。ショックへの対処は血液を大量に輸血し、強心剤を打ち込むといった体に"喝"を入れる処置が施されていた。

　しかしラボリは、ショックは人体の過剰な防御反応ではないかと考え、原因を過剰なヒスタミンやアセチルコリンと推測した。そしてヒスタミンやアセチルコリンをブロックして鎮静化させ、一時的に冬眠のような状態にして受け流せばいいのではと考えた。

　ラボリは麻酔薬に抗ヒスタミン薬をブレンドし、体を氷水で冷やし、代謝を抑え、一種の冬眠状態にすることで過剰な防御反応を抑える人工冬眠療法を考案した。ラボリはブレンドした麻酔薬を「遮断カクテル」と名付けた。

　ラボリはフランス、ローヌ・プーラン社から発売されたばかりの新薬フェネルガンを遮断カクテルに混ぜると、麻酔の効果が高まることに気付いた。フェネルガンは他の抗ヒスタミン薬に比べて催眠・鎮痛・体温低下作用、つまり中枢作用が強かった。

　1950年ラボリはローヌ・プーラン社を訪問し、「フェネルガン以上に強い中枢作用の薬を作って欲しい」と新薬開発を促した。

●お薬一口メモ●　**コントミン名の由来は駄洒落**
　吉富製薬「コントミン」の名の由来はコンコンと眠るヨシトミのアミンでコントミン……という駄洒落である。真面目にフランスからローヌ・プーラン純正を輸入して販売したシオノギの「ウインタミン」は、人工冬眠だからウィンターのアミンでウインタミンということだが、人工冬眠はcontrolled hibernationなので誤訳というか直訳のような気がします。なお、ウインタミンは2014年に発売中止。

| クロルプロマジン | chlorpromazine |

| 日本での発売年 | 1955年 |
| 日本でのメーカー | 田辺三菱製薬 |

フェノチアジン系抗精神病薬

■ 4560RP クロルプロマジンの誕生

　1950年12月11日、ローヌ・プーラン社の薬理学者 P. シャルパンティエは、抗ヒスタミン作用が弱いためお蔵入りとなっていた 3276RP **プロマジン**に塩素をトッピングし、鎮静作用を強化した 4560RP **クロルプロマジン**を合成した。

　1951年1月ラボリはパリのヴァル・ドゥ・グラース軍病院へ転勤し、麻酔学者 P. ユーグナールの知遇を得た。二人の共同作業で人工冬眠療法は、より理想的な遮断カクテルへと近づいた。

　1951年6月26日、4560RP 5アンプルがラボリらへ提供された。ラボリらは 4560RP を遮断カクテルに導入し、

　　　4560RP ＝ 1　：　**プロメタジン ＝ 1**　：　鎮痛薬**ペチジン ＝ 2**

の組み合わせが最も強力な遮断カクテルになることを確認した。このカクテルは M-1 と名付けられた。

　1951年10月13日、ラボリらは M-1 について論文『薬物動態及び身体的手段による人工冬眠法』をプレス・メディカル誌上で発表した。

　M-1 は患者に特異的な精神的平穏をもたらした。ラボリは**クロルプロマジン**を単独で患者に用いてみた。すると意識混濁も意識変容もなく、睡眠傾向を示し、周囲に起こる出来事に対して無関心になった。

■ クロルプロマジン（コントミン）の臨床的発見

　ラボリは「精神疾患もストレスへの過剰反応が引き起こした心のショック状態のようなものではなかろうか？」と考えた。当時、精神病に効く薬は無く、電気ショック療法・インシュリンショック療法・マラリア発熱療法など、数々のショック療法が行われていた。

●お薬一口メモ●　ドレーとドニケル
　Jean Deley (1907-1987) & Pierre Deniker (1917-1998)　読み方はジャン・ドゥレとピエール・ドゥニケだが、何故か日本ではドイツ語風味に発音され定着している。ドレーはパリ大学医学部教授でフランスを代表する精神医学者、サンタンヌ病院院長を兼任。ドニケルはドレーの部下の精神医学者。2人とも精神分析とは距離を置いて、数々のショック療法にチャレンジしていた。後にMAO阻害薬の元になったイソニアジドやレボトミン（22頁参照）の抗うつ作用の臨床試験も行っている。

精神医療の革命薬、世界を変えた抗精神病薬のクラシック

1 コントミン Contomin

1951年11月19日、ラボリの友人、ヴィルジェイフ精神病院の女医クァルチが興味を示し、静注テストを行ったが、彼女は失神してしまい、ヴィルジェイフ病院は**クロルプロマジン**導入を行わなかった。

ラボリは昼休みのカフェテリアで、同僚の精神科医らに遮断カクテルによる精神病治療を提案した。1952年1月精神神経科医長J.アモンが治療に同意。1月19日、24歳の男性躁病患者ジャック・Lに人工冬眠療法が行われた。これはバルビツール酸他や電気けいれん療法と併用した方法であったが、患者は回復し正常な生活が出来るまで落ち着きを取り戻した。しかし保守的な軍病院では人工冬眠療法が広がることはなかった。というのもラボリの提案した人工冬眠療法は服薬ではなく、ベッドの周囲を氷で冷やしながら遮断カクテルを点滴する、かなり面倒くさいものだったのである。

当時パリの精神科医の間では、精神病に効果のある薬があるらしいという噂が広がっていたという。**クロルプロマジン**のサンプルはパリの研究者35名に配布されており、精神病への投与も散発的に行われていた。

1952年2月13日、ラボリらは**クロルプロマジン**について論文『新しい自律神経安定剤4560RP』をプレス・メディカル誌上で発表した。この論文の最後に4560RPの精神医学への応用を示唆する記述がある。

■影の功労者はパリジェンヌの怠け者ナース

1952年2月パリ大学医学部教授でサンタンヌ病院院長のジャン・ドレーと同僚ピエール・ドニケルは、8名の精神病患者に人工冬眠療法を実施した。ドレーらは遮断カクテルのうち**クロルプロマジン**以外は無効であることを知っていたため、患者を氷水で冷やしながら**クロルプロマジン**のみを点滴した。しかしパリジェンヌのナースたちは、氷を取り替

●お薬一口メモ● ドパミン受容体の発見は1975年

コントミン発見当時はまだドパミン2受容体遮断作用が発見されておらず、この薬が何故効くのか分からなかった。1958年、A・カールソンが脳内にドパミンが存在し、抗精神病薬が代謝に影響すること発見。1966年、J・V・ロッサムがドパミン過剰仮説を発表。1975年、フィリップ・シーマンがPET（242頁下参照）を用いて脳内のドパミン受容体と、抗精神病薬が脳内でドパミン2受容体を遮断していることを発見した。

クロルプロマジン   chlorpromazine

日本での発売年　1955年
日本でのメーカー　田辺三菱製薬

フェノチアジン系抗精神病薬

えるのをサボりはじめた。結果、患者が鎮静化するのは体温低下で代謝が抑えられるためではなく、**クロルプロマジン**単独の効果と判明したという。

　1952年5月26日、ドレーらは**クロルプロマジン**の報告を行った。当時の精神科医は精神病の薬物療法に懐疑的だった。しかし、確かな薬効のある**クロルプロマジン**療法は瞬く間に欧州に広がり、1953年には大々的に報告会が行われることになった。**クロルプロマジン**は"大きな作用"を意味するラーガチル Largactil と名付けられた。ラーガチルは発売後10年間で5000万人に投与され、1万に及ぶ学術論文が報告された。

■ナイトロミンとコントミン

　日本での**クロルプロマジン**導入は早く、1953年には一部の病院で用いられていた。1952年吉富製薬は東京大学教授、石館守三の合成した抗癌剤ナイトロミンを発売した。ナイトロミンは強烈な吐き気の副作用があり、吉富製薬は吐き気止め薬として独自に**クロルプロマジン**を合成し研究者へ渡していた。同時期に他の製薬会社も**クロルプロマジン**を合成していたが、ローヌ・プーラン社の特許に抵触することから販売に躊躇していた。塩野義製薬はローヌ・プーラン社と正式にライセンス契約を結び、1955年3月ウィンタミンを発売した。

　しかし当時の特許は物質特許ではなく製法特許であり、独自に合成手法を発見した吉富製薬は1955年3月コントミンを発売した。後にローヌ・プーラン社と裁判となったが、1959年11月に和解が成立している。吉富製薬はコントミンの成功により、日本を代表する精神神経製剤メーカーとして大躍進を遂げた。

●お薬一口メモ●　ノーベル賞を逃した言い争い

　コントミンは精神医学最大の発見であり、ノーベル賞は確実と思われていた。しかしラボリとドレー、ドニケルは互いに自分たちが発見したと主張し譲らなかった。ドレーの論文はラボリの功績について完全無視している。またラボリがアメリカで犬を用いて行った人工冬眠の公開実験は失敗が相次いだ。一時はラボリ単独の受賞が噂されたが、ノーベル賞選考委員会は両者の言い争いを嫌い、受賞を避けたと言われている。なお2000年、A・カールソンは1958年ドパミンが脳内にあることを発見した功績が認められ、ノーベル賞を受賞している。

"眠れる森の美女の薬"と評された鎮静系抗精神病薬

2 レボトミン　　　　　　　　　　　Levotomin

| 開発国： | フランス | 開発会社： | ローヌ・プーラン（現・サノフィ） |
| 初販売国： | フランス | 国際誕生年： | 1956年 |

薬剤添付文書の適応症　[JP]日本での適応　[USA]アメリカでの適応　[ETC]その他処方例

[JPN]　○統合失調症　◎躁病　○うつ病における不安・緊張
[USA]　○鎮痛
[ETC]　△うつ病　△鎮静薬　△睡眠薬　（イギリスでは統合失調症の特に精神運動活動を低下させるのが望ましい場合、コントミンの代替薬として使用。疼痛及び随伴する苦悶の緩和における補助療法に適応）

統合失調症		気分安定薬		うつ病（MDD）		神経症/不安障害		睡眠薬	
◎		躁急性期	◎	難治性	△	PD		入眠障害	△
急性期		うつ急性期		PMDD		GAD		中途覚醒	△
陽性症状		躁再発防止		強迫性障害(OCD)		SAD		早朝覚醒	
陰性症状	△	うつ再発防止				PTSD		日中不安軽減	
維持療法									
難治性		摂食障害		ADHD		ASD		心身症		ナルコ	

　医師の評価が極端にわかれる薬である。昔は鎮静作用が強く、大量処方しても錐体外路症状を生じにくい人気薬だった。70年代大量処方の見直しが行われ、患者のQOLを低下させる代表的な薬として忌避されるようになった。しかし医療現場では長らく鎮静目的で重宝していた。レボヒベ処方（33頁下参照）や墨東97式が有名である。
　90年代、クロザリルが再評価された時、薬理プロフィールが類似するレボトミンも実質的SDAとして注目された。今でもレボトミン単剤少量による維持療法が約1％の患者に行われている。
　抗精神病薬に分類されているがドパミン2受容体遮断作用は弱く、幻覚・妄想を抑える作用はいまいち。大量に用いれば陽性症状にも効果があるが、抗コリン作用・血圧低下・過鎮静と、定型抗精神病薬の3大副作用が強くでてしまう。故に統合失調症治療の主剤としてではなく、鎮静目的に用いられるケースが多かった。ただし、鎮静作用は早期に耐性が形成される。ベンゾジアゼピンと交叉耐性の無い鎮静薬として、短期間少量用いるケースが多い。
　セロトニン2受容体遮断作用が強く、深く良く眠れるのが最大の長所。少量をベンゾジアゼピン系睡眠薬代わりに用いる事例もあるが、どんどん量が増えてしまうので注意。トフラニール登場（1957年）前に少量で抗うつ薬として評価されていたこともある。

●お薬一口メモ●　抗うつ薬レボトミン？
　1956～57年欧州でレボトミンがうつ病患者に効果があることが相次いで報告された。コントミンの効果を発見したドレーとドニケルは、重症型うつ病に対しレボトミンを併用することで治療効果が上がると報告している。レボトミンの抗うつ効果は、1957年11月に発売されたトフラニールより前に発見されていた。

レボメプロマジン / levomepromazine

日本での発売年　1963年
日本でのメーカー　田辺三菱製薬

フェノチアジン系抗精神病薬

海外での販売名

- アメリカ　Levoprome
- カナダ　Apo-Methoprazine
- イギリス　Nozinan
- ドイツ　Neurocil
- フランス　Nozinan
- 中国　-
- 韓国　Tisercin
- タイ　-
- 豪州　-
- ブラジル　Neozine

ジェネリック

- ●ヒルナミン（塩野義製薬）
- ・レボメプロマジン錠「アメル」（共和薬品工業）
- ・レボホルテ（鶴原製薬）

（●は先行同時発売品）

化学構造図

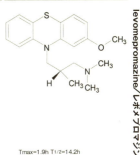

levomepromazine／レボメプロマジン

Tmax=1.9h T1/2=14.2h

等価換算	用量(mg/日)	CYP

100mg(コントミン100mg換算)
等価換算係数× 1

25 〜 200

代謝阻害 2D6 2D6

薬理プロフィール

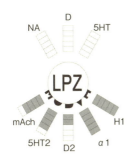

特徴

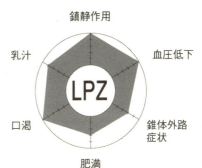

●お薬一口メモ●　**アップレギュレーション**

　薬が作用する受容体の数が増えたり感受性が高まる変化のこと。遮断薬の長期間の投与により起こる。例えば抗精神病薬の場合、シナプス間にドパミンが少ないと後シナプスが判断し、少ないドパミンで感受性を高めようと受容体の数を増やす、あるいは高い感受性の受容体へ変化する。この状態で"急に"薬がなくなると、当然ドパミン過剰となる。急な断薬や減薬による再発の原因は大抵コレ。断薬→再発→服薬→アップレギュレーションの繰り返しは負のスパイラル。

"眠れる森の美女の薬"と評された鎮静系抗精神病薬

2 レボトミン　　　　　　　　Levotomin

■鎮静作用を強化すればもっと効果のある薬に？

　コントミンは精神医療の革命だった。しかし当時の薬理学は薬が脳にどう作用しているのか分からなかった。薬の効果として分かりやすいのは"鎮静作用"であり、鎮静作用を強めればもっと効果的な抗精神病薬が出来るのではと考えられていた。7044RP **レボメプロマジン**、商品名レボトミンは 6457RP **メトトリメプラジン**から鎮静作用の強い光学異性体の左（levo-rotatory）だけを選んだものである。催眠作用はコントミンの4倍、注射薬は局所麻酔薬としても使える強力な神経遮断薬だった。

■期待はずれだったレボトミン

　1957年、7044RP **レボメプロマジン**はフランスでノジナン（Nozinan）の名で発売された。コントミン以上に効果の高い薬として期待されたが、臨床での評価は違った。強い鎮静作用で静穏化は出来るが、妄想や幻覚を抑える作用は弱く、コントミン同等の効果を得るためには大量処方が必要だった。錐体外路症状が生じにくい利点があったが、当時は錐体外路症状が出る＝薬が効いているという考えがあり、出るまで薬は増量された。結果、患者は強すぎる抗コリン作用、血圧低下で過鎮静となり、QOLは低下した。

　しかし、レボトミンはコントミンの効かない陰性症状に効果があるケースがあり、うつ病患者への効果も確認された。今でも抗うつ薬の効かない難治例に処方されることがある。

■眠れる森の美女のように

　レボトミン最大の特徴は抗精神病薬最強といえる睡眠作用である。ドレーとドニケルはレボトミンについて「患者が"眠れる森の美女"のよ

●お薬一口メモ●　錐体外路症状とは？
　錐体外路とはブレーキである。私たちの何気ない動作は運動しろと命令する錐体路の神経と、無意識のうちにブレーキをかける錐体外路のバランスで成り立っている。ところが抗精神病薬は、この錐体外路を司るドパミン神経の動きを鈍らせてしまうので、ブレーキの効きを悪くしてしまう。結果、筋肉の動きをうまくコントロール出来なくなってしまい手が震えたりする。この症状はパーキンソン病によく似た症状からパーキンソニズムと呼ぶ。他にも様々な運動機能障害（アカシジア・ジスキネジア等）がみられることから、これらを併せて錐体外路症状と呼ぶ。

レボメプロマジン　　　　　　　　　　　　　　　　　　　　　　levomepromazine

日本での発売年　1963年
日本でのメーカー　田辺三菱製薬

フェノチアジン系抗精神病薬

うに突如眠りに襲われてしまう」「眠り崩れて失神のようになる」と描写している。この睡眠作用を利用した例として、70年代九州大学病院で行われた精神療法の一種「アナクリティック・ドラッグサイコセラピー」にレボトミンが用いられていたという。

■墨東97式とレボトミン

　1990年代まで、抗精神病薬といえばセレネース、コントミン、レボトミンの3薬が主役だった。特に強烈な鎮静作用をもつレボトミンをハードな精神病院ほど重宝していた。例えばかつて存在した墨東97式という精神科救急医療患者対処マニュアルでは、患者を鎮静させる第1選択はネルボン（224頁参照）の静脈注射だが暴れる患者に静注など不可能なので、第2選択のレボトミン筋肉注射が用いられた。今も根強いレボトミン人気は抗精神病薬ではなく、鎮静薬としての評価であろう。

■実は非定型だった？

　レボトミンはセロトニン2受容体遮断作用が強い。各受容体への作用はクロザリル（68頁参照）に類似し、少量処方では実質的にMARTAタイプの非定型抗精神病薬となる。実際、1970年代にはドグマチール・メレリル・クロザリルと共に非定型抗精神薬に分類した医書もある。大量処方では抗コリン作用や過剰な鎮静作用が目立ち、典型的な定型抗精神病薬となるが、レボトミンは鎮静作用が強すぎるため、少量処方が多い。

　非定型の安全性は用量の少なさによるものが多く、非定型や第2代といった区分に疑問を投げかける医師もいることを考えると、強い鎮静効果を求めて開発されたレボトミンは開発者の意図せぬところで、時代を先取りしてしまった薬なのかもしれない。

●お薬一口メモ●　**レボトミンは耐性が作られるのがはやい**

　睡眠薬代わりにレボトミンを使う場合、最初は5mg錠で猛烈に効くが耐性が作られるのが早く、徐々に増えてしまう。ベンゾジアゼピン系睡眠薬に耐性が出来て眠れなくなると、レボトミンがスイッチ処方されることがあるが、同時にベンゾジアゼピンを減量していかないとドツボにはまってしまうので注意。筆者が昔、愛媛県宇和島市で会った老精神科医いわく「睡眠薬としてのレボは転落の始まり」。

陰性症状や難治性うつ病に効果あり？フェノチアジン系の異端児

3 ピーゼットシー　　PZC

抗精神病薬 / 抗うつ薬

開発国：	アメリカ	開発会社：	シェリング（現・米メルク）
初販売国：	アメリカ	国際誕生年：	1957年

薬剤添付文書の適応症　[JP]日本での適応　[USA]アメリカでの適応　[ETC]その他処方例

[JPN]　◎統合失調症　◎術前・術後の悪心・嘔吐　◎メニエル症候群（眩暈，耳鳴）
[USA]　◎統合失調症　　重度の悪心嘔吐
[ETC]　△双極性障害　（イギリスでは不安、重症精神運動性激越、興奮、暴力的又は危険な衝動的行動の短期管理の補助、症状の治療、再発の防止に適応）

統合失調症		気分安定薬		うつ病（MDD）		神経症/不安障害		睡眠薬	
	◎	躁急性期		難治性	△	PD		入眠障害	
急性期		うつ急性期		PMDD		GAD		中途覚醒	
陽性症状		躁再発防止		強迫性障害(OCD)		SAD		早朝覚醒	
陰性症状	△	うつ再発防止				PTSD		日中不安軽減	
維持療法	△								
難治性									
摂食障害		ADHD		ASD		心身症		ナルコ	

　少量での抗うつ効果が特徴のクラシック。ノルアドレナリンが出ているのを見張る前シナプスのセンサー、α2受容体を遮断し「あれ？ノルアドレナリンが出てないのかな？」と勘違いさせ放出量を増やす。抗うつ薬レメロンやテトラミドと同じ薬理作用で、ノルアドレナリン系抗うつ薬的な効果を発揮している。賦活作用があることから、統合失調症の陰性症状や難治性うつ病に用いられる。またフェノチアジン系で一番抗コリン作用が弱く、維持療法で少量を長期服用し、安定しているケースも多い。抗精神病薬随一といわれる制吐作用を持ち、メニエール病のめまい・耳鳴りにも用いられる。

　2005年にアメリカで実施された非定型抗精神病薬4薬（ジプレキサ、セロクエル、リスパダール、ジオドン）の比較試験CATIEでは典型的な定型薬としてアテ馬的に選ばれたが、低用量の維持療法において錐体外路症状は一番少なく、全体的に5つの薬は同等に効果ありという予想外の結果だった。

　今となっては統合失調症へはあまり用いられないが、セレネース登場前は、コントミン以上にシャープな効き目で人気だった。とくにセレネース導入の遅れたアメリカでは、PZC処方を好む医師が多かったという。

●お薬一口メモ●　CATIE
　CATIEとはClinical Antipsychotic Trials of Intervention Effectivenessの略称。アメリカで非定型抗精神病薬の有効性について行われた大規模調査。対象は1493人の慢性統合失調症患者でランダムにPZC、ジプレキサ、セロクエル、リスパダール、ジオドンのうち1つが1年半投与された。結果、3／4が副作用ないし効果不十分で脱落した。脱落率は最高セロクエル82％、最低ジプレキサ64％。PZCは75％だった。単剤処方の限界と、継続率の差が殆ど無いことから高価な非定型の意義が問われる結果となった。

ペルフェナジン / perphenazine

日本での発売年　1958年
日本でのメーカー　田辺三菱製薬

フェノチアジン系抗精神病薬

海外での販売名

- アメリカ　Trilafon
- カナダ　Trilafon
- イギリス　Fentazin
- ドイツ　Decentan
- フランス　-
- 中国　perphenazine
- 韓国　perphenazine
- タイ　Pernazine
- 豪州　-
- ブラジル　-

ジェネリック

● トリラホン（共和薬品工業）

（●は先行同時発売品）

化学構造図

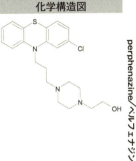

perphenazine/ペルフェナジン

Tmax=2.0-5.0h T1/2=8.4-12.3h

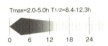

等価換算

10mg(コントミン100mg換算)
等価換算係数× 10

用量(mg/日)

6 ～ 48

CYP

2D6 代謝阻害 2D6

薬理プロフィール

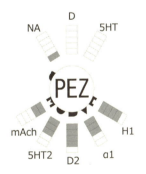

特徴

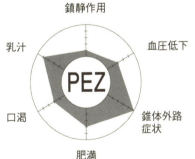

●お薬一口メモ●　ダウンレギュレーション

　薬が作用する受容体の数が減ったり感受性が低くなる変化のこと。作動薬の長期間の投与により起こる。脳内の神経伝達物質は作動薬と同じである。例えば統合失調症のドパミン仮説の場合、シナプス間にドパミンが多いと後シナプスが判断し、多いドパミンによる感受性高進を弱めようと受容体の数を減らす。抗うつ薬など間接的に作動薬と同じ作用を起こす薬で発生する。

フェノチアジン系最高の力価でデポ薬大活躍、マルチに使える隠れた名薬

4 フルメジン Flumezin

抗精神病薬

開発国：	アメリカ	開発会社：	スクイブ（現・BMS）
初販売国：	アメリカ	国際誕生年：	1958年

薬剤添付文書の適応症　[JP]日本での適応　[USA]アメリカでの適応　[ETC]その他処方例
[JPN]　◎統合失調症
[USA]　○統合失調症
[ETC]　△双極性障害

統合失調症		気分安定薬		うつ病（MDD）		神経症/不安障害		睡眠薬	
	◎								
急性期	△	躁状態期	△	難治性		PD		入眠障害	
陽性症状	△	うつ状態期		PMDD		GAD		中途覚醒	
陰性症状		躁発予防止		強迫性障害(OCD)		SAD		早朝覚醒	
維持療法	△	うつ再発止				PTSD		日中不安軽減	
難治性		摂食障害		ADHD		ASD		心身症		ナルコ	

　フェノチアジンのセレネースの異名をもつ高力価薬。鋭い抗幻覚・妄想作用と鎮静作用の弱さが特徴。コントミンよりも陽性症状への効果、即効性に優れ、錐体外路症状をおこしにくい。昔コントミンが精神病全般に汎用されていた時代、副作用が少なく使いやすい万能薬として人気が高かった。今でも神経症、不安障害、うつ病に用いる医師がいる。もしセレネースが開発されなかったら、フルメジンがスタンダードになったかもしれない。隠れた名薬であり、WHO必須医薬品の抗精神病薬5薬の一つである。
　デポ薬の大ベストセラー「フルデカシン」の元薬であり、デポ薬注射前にお試し処方される。ちなみにフルデカシンは欧米では65年頃から用いられる古典的なデポ薬であるが、何故か日本では持続時間の短いデポ薬アテナンゾールデポしか発売されず、長年デポ薬はセレネースの「ハロマンス」一人勝ち状態だった。しかしハロマンスは副作用止め必須な薬のため、使い勝手は悪かった。1986年、山梨県の某精神科医の熱意により日本スクイブ社は「フルデカシン」開発を決断、90年に治験終了。治験の大家と呼ばれる某医師はデータを目にし、「このような薬ならもっと早く開発を進めるべきだった」と呟いたという。

●お薬一口メモ●　PZCとトリプタノールはうつ病治療の最強タッグ
　1970年代、抗うつ薬の概念が今ほど固まっていなかった頃、抗うつ作用のあるPZCと、抗うつ薬の最終兵器トリプタノールの合剤が世界中で用いられていた。今もイギリス他でトリプタフェン（Triptafen）が入手可能。なお国際的にはPZCよりも商品名トリラフォンの方が有名。日本でも塩野義が律儀にライセンス契約してトリラホンとして販売していたが、吉富製薬の圧倒的なMR攻勢で日本ではPZCの方が有名。ちなみに本書の商品名表記は同時発売の先行医薬品がある場合、筆者の好みで選んでいます。

フルフェナジン / fluphenazine

日本での発売年　1960年
日本でのメーカー　田辺三菱製薬

フェノチアジン系抗精神病薬

海外での販売名

アメリカ	fluphenazine
カナダ	Modecate
イギリス	Modecate
ドイツ	Lyogen
フランス	Modécate
中国	Modecate
韓国	-
タイ	Deca
豪州	Modecate
ブラジル	Flufenan

全世界で販売。WHO必須医薬品。

ジェネリック

なし
デポ剤として　フルデカシン筋注
（田辺三菱製薬）

化学構造図

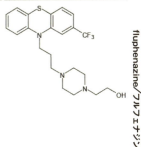

fluphenazine／フルフェナジン

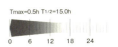

Tmax=0.5h T1/2=15.0h
0　6　12　18　24

等価換算

2mg(コントミン100mg換算)
等価換算係数× 50

用量(mg/日)

1 ～ 10

CYP

2D6 代謝

薬理プロフィール

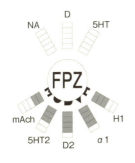

特徴

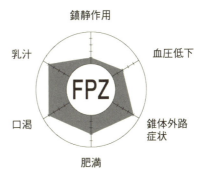

●お薬一口メモ●　受容体が元に戻るには？
　アップレギュレーションもダウンレギュレーションも増減スピードは遅い。遮断薬を例にするとアップレギュレーションは2週間〜1ヶ月くらいかけてゆっくり起こる。そして遮断薬が無くなると、約2倍の時間をかけて元通りになる。減薬をゆっくり行うのは、このスピードの遅さに対応するためである。ちなみに、あまりに長期間薬があると受容体は元に戻らなくなることがある。定型抗精神病薬の長期投与による遅発性ジスキネジアは、これが原因と推測されている。

血の気の多い若者に落ち着けぺったん♪ニューレプチル

5　ニューレプチル　　　Neuleptil

抗精神病薬
抗うつ薬

開発国：	フランス	開発会社：	ローヌ・プーラン（現・サノフィ）
初販売国：	フランス	国際誕生年：	1963年

薬剤添付文書の適応症　[JP]日本での適応　[USA]アメリカでの適応　[ETC]その他処方例
[JPN]　◎統合失調症
[USA]　-
[ETC]　イギリスでは統合失調症、重度の不安障害の短期治療、子供の行動障害に適応

統合失調症		気分安定薬		うつ病（MDD）		神経症/不安障害		睡眠薬	
◎		躁初期		難治性	△	PD		入眠障害	
急性期		うつ初期		PMDD		GAD		中途覚醒	
陽性症状	△	躁再燃防止		強迫性障害(OCD)		SAD		早朝覚醒	
陰性症状	△	うつ再燃防止				PTSD		日中不安軽減	
維持療法	△								
難治性		摂食障害		ADHD		ASD		心身症		ナルコ

　世界初の抗精神病薬コントミンを開発したローヌ・プーラン社の自信作。神経遮断薬（ニューロレプチック）だから「ニューレプチル」と気合いの入ったネーミングで登場したフェノチアジンのリーサルウェポン……だったはずだが傑作薬セレネースの人気の影で泣いた不遇の薬。レボトミンに次ぐ強い血圧低下作用を持ち、服薬感はかなりダウナーだが、抗コリン作用と抗ヒスタミン作用は抑えられている。私見ではレボトミン改といった感じである。

　定型抗精神病薬に分類されているが、錐体外路症状は控えめ。副作用の少なさから、少量を維持療法として使用する事例を散見する。また陰性症状や難治性うつ病患者へ変化球的に処方される例がある。

　発売当時は血圧低下作用からか、血の気の多いティーンエイジャーへの処方が多く、人格障害に有用などというまことしやかなレポートもあった。最近では若者向けに、少量を鎮静薬代わりに用いる事例が多いようだ。

●お薬一口メモ●　ジェネリックについて
　ジェネリックをことさらに嫌う傾向が精神科にはあるが、そもそもコントミンなど、当時の特許制度の隙間をぬって作った合法的海賊薬である。ジェネリックは錠剤の溶ける速度、体内への吸収スピードがうんぬんとまことしやかに言われるが、血中濃度がそんなにシビアな薬などリーマスくらいだろう。もし違いを感じられたとて、個人差と同じで増減すればいいだけの話。そもそもハードな入院患者多く抱える場末私立巨大病院など、ゾロ……じゃなかったジェネリックしか出さないところすらある。ブランド物とジェネリックはっきりいって大した差はない。

プロペリシアジン propericiazine

日本での発売年　1964年
日本でのメーカー　高田製薬

フェノチアジン系抗精神病薬

海外での販売名

アメリカ　-
カナダ　Neuleptil
イギリス　Neulactil
ドイツ　-
フランス　Neuleptil
中国　-
韓国　-
タイ　-
豪州　-
ブラジル　Neuleptil

ジェネリック

なし

化学構造図

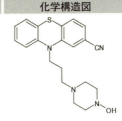

propericiazine／プロペリシアジン

Tmax=2.0h T1/2=12.0h

等価換算	用量(mg/日)	CYP
20mg(コントミン100mg換算) 等価換算係数× 5	10 ～ 60	代謝 2D6

薬理プロフィール

特徴

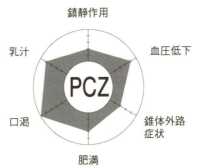

●お薬一口メモ●　自己受容体とは？
　本書ではわかりやすさを第一にしているので、後シナプスの受容体の話が殆どだが、神経伝達物質を放出する前シナプスにも受容体がある。それは自己受容体と呼ばれ、ちゃんと神経伝達物質が出ているかな？と監視している。当然この自己受容体もアップレギュレーション、ダウンレギュレーションが起こりえる。

定型抗精神病薬の生一本、効き目鮮烈セレネース

6　セレネース　　　　　　　　　　　　Serenace

抗精神病薬

開発国：	ベルギー	開発会社：	ヤンセン
初販売国：	ベルギー	国際誕生年：	1958年

薬剤添付文書の適応症　[JP]日本での適応　[USA]アメリカでの適応　[ETC]その他処方例

[JPN]　◎統合失調症　◎躁病
[USA]　○精神病性障害　○トゥレット症候群でのチック他　○小児の問題行動　○小児の多動
[ETC]　△双極性障害　△認知症の行動障害　△せん妄（ワイパックス併用）

統合失調症		気分安定薬		うつ病（MDD）		神経症/不安障害		睡眠薬	
	◎								
急性期	△	躁病期	◎	難治性		PD		入眠障害	
陽性症状	△	うつ急性期		PMDD		GAD		中途覚醒	
陰性症状		躁病防止		強迫性障害(OCD)		SAD		早朝覚醒	
維持療法		うつ再発防止				PTSD		日中不安軽減	
難治性									
		摂食障害		ADHD	○	ASD		心身症		ナルコ

　セレネースは鋭い効き目と速効性、1日1回処方で済む手軽さ、分かりやすい副作用で使いやすく、リスパダール登場まで世界中の精神病院で基本薬として最も多く処方されていた抗精神病薬のベストセラーである。典型的な定型抗精神病薬ながら使い慣れた薬ゆえ長所短所が熟知され、今後も精神病院の薬棚にありつづけるであろう傑作薬。とくに統合失調症・躁病の急性期、陽性症状への効果には定評がある。抗コリン作用は殆ど無く錐体外路症状を起こしやすいことから、抗コリン薬アキネトンとセットでの処方がお約束だった。

　非定型全盛の今「えー？いまどきセレネース？」などと批判する人もいるが、維持療法においてセレネース単剤少量で安定しているケースは多い。効き目がシャープな分さじ加減が難しく、医師の観察眼で増減が必定。昔はセレネースを使いこなせて精神科医は一人前といわれていた。最初に処方されることは殆ど無いが、非定型で抑えられない症状に使い慣れたセレネースを用いる医師は多い。

●お薬一口メモ●　セレネースの由来
　Serene（静かな，穏やかな）＋ace（優秀な）＝すぐれた鎮静・精穏化薬から命名。ただし世界的には商品名ハルドールが一般的。当時のヤンセンは小さなメーカーだったので日本代理店がなかった。セレネースは、アメリカ国内の販売権を取得したG.D.サール社の商品名。大日本製薬はG.D.サール社から導入したのでセレネースの名前を使った。ちなみにアメリカでのセレネース発売は諸般の事情（36頁参照）から延期され、G.D.サールからマクネイル社へ販売権が移譲された。マクネイル社は商品名を欧州と同じハルドールへ変更した。

ハロペリドール   haloperidol

日本での発売年　1964年

日本でのメーカー　大日本住友製薬

ブチロフェノン系抗精神病薬

海外での販売名

アメリカ	Haldol
カナダ	Haldol
イギリス	Haldol
ドイツ	Haldol
フランス	Haldol
中国	haloperidol
韓国	Peridol
タイ	Haldol
豪州	Haldol
ブラジル	Haldol

全世界で販売。WHO必須医薬品。

ジェネリック

- リントン（田辺三菱製薬）
- ハロステン（高田製薬）
- レモナミン（共和薬品工業）
- ハロペリドール錠「JG」（長生堂）
- ハロペリドール錠「アメル」（共和薬品工業）
- ハロペリドール錠「ツルハラ」（鶴原）
- ハロペリドール「トーワ」（東和薬品）
- ハロペリドール「マイラン」（マイラン製薬）

化学構造図

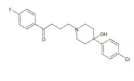

haloperidol／ハロペリドール

Tmax=5.1h T1/2=24.1h

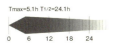

等価換算

2mg（コントミン100mg換算）

等価換算係数× 50

用量(mg/日)

3 ～ 6

CYP

代謝　2D6

代謝　3A4

薬理プロフィール

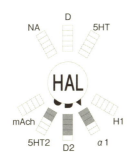

特徴

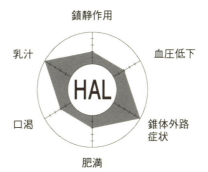

●お薬一口メモ●　**遮断薬の影響**

　遮断薬は元々あった脳内の神経伝達物質が減少した際と同じ作用になる。基本的に後シナプスの受容体は増加ないし、感受性が高まるアップレギュレーションがおこる。前シナプスに自己受容体がある場合には神経伝達物質の放出量が増える。つまり体は遮断薬と逆の方向に修正しようとする。

定型抗精神病薬の生一本、効き目鮮烈セレネース

6　セレネース　　　　　　　　　　　Serenace

抗精神病薬

■ヤンセン社

　セレネースを開発したヤンセン社は 1935 年、医師のコンスタン・ヤンセンがベルギー北部トゥルンハルトで創業した。ヤンセン社はハンガリーやコンゴに販路のある商社的な会社だった。ヤンセン社に転機が訪れたのは 1953 年コンスタンの長男で医師のポール・A・J・ヤンセンが兵役を終え、父から経営を引き継ぎ社長になってからだ。兵役時代、ヤンセン博士は軍薬剤官としてドイツ、ケルン大学で薬理学に没頭していた。ヤンセン博士は問屋のような父の会社に我慢できず、新薬開発に乗り出した。ちなみにヤンセン博士は当時 27 歳、会社に研究職は居らずたった 1 人のスタートだった。当初の開発メンバーは数人、最年長はヤンセン博士、1 週間のうち 7 日間研究し、成功を信じて疑わなかったという。

■ R-79 抗コリン薬イソプロパミドの成功

　1954 年、開発ナンバー R-79 **イソプロパミド**を合成し、販売した。今も市販の総合感冒薬に鼻水止めとして入っている、抗コリン薬のクラシックだ。新興の製薬会社が 1 年めで新薬を出すなど尋常ではない。

　大会社なら資金にものを言わせて片っ端からスクーリングを行い、偶然薬効を発見することが出来るが、ヤンセン博士はケルン大学で化学構造から薬効を予測するトレーニングを受けていた。ヤンセン博士はモルヒネ系鎮痛薬メペリジンに着目し、依存性の無い強力な鎮痛薬をつくろうとしていた。1956 年ヘロイン比 3 倍の鎮痛効果のある**デキストロモラマイド**（R-875）、モルヒネの副作用である便秘に対応する止瀉薬**ジフェノキシレイト**（R-1132）を開発し、販売した。研究資金は潤沢になった。1957 年、現在の本社があるベーアセに研究所を設立した。

●お薬一口メモ●　ソ連の政治犯収容所で用いられたセレネース
　セレネースは従来の薬に比べて副作用が軽く、患者の服薬拒否が少なくなったという。これを勘違いしたのが旧ソ連の思想犯収容所。1975 年頃、少量のセレネースを混ぜたスープを思想学習の前に飲ませ、効果を得ようとした。当然効果は無く、後にソ連は崩壊した。この話を聞いてセレネース処方をやめた日本の精神科医もいたという。まだ薬が脳にどう作用しているのか、いまいちよくわからなかった昔の話。

ハロペリドール haloperidol

日本での発売年　1964年
日本でのメーカー　大日本住友製薬

ブチロフェノン系抗精神病薬

■自転車競技が開発のきっかけだった

　1950年代、欧州の自転車競技選手たちに覚せい剤**アンフェタミン**ドーピングが流行し、覚せい剤性精神病患者が続出した。ベルギーはロードレースが盛んで、ヤンセン博士も大の自転車競技ファンだった。

　ある日、ヤンセン博士が知り合いの精神科医を尋ねたとき、ロードレーサーの覚せい剤性精神病患者を観察する機会を得た。患者の所作は覚せい剤を投与した実験動物に類似していた。そして治療にはコントミン（14頁参照）が有効だった。自転車競技ファンのヤンセン博士は開発中の薬のスクーリングに、抗アンフェタミン作用を追加した。それは統合失調症向けと同時にロードレーサーの治療を意図していた。

■R-1187 最初のブチロフェノン誘導体

　1957年、鎮痛薬**メペリジン**の改良中、**ノルメペリジン**に**アセトフェノン**を合わせて作ったR-951に**メペリジン**比100倍の鎮痛作用が確認された。R-951の側鎖を一つ伸ばして出来たブチロフェノン誘導体R-1187に、コントミン様の神経遮断作用が確認された。当時、抗精神病薬はコントミンのレプリカ薬ばかりだったので、ブチロフェノン誘導体R-1187の発見は画期的な出来事だった。

■更なる極みを目指して　R-1625 セレネース

　R-1472でモルヒネ様の鎮痛作用が無くなり、コントミンと同等の薬効が得られた。凡百の製薬会社ならこれを製品化しただろうが、ヤンセン博士は納得せず更なる極みを目指した。1958年初頭コントミンを超えたR-1589を合成したが作用時間が短いとボツ。ほぼ1日1薬物ペースで開発を進め、1958年2月11日にコントミン比100倍の抗**アンフェタミン**作用のあるR-1625 セレネースに到達した。

●お薬一口メモ●　寛解

　寛解（かんかい）という耳慣れない医学用語がある。統合失調症や躁うつ病、うつ病といった精神病は骨折や風邪などの病気と違い、原因がわからないため再発の可能性がある。そのため治癒という言葉は使わず、「寛解」と呼ぶ。「寛解」とは一時的に症状がおさまっている状態で、英語ではRemission、直訳すれば「軽減」である。

定型抗精神病薬の生一本、効き目鮮烈セレネース

6　セレネース　　　　　　　　　Serenace

抗精神病薬

■動物実験から適正用量を推測

　ヤンセン博士は動物実験から、適正用量は1日5mgと予測し、試薬を作成した。現在の適正な用量は1日3〜6mgなのでかなり正確な予測である。臨床試験は1958年後半、西ヨーロッパで広く行われ、1959年ヨーロッパ11カ国で販売開始された。同年9月には早くもセレネースの国際シンポジウムがベーアセにて開催されている。

　セレネースは極めて分かりやすい薬だった。コントミン以上に強烈な抗幻覚・妄想作用。特に急性期の陽性症状、精神錯乱、躁病に効果絶大で、精神病院側から見て実に使いやすかった。反面、うつ病や陰性症状には効果が無い。錐体外路症状が起こりやすかったが、当時は致し方ない副作用とされ、パーキンソン症状が出るまで薬を増量するのが当たり前だった。偶然同年に副作用止めとして抗パーキンソン薬の名薬アキネトンが発売されたのも、セレネースの人気に拍車をかけた。

■アメリカの精神分析医の反発

　セレネースはヨーロッパで大好評だったが、アメリカの反応は違った。ヨーロッパと同時に行われた臨床試験で、セレネースは効果のない薬とされ発売が延期されてしまったのである。

　当時、アメリカ精神医学界は精神分析医が多く、統合失調症患者へ薬を用いることに懐疑的だった。例えばコントミンをアメリカで売り出したスミスクライン＆フレンチ社は、臨床試験に協力してくれる精神科医を捜すのに苦労したという。ヨーロッパでの販売名が大いなる作用を意味するラーガチルなのに対して、アメリカでは胸の薬の意であるソラジンなのは当時のアメリカ精神医学会に遠慮してのネーミングである。

　精神分析医たちは薬で精神病が治るはずが無いと信じており、抗精神

●お薬一口メモ●　カッコーの巣の上で
　セレネースのアメリカ導入は1967年、当時のソ連より遅かった。1960〜70年代、アメリカは精神分析医が多く、アンチ生物学的精神医学の時代だった。さらにサリドマイド薬害でFDAの安全審査が厳しくなりすぎたのも遅れに拍車をかけた。1976年反精神医学映画『カッコーの巣の上で』のアカデミー賞受賞は当時のアメリカを象徴する出来事である。ところが1980年代からガラッと生物学的精神医学が主流となる。アメリカはなんとも極端な国である。

ハロペリドール   haloperidol

日本での発売年 1964年
日本でのメーカー 大日本住友製薬

ブチロフェノン系抗精神病薬

病薬を単なる鎮静薬、メジャートランキライザーと呼び、薬を処方する医師は精神療法の出来ない「薬屋」と見下していた。当初アメリカで販売権を得たG.D.サール社（2003年にファイザーに吸収）は「セレネース」の商標登録までしていたが、発売には消極的だった。

1961年アメリカのジョンソン・エンド・ジョンソン社がヤンセン社を子会社化した。その時ジョンソン・エンド・ジョンソン社はG.D.サール社からセレネースの販売権を買い戻し、子会社のマクネイル社が欧州と同じ商標「ハルドール」で開発を担当することとなった。

■ヤンセン博士、アメリカの診察しない精神科医を批判

1962年アメリカでおこなわれた臨床試験は杜撰なものだった。効かなければ即増量で最大1日200mgもの大量処方が行われた。患者は酷い錐体外路症状に苦しんだ。中でもマンハッタン州立病院で行われた臨床試験は酷く、担当した精神科医ヘルマン・デンバーは「セレネースはアメリカ人には効かない」と酷評した。

驚いたヤンセン博士は、自らアメリカに赴き服薬した患者を診察した。患者は黒人・ヒスパニック・ドイツ系・ロシア系移民と多彩な人種で、けしてアメリカ人という人種がいるわけではない。デンバーは実際の投薬にはほとんど関わらず看護師に一任していた。いいかげんなレポートにヤンセン博士は「自分が受け持つ病棟の鍵の開け方も知らない、実際には自分で患者を診察していない医者」とデンバーを批判した。同時に、「メジャートランキライザー」なる名称をいつまでも使いつづけるアメリカ精神医学を批判した。更に1961年サリドマイド薬害の発生により、アメリカFDAは安全性審査を厳密にした。セレネースがアメリカで発売されたのは遅く、1967年である。

●お薬一口メモ● 早発性痴呆＝統合失調症ではない
　統合失調症は昔、早発性痴呆と呼ばれていた時代があったが当時の所見（クレペリン、ブロイラーなど）をみると、現在の統合失調症とは違った身体症状の記述が目立つ。おそらくは映画『レナードの朝』の病気、嗜眠性脳炎がかなり混じっていた可能性が高い。

リスパダール開発にインスパイアを与えたくっすり眠れる妙薬

7 プロピタン　　　　　　　　　　Propitan

開発国：	ベルギー	開発会社：	ヤンセン
初販売国：	西ドイツ	国際誕生年：	1961年

薬剤添付文書の適応症　[JP]日本での適応　[USA]アメリカでの適応　[ETC]その他処方例

[JPN]　◎統合失調症
[USA]　-
[ETC]　ドイツでは不眠症に適応

統合失調症		気分安定薬		うつ病（MDD）		神経症/不安障害		睡眠薬	
◎								△	
急性期		躁鬱性期		難治性	△	PD		入眠障害	
陽性症状		うつ鬱性期		PMDD		GAD		中途覚醒	
陰性症状	△	躁鬱予防上		強迫性障害(OCD)		SAD		早朝覚醒	
維持療法	△	うつ鬱予防上				PTSD		日中不安軽減	
難治性		摂食障害		ADHD		ASD		心身症		ナルコ	

　リスパダール創薬にインスパイアを与えた薬であり、一部の医師にカルト的な人気のある妙薬。ブチロフェノン系らしからぬ低力価薬であり、抗幻覚・妄想作用が弱いため、ダメな薬と思っている医師もいる。しかし抗精神病薬で最もセロトニン2A受容体遮断作用に秀でており、熟眠作用がズバ抜けて高いことから、ドイツでは睡眠－覚醒リズム障害の不眠症に用いられている。難治性うつ病へ処方されるケースもある。30～60mg/日の低用量で神経症に用いる例もある。

　統合失調症患者全般に効果のある薬ではなく、今の臨床試験制度ではおそらく承認されないが、実質的にSDAである。錐体外路症状は極めて生じにくいため、維持療法で根強い人気がある。開発当時、欧州の臨床医はピパンペロンには社会的回避の改善作用があり、情動的反応を豊かにし現実検討力が改善されたと報告した。開発者ヤンセン博士はピパンペロンの陰性症状改善効果について言及している。

　けして単剤でオールマイティに使える薬ではないが、セレネースの短所を補うような特徴があり、さじ加減を見極めながら併用した事例が多かった。このトッピング薬思想を受け継いだのがデフェクトンであり、単剤で実現したのが名薬リスパダールである。

●お薬一口メモ●　**プロピタンは残り物だった**
　プロピタンはエーザイの子会社サンノーバで製造されている。工場は群馬県太田市、東武伊勢崎線世良田駅近くボッシュの隣にあり、電車から一望出来る。ちなみにヤンセンが最初に売りだした薬はハロペリドール、トリフロペリドール、スピロペリドール、ピパンペロンの4薬。ハロペリドールは大日本製薬がセレネースとして発売し、大成功。吉富製薬は高力価な *トリフロペリドール* を選んだが後に副作用問題で撤退。エーザイは残ったピパンペロンとスピロペリドールを製品化した。

| ピパンペロン | pipamperone |

日本での発売年　1965年
日本でのメーカー　エーザイ

ブチロフェノン系抗精神病薬

海外での販売名

- アメリカ　-
- カナダ　-
- イギリス　-
- ドイツ　Dipiperon
- フランス　Dipipéron
- 中国　-
- 韓国　-
- タイ　-
- 豪州　-
- ブラジル　-

他にギリシア、チュニジア、ベルギー、ルクセンブルグ、オランダ、スイス、デンマーク、ニュージーランド、マレーシアにて販売。

ジェネリック

なし

化学構造図

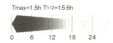

pipamperone/ピパンペロン

Tmax=1.5h T1/2=15.6h

0　6　12　18　24

等価換算

200mg(コントミン100mg換算)

等価換算係数× 0.5

用量(mg/日)

150　～　600

CYP

薬理プロフィール

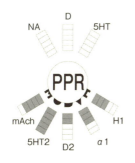

特徴

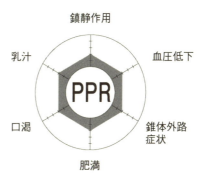

●お薬一口メモ●　**作動薬の影響**
　作動薬は元々あった脳内の神経伝達物質が増加した際と同じ作用になる。基本的に後シナプスの受容体は減少し、感受性が低下（ダウンレギュレーション）する。作動薬が前シナプスに自己受容体がある場合には神経伝達物質の放出量が減るが、自己受容体もダウンレギュレーションした場合、時間をおいて放出量が増えることがある。つまり体は作動薬と逆の方向に修正しようとする。

? 不明

お子様ランチな抗精神病薬?実は海外で根強い人気の隠し球薬

8 オーラップ Orap

開発国:	ベルギー	開発会社:	ヤンセン
初販売日:	ベルギー	国際誕生年:	1967年

抗精神病薬
抗うつ薬

薬剤添付文書の適応症　[JP]日本での適応　[USA]アメリカでの適応　[ETC]その他処方例
[JPN]　◎統合失調症　◎小児の自閉性障害、精神遅滞に伴う諸症状
[USA]　○難治性のトゥレット障害の運動、音声チックの抑制
[ETC]　△難治性の精神病性障害　ドイツでは抑うつを伴う適応障害に適応

統合失調症		気分安定薬		うつ病（MDD）		神経症/不安障害		睡眠薬	
急性期		躁病期		難治性	△	PD		入眠障害	
陽性症状		うつ急性期		PMDD		GAD		中途覚醒	
陰性症状	△	躁病予防		強迫性障害(OCD)		SAD		早朝覚醒	
維持療法	△	うつ再発防止				PTSD		日中不安軽減	
難治性									
摂食障害		ADHD		ASD	◎	心身症		ナルコ	

　ジェネリック薬がないことから分かるように日本での人気は低い。日本では子供のトゥレット症候群や発達障害に特化した抗精神病薬と思われているようだが、海外では少量で賦活作用のあるユニークな抗精神病薬として根強い人気がある。1日1回処方可能な作用時間の長さ、セレネース同等の鋭い抗精神病作用をもちつつも錐体外路症状を起こしにくく、鎮静作用も弱いことから、維持療法で用いられるケースが多い。少量を維持療法で用いた場合、陰性症状への効果（賦活作用）が認められるケースもある。

　子供の精神障害への処方例が多く、トゥレット症候群、発達障害に効果がある。他に人格の乱れの無い妄想を伴う恐怖症（醜形恐怖や自己臭恐怖など）に効果が認められている。ドイツでは1mg／日で抑うつを伴う適応障害に処方される。アメリカではトゥレット症候群にのみ適応。日本では内因性のうつ病の場合禁忌である。

　日本ではあまり使われないが、インターネットで検索すると海外での処方例文献がわんさか出てくるので、面白そうだと思った医師はチャレンジしてほしい隠れた妙薬である。

●お薬一口メモ●　**PMS（ポスト・マーケティング・サーベイ）**
　市販後調査。第4相臨床試験とも呼ばれている。市販後に、多くの患者が薬を服用することで判明する副作用問題などを調査する。向精神薬について言えば治験者はセンシティブになるらしく、治験での副作用報告率は高く、PMSでは低くなる。

ピモジド   pimozide

日本での発売年　1974年
日本でのメーカー　アステラス製薬

ブチロフェノン系抗精神病薬

海外での販売名	ジェネリック	化学構造図
アメリカ　Orap カナダ　Orap イギリス　Orap ドイツ　Orap フランス　Orap 中国　- 韓国　pimozide タイ　Orap 豪州　Orap ブラジル　Orap 2012年時点で世界30ヶ国以上にて販売。	なし	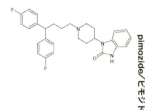 pimozide/ピモジド Tmax=8.0h T1/2=53.0h 0　6　12　18　24

等価換算	用量(mg/日)	CYP
4mg(コントミン100mg換算) 等価換算係数× 25	1　～　6 (9)	代謝 1A2

薬理プロフィール　　　特徴

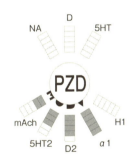

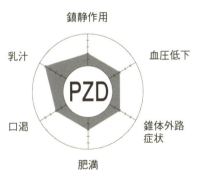

代謝 2D6

代謝 3A4

●お薬一口メモ●　**恒常性と離脱症候群**
　人間の体には常に一定に保とうとする力＝恒常性（ホメオスタシス）がある。長期間の薬の服用は恒常性に下駄をはかせたようなものであり、薬が急に無くなるとバランスが崩れる。これが離脱症候群、一般的に離脱症状と呼ばれている。離脱症状はホメオスタシスで元通りに回復するが、時間が必要。耐えられないときは大抵元の薬を飲めば離脱症状は治まる。ちなみに禁断症状も退薬症状も英訳すると同じwithdrawal symptoms。精神医学用語でなにか小難しい言葉を使っている場合は、英訳すれば理解が早いケースが多い。

超高力価なD2受容体スナイパー

9　スピロピタン　　Spiropitan

抗精神病薬

開発国：	ベルギー	開発会社：	ヤンセン
初販売国：	日本	国際誕生年：	1969年

薬剤添付文書の適応症　[JP]日本での適応　[USA]アメリカでの適応　[ETC]その他処方例

[JPN] ◎統合失調症
[USA] -
[ETC] -

統合失調症		気分安定薬		うつ病（MDD）		神経症/不安障害		睡眠薬	
急性期	△	躁病期	△	難治性		PD		入眠障害	
陽性症状		うつ病期		PMDD		GAD		中途覚醒	
陰性症状		躁再発防止		強迫性障害(OCD)		SAD		早朝覚醒	
維持療法		うつ再発防止				PTSD		日中不安軽減	
難治性									

| 摂食障害 | | ADHD | | ASD | | 心身症 | | ナルコ | |

　スピロピタンはヤンセン博士がセレネースを原型に抗精神病作用を追求した結果生まれた、超高力価薬である。強烈なドパミン2受容体遮断作用が特徴。あまりに高力価な薬ゆえさじ加減が難しく、欧米での販売は終了、現在日本でのみ販売継続されている。

　抗幻覚・妄想作用は強烈、即効性もあり急性期に効果的。躁病にも用いることが出来る。鎮静作用は弱く錐体外路症状は生じやすい。メーカー資料では大量投与で鎮静、少量で賦活作用、力価はセレネース比10倍以上とあるが、さじ加減は極めて難しく処方例は極めて稀であり、『こころの治療薬ハンドブック』では2001年の初版から無視されている。血中濃度半減期は未だ不明。名前の由来は開発時の一般名Spiroperidol の「Spiro」と、プロピタンと同系統の化合物という意味から pitan をとり、Spiropitan　と命名。同じヤンセンの兄弟薬なのだが、兄プロピタンはまったり、弟スピロピタンは暴れん坊。

　ドパミン2受容体遮断作用をいくら強めても、臨床的には意味が薄いことが分かる薬。

●お薬一口メモ●　**強迫性障害（OCD）**
　OCDは人口の2～3%に現れる厄介な病気。症状は自分でも馬鹿げていると気づきつつも考えてしまう「強迫観念」と、その不安解消のために繰り返し行う「強迫行為」に大別される。例えば外から帰ってきたら手洗いする（しない場合もあり）のは普通。でも手にO-157がエボラ出血熱が、果ては宇宙からの未知のウイルスが……と絶えず考え（強迫観念）手洗いを絶えず繰り返す（強迫行為）ようになり社会生活に困難をきたす場合は治療対象。ただし人は誰しも床タイルの市松模様を交互に踏みたくなってしまうような、OCD傾向を持っている。OCD治療は症状を無くすことではなく、コントロールすることが目的である。

スピペロン / spiperone

日本での発売年　1969年
日本でのメーカー　エーザイ

ブチロフェノン系抗精神病薬

海外での販売名

アメリカ　-
カナダ　-
イギリス　-
ドイツ　-
フランス　-
中国　-
韓国　-
タイ　-
豪州　-
ブラジル　-

日本でのみ販売。

ジェネリック

なし

化学構造図

spiperone／スピペロン

Tmax= 不明　T1/2= 不明

0　6　12　18　24

等価換算

1mg(コントミン100mg換算)
等価換算係数× 100

用量(mg/日)

1.5　～　4.5

CYP

薬理プロフィール

NA　D　5HT
SPR
mAch　　H1
5HT2　D2　α1

特徴

鎮静作用
乳汁　　血圧低下
SPR
口渇　　錐体外路症状
肥満

●お薬一口メモ●　**断薬**

　薬を止めること。長期間薬を服用していると、大抵アップレギュレーションかダウンレギュレーションが起こっている。なので急な断薬で病状が悪化するケースが多い。離脱症状を再発と勘違いする事例もあるので、病状を注意深く見守りながら、少しずつ減薬していく手法が推奨される。ベンゾジアゼピンは減薬が研究され、アシュトンマニュアルなど良質な指南書があるが、抗精神病薬と抗うつ薬についてはあまり注目されていない。どっちも離脱症状がありえるのですけどもね。

不明 ?

ヤンセン社のお蔵出し、セレネースの兄弟薬インプロメン

10　インプロメン　　　　　　　　　　　Impromen

抗精神病薬

開発国：	ベルギー	開発会社：	ヤンセン
初販売国：	オランダ	国際誕生年：	1980年

薬剤添付文書の適応症　[JP]日本での適応　[USA]アメリカでの適応　[ETC]その他処方例
[JPN]　◎統合失調症
[USA]　-
[ETC]　-

統合失調症		気分安定薬		うつ病（MDD）		神経症/不安障害		睡眠薬	
◎									
急性期	△	躁病期		難治性		PD		入眠障害	
陽性症状	△	うつ急性期		PMDD		GAD		中途覚醒	
陰性症状		躁病発止		強迫性障害(OCD)		SAD		早朝覚醒	
維持療法		うつ再発止				PTSD		日中不安軽減	
難治性									
		摂食障害		ADHD		ASD		心身症	ナルコ

　セレネースを開発したヤンセン社は5000以上のブチロフェノン系化合物を合成し、19薬に臨床試験を行い10薬を製品化した。最後に発売したのがインプロメンである。普通最後に出す薬は究極になるはずだが、ユニークな薬を多数送り出してきたヤンセン社らしからぬ、セレネースに極めてよく似た薬である。セレネースとの差別化が難しく、世界9か国でしか販売されていない。セレネースの特許切れを見込んでヤンセン社がお蔵出ししたのではないかと筆者は思っている。逆にいえば初出のセレネースがどれだけ優れていたかを示している。リスパダールもそうだが、ヤンセン博士は初っ端にとんでもないブロックバスター薬を市場投入するけど、後が続かない傾向がある。

　名の由来はImprovement（改善）から。セレネースとの違いは効果の発現が速く、錐体外路障害が少ないこと。セレネースよりピュアなドパミン２受容体遮断作用をもつ。

　昭和30年代、コントミンの大ヒットで大躍進をした吉富製薬が、昭和40年代以降、大日本製薬のセレネースに奪われた市場を取り戻すべく送り込んだセレネースの弟のような薬である。1986年登場から1999年迄日本で売り上げ首位の抗精神病薬であった。吉富製薬のMRの優秀さが分かる薬である。

●お薬一口メモ●　吉富製薬
　原型は1940年、武田長兵衛商店（現・武田薬品工業）と日本化成工業が福岡県吉富町にて設立した武田化成。戦前は武田の子会社だったが、戦後ハンセン病治療薬プロトミン、抗がん剤ナイトロミン開発で急成長。物質特許ではなく製法特許だった時代、コントミンを独自の製法で売り出し大ヒット、精神科領域で不動の地位を固める。1998年にミドリ十字を吸収。2000年ウェルファイドに社名変更。2001年三菱東京製薬と合併し、三菱ウェルファーマ。2007年田辺製薬と合併し、田辺三菱製薬。代表的製品としてデパス。

ブロムペリドール　　　　　　　　　　　　　　　　bromperidol

日本での発売年　1986年
日本でのメーカー　田辺三菱製薬

ブチロフェノン系抗精神病薬

海外での販売名

アメリカ　-
カナダ　-
イギリス　-
ドイツ　Impromen
フランス　-
中国　-
韓国　Brom
タイ　-
豪州　-
ブラジル　-

他にベルギー、オランダ、イタリア、アルゼンチンなど世界9ヶ国にて販売。

ジェネリック

・ブロムペリドール錠「アメル」（共和薬品工業）
・ブロムペリドール錠「サワイ」（沢井製薬）

化学構造図

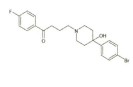

bromperidol／ブロムペリドール

Tmax=4.0-6.0h　T1/2=20.2-31.0h

等価換算

2mg(コントミン100mg換算)
等価換算係数× 50

用量(mg/日)

3　～　18（36）

CYP

3A4
代謝

薬理プロフィール

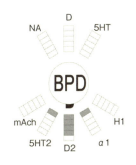

特徴

鎮静作用／乳汁／血圧低下／錐体外路症状／肥満／口渇

●お薬一口メモ●　維持療法は有効か？（1）

　統合失調症は病状が良くなった後、服薬をやめると半数以上が一年以内に再発してしまう。再発を防ぐために半年ほど同じ量の薬、その後も少量の薬を飲み続けることで再発を防ぐ。これを維持療法と呼ぶ。維持療法の根拠として有名な論文として、1995年カリフォルニア大学サンディエゴ校パトリシア・ギルバートが行った再発予防研究66論文4365人のメタアナリシスがある。10ヶ月以内の再発率は投薬中止群で53%、投薬続行群で16%と圧倒的な差であった。

注射薬が大活躍、抗躁作用に優れた国産ブチロフェノン

11　トロペロン　　　　　　　　　　Tolopelon

抗精神病薬

| 開発国： | 日本 | 開発会社： | 第一製薬（現・第一三共） |
| 初販売日： | 日本 | 国際誕生年： | 1984年 |

薬剤添付文書の適応症　[JP]日本での適応　[USA]アメリカでの適応　[ETC]その他処方例
[JPN] ◎統合失調症
[USA] -
[ETC] -

統合失調症		気分安定薬		うつ病（MDD）		神経症/不安障害		睡眠薬	
	◯	躁急性期	△	難治性		PD		入眠障害	
急性期	△	うつ急性期		PMDD		GAD		中途覚醒	
陽性症状	△	躁病予防		強迫性障害(OCD)		SAD		早朝覚醒	
陰性症状		うつ再発予防				PTSD		日中不安軽減	
維持療法									
難治性		摂食障害		ADHD		ASD		心身症		ナルコ	

　第一製薬（現・第一三共）のトロペロンは、世界で唯一ヤンセン社以外で製品化されたブチロフェノン系抗精神病薬である。注射薬に優れた抗躁作用があり、セレネース注射薬で効かなそうなケースによく用いられたという。精神科救急で念のため置いてあるケースは多いとか？

　臨床的な性格はセレネースに極めてよく似ている。錐体外路症状が生じやすいため、アキネトンと一緒に用いられることが多い。陽性症状・急性期への即効性・効果はセレネース以上であり、販売時期からいってポスト・セレネースとして売り出すのも可能なはずだったが、精神科領域に優れたMRを多く抱えた吉富製薬のインプロメンに負けた。作用時間はセレネースよりも短いため、バルネチールのように急性期・陽性症状への頓服も可能なはずだが、処方例は少ない。もっぱら注射薬ばかり用いられている。

　薬理プロフィールはロナセン（92頁参照）によく似ており、DSAといってもいいかもしれない。治験での錐体外路症状（アカシジア、パーキンソン症状、ジスキネジア）出現率もほぼ同じである。

●お薬一口メモ●　トロペロンの由来
　psycho-tro-pic（向精神）と一般名timiperone からTolopelon と命名。原型となったのは1965年フランスで発売されたヤンセン社のベンペリドール（商品名：Frenactil）。側鎖の端っこにある酸素を硫黄に代えたのがトロペロン。ちなみにヤンセン社以外でブチロフェノン系抗精神病薬を製品化したのは、日本のトロペロンのみ。

| チミペロン | timiperone |

| 日本での発売年 | 1984年 |
| 日本でのメーカー | 第一三共 |

ブチロフェノン系抗精神病薬

海外での販売名

アメリカ -
カナダ -
イギリス -
ドイツ -
フランス -
中国 -
韓国 -
タイ -
豪州 -
ブラジル -

日本でのみ販売。

ジェネリック

・チミペロン錠
「アメル」（共和薬品工業）

化学構造図

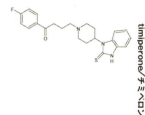

timiperone/チミペロン

Tmax=3.3h T1/2=5.9h

等価換算

1.3mg(コントミン100mg換算)
等価換算係数× 77

用量(mg/日)

3 ～ 12

CYP

薬理プロフィール

特徴

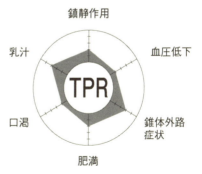

●お薬一口メモ●　維持療法は有効か？（2）
　前記パトリシア・ギルバートのメタアナリシスは断薬の速度を考慮していない欠点がある。ハーバード大のアデル・ビエグラが同じデータを元に再解析した結果は徐々に減薬し、投薬中止した患者と投薬続行群で再発率はほぼ同じだった。つまり少量の薬を飲み続けても再発防止効果は無い可能性がある（しかし、実証はされていないので短絡的に考えないように）。

不明 ？

精神科外来の葛根湯どくまっち

12　ドグマチール　　　　　　　　　　　Dogmatyl

開発国：	フランス	開発会社：	デラグランジェ（現・サノフィ）
初販売国：	フランス	国際誕生年：	1969年

薬剤添付文書の適応症　[JP]日本での適応　[USA]アメリカでの適応　[ETC]その他処方例
[JPN]　◎統合失調症　　◎うつ病・うつ状態　　◎胃・十二指腸潰瘍
[USA]　-
[ETC]　イギリスでは急性統合失調症、慢性統合失調症に適応

抗精神病薬／抗うつ薬／抗不安薬

統合失調症		気分安定薬		うつ病（MDD）		神経症/不安障害		睡眠薬	
	○	躁病性	△	難治性		PD		入眠障害	
急性期	△	うつ急性期		PMDD		GAD		中途覚醒	
陽性症状	△	躁再発防止		強迫性障害(OCD)		SAD		早朝覚醒	
陰性症状		うつ再発防止				PTSD		日中不安軽減	
維持療法									
難治性		摂食障害		ADHD	ASD	心身症		ナルコ	

　元々は胃潰瘍と統合失調症向けに作られた薬だが、70年代うつ病の動物実験モデルで抗レセルピン作用があったことから少用量をうつ病治療に用いるケースが多い。SSRI登場前は、ちょっとウツっぽい患者に「とりあえず出しときますかドグマチール」と処方されていた。軽症うつ病には結構効果がある。そのため低力価でライトな抗精神病薬と思われているが、ドパミン2受容体遮断作用は選択的であり、高用量で急性期や陽性症状、躁病急性期にも効果がある。錐体外路症状を起こしにくいので、効くまで増量が容易。少〜中用量で抗不安薬・抗うつ薬、高用量で抗精神病薬と使い分けが出来る。代謝にCYP450を使わないので併用も可能と、実は使いやすい万能薬である。

　副作用として顕著なプロラクチン値上昇があり、月経不順や乳汁が出て処方中止となるケースが多い。日本ではこの副作用を嫌い、統合失調症への高用量処方を避ける傾向があるが、ヨーロッパではリスク＆ベネフィットでかまわず処方を継続するケースが多い。なお、訴訟大国アメリカではプロラクチン値上昇が嫌われ、発売されなかった。

　欧州では70年代、抗コリン作用も鎮静作用も無く、錐体外路症状も起こしにくいので非定型抗精神病薬に分類されていたこともある。

●お薬一口メモ●　原型は麻酔薬
　ドグマチールは創薬の系統が秩序正しく記録されている希有な抗精神病薬である。原型となったのは局所麻酔薬プロカイン。プロカインのエステル結合をアミド結合に代えたのが抗不整脈薬プロカインアミド。プロカインアミドの制吐作用に注目して創薬したのがプリンペラン（一般名：メトクロプラマイド）。プリンペランの抗精神病作用に注目して創薬したのがドグマチール（一般名：スルピリド）。ドグマチールの脳内移行性を高めたのが次項のバルネチール。スーパードグマチールとして創薬されたのがソリアン（一般名：アミスルプリド、本邦では開発断念）である。

スルピリド　　　　sulpiride

日本での発売年　1973年
日本でのメーカー　アステラス製薬

ベンズアミド系抗精神病薬

海外での販売名

アメリカ　-
カナダ　　-
イギリス　Dolmatil
ドイツ　　Dogmatil
フランス　Dogmatil
中国　　　Dogmatil
韓国　　　Gommatil
タイ　　　-
豪州　　　-
ブラジル　Dogmatil

北米と豪州以外、ほぼ世界中で販売。

ジェネリック

● アビリット（大日本住友製薬）
● ミラドール（バイエル薬品）
・マーゲノール（辰巳化学）
・スルピリド錠
　「サワイ」（沢井製薬）
・〃「アメル」（共和薬品工業）
・〃「TYK」（大正薬品工業）
・〃「CH」（長生堂製薬）
・〃「トーワ」（東和薬品）
・スルピリドカプセル
　「トーワ」（東和薬品）
・〃「イセイ」（イセイ）

（●は先行同時発売品）

化学構造図

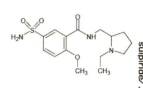

Tmax=2.4h T1/2=6.1h

等価換算	用量(mg/日)	CYP
200mg(コントミン100mg換算) 等価換算係数× 0.5	300　〜　600（1200）	noCYP

薬理プロフィール

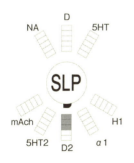

特徴

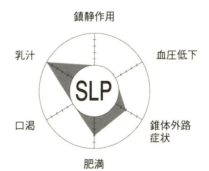

●お薬一口メモ●　**過敏性精神病仮説 (1)**
　1978年カナダ、マギル大の医師ガイ・シュイナードとバリー・ジョーンズは維持療法はアップレギュレーションを誘発し、退薬時の離脱症状を再発と誤認させ、長期的には遅発性ジスキネジアや遅発性精神病を誘発してしまうのでは？という過敏性精神病仮説を唱えた。

最強無比の抗躁作用！短期決戦型ドグマチール改

13 バルネチール　　Barnetil

開発国：	フランス	開発会社：	デラグランジェ（現・サノフィ）
初販売国：	フランス	国際誕生年：	1976年

薬剤添付文書の適応症　[JP]日本での適応　[USA]アメリカでの適応　[ETC]その他処方例

[JPN]　　◎躁病　◎統合失調症の興奮及び幻覚・妄想状態
[USA]
[ETC]　フランスでは急性統合失調、慢性統合失調（統合失調症、慢性非定型統合失調性妄想、
　　　　妄想パラノイア、慢性幻覚性精神病）に適応

統合失調症		気分安定薬		うつ病（MDD）		神経症/不安障害		睡眠薬	
	◎	躁病期	◎	難治性		PD		入眠障害	
急性期	△	うつ病期		PMDD		GAD		中途覚醒	
陽性症状	△	躁再発防止		強迫性障害(OCD)		SAD		早朝覚醒	
陰性症状		うつ再発防止				PTSD		日中不安軽減	
維持療法									
難治性		摂食障害		ADHD		ASD		心身症		ナルコ	

　ドグマチールを開発したデラグランジェ社が、更なる抗精神病作用強化を目指して創薬したのがバルネチール。化学構造はよく似た両薬だが、性格は正反対。さじ加減が難しい薬である。

　抗精神病薬最強の抗躁作用を持つ薬といわれ、作用時間の早さ短さから止まらぬ陽性症状に頓服可能。メンヘル業界的には漫画家卯月妙子『人間仮免中』でセレネースが効かない陽性症状に「ええいっ！奥の手バルネチール！」で有名。ドグマチール以上に選択的なドパミン2受容体遮断作用があり、とにかく脳内にドパミンがだばだば出てくる時は、持ってて良かったバルネチール。

　ただし、効き目の鋭さの代償として錐体外路症状は出やすい。第Ⅰ相試験の時、三井製薬工業の社員ボランティア全員が100mgで錐体外路症状を起こしたという。後年PET（242頁参照）による脳内ドパミン受容体占拠率から推定された推奨用量は20～35mg/日、推定等価換算は5mg＝コントミン100mgと当初考えられた用量の1／40程度だった。睡眠薬ハルシオン（238頁参照）のように高力価短時間作用ゆえの用量設定ミスの可能性が高い。ちなみにフランスでは昔400mg錠を発売していたという。等価換算5mg説が正しいとするとコントミン8000mgに相当する。それでは錐体外路症状もでるはずである。

●お薬一口メモ●　卯月妙子

漫画家・特殊AV女優　代表作としてAV『ウンゲロミミズ』（監督：井口昇）、漫画『実録！企画物』（太田出版）。10年の沈黙を破り2012年に発表した『人間仮免中』（イースト・プレス）は宝島社『このマンガがすごい！2013』オトコ編3位、『本の雑誌』2012年度ベスト10第1位と話題を総ナメ。「人間仮免中」の後半、入院中薬切れ時の幻覚妄想描写はどこかしら現実や記憶に関連づけがあり、表現のリアルさが凄い。

スルトプリド   sultopride

日本での発売年　1989年
日本でのメーカー　大日本住友製薬

ベンズアミド系抗精神病薬

海外での販売名

国	販売名
アメリカ	-
カナダ	-
イギリス	-
ドイツ	Barnetil
フランス	Barnetil
中国	Barnetil
韓国	-
タイ	-
豪州	-
ブラジル	-

他にイタリア、ベルギーにて販売。

ジェネリック

- スタドルフ（共和薬品工業）
- バチール（田辺三菱製薬）

化学構造図

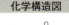

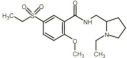

Tmax=1.0h T1/2=3.0h

等価換算	用量(mg/日)	CYP
200mg[5mg?]（コントミン100mg換算） 等価換算係数× 0.5	300 ～ 600（1800）	

薬理プロフィール

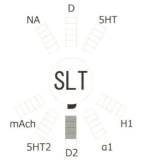

特徴

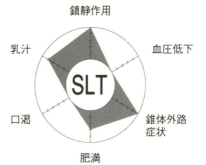

●お薬一口メモ●　過敏性精神病仮説（2）
　過敏性精神病仮説に対し、アメリカ、ジョンズ・ホプキンス大学の薬理学者ソロモン・H・スナイダーは1986年、著書「脳と薬物」において、遅発性ジスキネジア患者に遅発性精神病がみられないことを指摘。精神薬理学の巨匠であるスナイダーの否定により、過敏性精神病仮説は"人騒がせな誤報"とされた。

noCYP

抗精神病薬

意外性を秘めた国産ハードコア・ドグマチール

14 エミレース　　　　Emilace

開発国：	日本	開発会社：	山之内製薬（現・アステラス製薬）
初販売国：	日本	国際誕生年：	1991年

薬剤添付文書の適応症　[JP]日本での適応　[USA]アメリカでの適応　[ETC]その他処方例

[JPN] ◎統合失調症
[USA] -
[ETC] -

統合失調症		気分安定薬		うつ病（MDD）		神経症/不安障害		睡眠薬	
◎									
急性期	△	躁病期	△	難治性		PD		入眠障害	
陽性症状	△	うつ病期		PMDD		GAD		中途覚醒	
陰性症状	△	躁発予防		強迫性障害(OCD)		SAD		早朝覚醒	
維持療法		うつ再発予防				PTSD		日中不安軽減	
難治性		摂食障害		ADHD		ASD		心身症		ナルコ	

　山ノ内製薬（現・アステラス製薬）がドグマチールを元に生み出した国産抗精神病薬。日本で最後に開発された定型抗精神病薬である。統合失調症の急性期、陽性症状、躁病の急性期に効果が高い。強力なドパミン2受容体遮断薬で典型的な定型抗精神病薬と思いきや、治験時に陰性症状への効果が認められるケースがあったという。名の由来はドイツの精神科医、エミール・クレペリン Emil Kraepelin (1856-1926) から。なお、エミレースの雑誌広告コピーは「ほほエミレース」だが、これは治験を担当した北里大学医学部の医師たちが陰性状態にも緊張状態にも良く効いたことから発案した駄洒落コピー。

　どうやらブスパーと同程度のセロトニン1A受容体作動薬であるらしく、強いシグマ受容体作動薬でもある。そのため陰性症状や難治例、抑うつ状態、難治性うつ病へ試されるケースもある。

　非定型抗精神病薬が主流の今となっては、いまいちマイナーな薬だが薬理作用の単純明快さと難治例への効果から、一部で根強い人気がある。

●お薬一口メモ●　バルネチールの由来
　ベンズアミド（benzamide）系のスルピリドをリニューアルし（renewal）、側鎖のエチル（ethyl）基から命名。バルネチールの躁病への効果は即効性があり、非協調性、誇大妄想、躁病性興奮に対して9割以上もの改善率を誇る。しかしうつ転も1割と多い。持続性はいまいち。ちなみに最初の治験の際、ボランティアの三井製薬工業（現・バイエル薬品）社員7名は全員100mg投与にて錐体外路症状発症。中の一人は苦しみのあまり「この薬がものにならなかったら、ただではおかないぞ」と言ったとか。製品化出来てよかったですね。

ネモナプリド / nemonapride

日本での発売年　1991年
日本でのメーカー　アステラス製薬

ベンズアミド系抗精神病薬

海外での販売名

- アメリカ　-
- カナダ　-
- イギリス　-
- ドイツ　-
- フランス　-
- 中国　Emilace
- 韓国　Neponid
- タイ　-
- 豪州　-
- ブラジル　-

日本と韓国、中国でのみ販売。

ジェネリック

なし

化学構造図

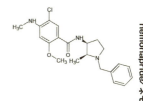

nemonapride／ネモナプリド

Tmax≈2.3h T1/2=4.5h

等価換算	用量(mg/日)	CYP
4.5mg(コントミン100mg換算)　等価換算係数× 22	9 ～ 36 (60)	3A4 代謝

薬理プロフィール

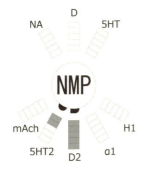

特徴

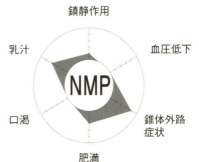

●お薬一口メモ●　**過敏性精神病仮説 (3)**

　ソロモン・H・スナイダーが過敏性精神病仮説を否定した後行われた数々の長期影響調査によると、遅発性ジスキネジア患者に陽性症状は出ないが、陰性症状や認知能力の低下など脳機能の全体的低下が判明している。統合失調症の陽性症状は加齢による脳機能の低下で収まることが多い。シュイナードとジョーンズの主張した遅延性精神病は否定されたが、なぜか同時に退薬による離脱症状＝再発説までも葬られた。

トッピング薬として生まれた初の国産抗精神病薬

15 デフェクトン　　Defekton

開発国：	日本	開発会社：	吉富製薬（現・田辺三菱製薬）
初販売国：	日本	国際誕生年：	1967年

抗精神病薬 / 抗うつ薬

薬剤添付文書の適応症　[JP]日本での適応　[USA]アメリカでの適応　[ETC]その他処方例

[JPN] ◎意欲減退、抑うつ、心気を主症状とする慢性統合失調症で他の抗精神病薬の効果が不十分な場合に付加して使用する。
[USA] -
[ETC] フランスでは統合失調症、抑制を伴う慢性不安に適応

統合失調症		気分安定薬		うつ病（MDD）		神経症/不安障害		睡眠薬	
	◎	躁病期		難治性	△	PD		入眠障害	
急性期		うつ病期		PMDD		GAD		中途覚醒	
陽性症状		躁再発予防		強迫性障害(OCD)		SAD		早朝覚醒	
陰性症状	◎	うつ再発予防				PTSD		日中不安軽減	
維持療法	△								
難治性									

| 摂食障害 | | ADHD | | ASD | | 心身症 | | ナルコ | |

珍薬と呼ぶにふさわしい薬。処方が難しい薬である。吉富製薬が賦活作用のある抗精神病薬を目指し、トフラニールの3環構造にプロピタンの側鎖構造を模して創薬。単剤ではなく、賦活作用を意図してコントミンやセレネースにトッピングする薬として開発された。慢性患者に揺さぶり効果をかける薬である。PZCと同じく前シナプスのα2自己受容体遮断作用があり、ノルアドレナリン系抗うつ薬的な効果が期待される。

ドパミン2受容体遮断作用が弱いため、オールマイティに使える薬ではない。単剤で用いた場合、陽性症状の悪化もある。逆に陰性症状に良く効くケースがあり、侮れない薬である。

血圧低下作用、鎮静作用が強く、賦活作用を覆い隠してしまうこともある。錐体外路症状を引き起こしにくく、大量処方が可能のため、一部の医師は好んで使っていたという。

フランスでは「抑制を伴う慢性不安」に用いられる。売れ行き不振のためか2013年にて製造中止。

●お薬一口メモ●　デフェクトンの由来
　古い精神科医の隠語で何の反応も示さない、為す術無しの状態をデフェクトと呼んでいた。デフェクトンのインタビューフォームによると欠陥＝Defect 状態にイキイキとした調子＝ton をつけて命名されたという。陰性症状・うつ状態（デプレッション）に揺さぶり（エフェクト）をかけることから、デフェクトンを名付けられたという説もある。

カルピプラミン   carpipramine

日本での発売年　2013年販売終了
日本でのメーカー　田辺三菱製薬

イミノジベンジル系抗精神病薬

海外での販売名	ジェネリック	化学構造図
アメリカ - カナダ - イギリス - ドイツ - フランス - 中国 - 韓国 - タイ - 豪州 - ブラジル -	なし	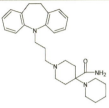

フランスで発売されていた
Prazinilは2014年販売終了。

Tmax= 不明 T1/2= 不明

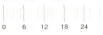

0　6　12　18　24

等価換算	用量(mg/日)	CYP
100mg(コントミン100mg換算) 等価換算係数× 1	75　～　225	

薬理プロフィール   特徴

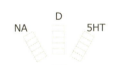

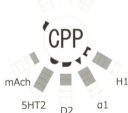

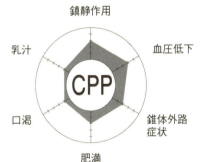

●お薬一口メモ●　陽性症状と陰性症状

　1980年イギリスの精神科医ティム・クロウが提唱した統合失調症の二分類。Ⅰ型とⅡ型に分かれる。Ⅰ型は幻覚、妄想、思考障害といった陽性症状を特徴とし、抗精神病薬の反応が良く、ドパミン過多が予想される症例。Ⅱ型は感情の平板化、言葉の貧困、意欲喪失といった陰性症状を特徴とし、抗精神病薬への反応は不良で、転帰は悪い。ちなみに統合失調症は最初、陽性症状、後に陰性症状と思われているが、どうやら陰性症状が先行するらしい。

不明
?

リスパダールに敗れるまで比較試験無敗神話クロフェクトン

16 クロフェクトン　　　　Clofekton

開発国：	日本	開発会社：	吉富製薬（現・田辺三菱製薬）
初販売国：	日本	国際誕生年：	1974年

抗精神病薬
抗うつ薬

薬剤添付文書の適応症　[JP]日本での適応　[USA]アメリカでの適応　[ETC]その他処方例

[JPN]　◎統合失調症
[USA]　-
[ETC]　-

統合失調症		気分安定薬		うつ病（MDD）		神経症/不安障害		睡眠薬	
◎									
急性期		躁創期		難治性	△	PD		入眠障害	
陽性症状	△	うつ創期		PMDD		GAD		中途覚醒	
陰性症状	△	躁再発予防		強迫性障害(OCD)		SAD		早朝覚醒	
維持療法	△	うつ再発予防				PTSD		日中不安軽減	
難治性		摂食障害		ADHD		ASD	心身症		ナルコ

　珍薬デフェクトンの泣き所、ドパミン2受容体遮断作用の増強を狙い、塩素を加えて力価を高めた薬。α2受容体遮断作用はデフェクトンより強く抗うつ薬的に用いることが出来る。低用量で陰性症状、高用量で陽性症状への効果があり、使い勝手が良い。

　デフェクトンは効くか悪化か極端な薬だが、クロフェクトンはマイルドな抗精神病作用と汎用性、抗コリン作用の少なさで広く支持された。ただし錐体外路症状はデフェクトンよりも出やすい。

　非定型全盛の今、処方例は少ないが、リスパダール発売前は汎用性の高さと吉富製薬MRの営業力で、結構な人気薬だった。

　1980年代、新規抗精神病薬の開発において、セレネースより与し易いアテ馬薬だろうと治験比較対照薬に選ばれたが、連戦連勝しクロフェクトン無敗神話と呼ばれていた。地味ながら侮れない薬である。ちなみに無敗神話を突き崩したのは名薬リスパダール。

●お薬一口メモ●　くろくろくろくろクロフェクトン♪世田谷育ちのクロフェクトン♪

　クロフェクトンの治験が行われたのは主に東京都世田谷区八幡山の松沢病院。当時は学園紛争で大学病院での治験が難しかったようです。なお、クロフェクトン無敗神話といっても実は同じ吉富製薬のクレミンには負けておりますが、身内ということで見逃してください。ちなみに名の由来はデフェクトンにクロール（塩素）が付いたのでクロフェクトン。

クロカプラミン / clocapramine

日本での発売年　1974年
日本でのメーカー　田辺三菱製薬

イミノジベンジル系抗精神病薬

海外での販売名

アメリカ　-
カナダ　-
イギリス　-
ドイツ　-
フランス　-
中国　-
韓国　-
タイ　-
豪州　-
ブラジル　-

日本でのみ販売。

ジェネリック

・バドセラン（共和薬品工業）

化学構造図

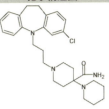

clocapramine／クロカプラミン

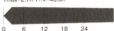

Tmax=2.7h T1/2=46.0h

等価換算	用量(mg/日)	CYP
40mg(コントミン100mg換算) 等価換算係数× 2.5	30 ～ 150	

薬理プロフィール　　特徴

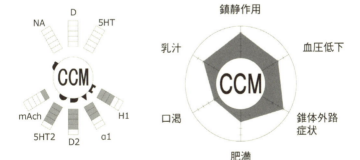

●お薬一口メモ●　都立松沢病院

　日本を代表する精神病院。前身は1879年東京帝国大学の関連病院として、上野公園内に設立された東京癲狂院。1881年本郷東片町に移転、1886年小石川に移転し東京府立癲狂院となる。1889年巣鴨に移転し東京府巣鴨病院、1919年に5代目院長呉秀三が「患者1人に百坪は必要」と府知事にかけあい、松沢村に移転し松沢病院となった。今、周辺は住宅地だが、当時はド田舎。隣村で徳富蘆花が隠遁生活を送っていた。なお東京帝国大学に精神病学科が設立されたのが1886年。教室の本拠は癲狂院に置かれ、戦後公務員法が改正され公職の兼任が禁じられるまで、東大精神病学科教授が院長をつとめた。芦原将軍、逆噴射K機長、佐川一政ら、数多のカリスマ患者が入院。

不明？

デフェクトン最終形態はシリーズ最強の陰性症状改善効果！（らしい）

17 クレミン　　　　　　　　　　Cremin

開発国：	日本	開発会社：	吉富製薬（現・田辺三菱製薬）
初販売国：	日本	国際誕生年：	1991年

薬剤添付文書の適応症　[JP]日本での適応　[USA]アメリカでの適応　[ETC]その他処方例

[JPN]　◎統合失調症
[USA]　-
[ETC]　-

抗精神病薬 / 抗うつ薬

統合失調症		気分安定薬		うつ病（MDD）		神経症/不安障害		睡眠薬	
	◎								
急性期		躁創性期		難治性	△	PD		入眠障害	
陽性症状	△	うつ創性期		PMDD		GAD		中途覚醒	
陰性症状	△	躁再発防止		強迫性障害(OCD)		SAD		早朝覚醒	
維持療法		うつ再発防止				PTSD		日中不安軽減	
難治性									
		摂食障害		ADHD		ASD		心身症		ナルコ	

　珍薬デフェクトンの最終形態クレミンは、賦活作用のある抗精神病薬として根強い人気がある。陰性症状への効果はシリーズ最強らしい。陽性症状にも効果があるが、錐体外路症状の多さが玉に瑕。

　使いやすさと吉富製薬MRの営業力で発売直後から結構な人気だったが、96年リスパダール発売後、非定型抗精神病薬ブームに飲み込まれてしまった。一時期売れていたので非定型抗精神病薬ルーラン、セロクエル、エビリファイの治験対照薬に選ばれている。いずれも錐体外路症状で負けているが、統合失調症の改善度はルーラン、エビリファイで同等だった。治験での善戦が評価され、非定型抗精神病薬で効果のみられない陰性症状に処方されるケースがある。また難治性うつ病に用いられることもある。

●お薬一口メモ●　クレミンの由来
　クレミンは、クリエイト・マインド＝安定した精神状態を作り出すことから命名。非定型抗精神病薬全盛の今となってはいまいち影の薄い薬だが、リスパダールが発売された1996年の抗精神病薬売上は1位インプロメン、2位セレネース、3位クレミンと結構な人気だった。ちなみにリスパダールが売上1位となるのは2000年、経験則で投薬する医師が多い日本では、非定型抗精神病薬の臨床導入はかなりゆっくりだった。

モサプラミン / mosapramine

イミノジベンジル系抗精神病薬

日本での発売年　1991年
日本でのメーカー　田辺三菱製薬

海外での販売名

- アメリカ　-
- カナダ　-
- イギリス　-
- ドイツ　-
- フランス　-
- 中国　-
- 韓国　Cremin
- タイ　-
- 豪州　-
- ブラジル　-

日本・韓国でのみ販売。

ジェネリック

なし

化学構造図

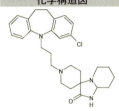

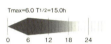

Tmax=6.0　T1/2=15.0h

等価換算	用量(mg/日)	CYP
33mg(コントミン100mg換算) 等価換算係数× 3	30 ～ 150（300）	

薬理プロフィール　　特徴

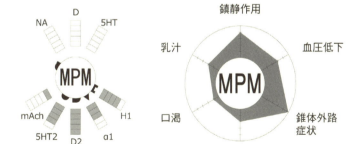

●お薬一口メモ●　芦原将軍

　本名：芦原金次郎（1852-1937）松沢病院の名物患者。誇大妄想の躁病患者。自ら芦原将軍と称し、私製の大礼服で見学者に謁見、拝謁料をとり勅語を手渡した。旅順攻略で息子を亡くした乃木大将を労ったり、ポーツマス条約に怒ったりお茶目な患者である。当時の新聞はネタが無いと芦原将軍へ世評を伺いにいっていた。拝謁料は私有することなく菓子を買い臣下（入院仲間）に分け与え、絶大なる人気を得ていた。松沢病院の将軍池にその名を残す。

不明　?

アーユルヴェーダから産まれたインドの抗精神病薬

18 アポプロン　　　Apoplon

開発国：	スイス	開発会社：	チバ（現・ノバルティス）
初販売国：	スイス	国際誕生年：	1956年

薬剤添付文書の適応症　[JP]日本での適応　[USA]アメリカでの適応　[ETC]その他処方例

[JPN]　○フェノチアジン系薬物の使用困難な統合失調症　○高血圧症（本態性・腎性等）
　　　　○悪性高血圧（他の降圧剤と併用する）
[USA]　○本態性高血圧（軽症）　○高血圧における他の降圧剤との併用による補助的使用
[ETC]　-

統合失調症		気分安定薬		うつ病（MDD）		神経症/不安障害		睡眠薬	
	○	躁急性期		難治性		PD		入眠障害	
急性期		うつ急性期		PMDD		GAD		中途覚醒	
陽性症状	△	躁発症止		強迫性障害(OCD)		SAD		早朝覚醒	
陰性症状		うつ再発止				PTSD		日中不安軽減	
維持療法									
難治性		摂食障害		ADHD		ASD		心身症		ナルコ

　アポプロンは、インドの医学書アーユルヴェーダのインド蛇木を元に、スイスのチバ社が製品化した高血圧治療薬。後に躁病・統合失調症に効果があることが判明した。

　躁病・統合失調症の陽性症状に効果がある。しかし即効性は無い。ドパミンだけではなくモノアミン全般を減らしてしまうため、鎮静化というよりうつ状態になる。陽性症状を抑えるためには大量に用いなければならず、錐体外路症状が起こりやすい。陰性症状には効果が無く、むしろ症状が悪化してしまう。血圧低下作用も強い。

　コントミンより前に抗精神病作用が発見された世界初の抗精神病薬であるが使い勝手があまりに悪すぎるため、精神科領域で使用されることは殆ど無い。世界中で発売されているが合剤が主。抗精神病薬として使用するため単剤で発売されているのは日本、台湾、韓国、アメリカのみである。

●お薬一口メモ●　抗うつ薬としてのレセルピン？
　レセルピンは抑うつ状態を起こす薬とされているが、1953年ロンドンのモーズレイ病院で不安を伴ううつ病患者67名へレセルピンとプラセボを処方するRCTが行われている。結果はプラセボより有効。さらに高血圧症に処方した際のうつ症状発症率を精査すると6%くらいだったという報告もある。そもそも抗うつ薬というか、精神病の分類がかなりいいかげんなものであり、うつ病って抗不安薬でも抗精神病薬でも治ってしまったりしますのでね。まぁ良くなればいいんですよ、良くなれば。ちなみにRCTを行ったのは後にリチウム戦争（283頁参照）の当事者となるマイケル・シェパードさん。

レセルピン

reserpine

日本での発売年　1963年
日本での発売メーカー　第一三共

その他の抗精神病薬

海外での販売名

アメリカ	reserpine
カナダ	-
イギリス	-
ドイツ	-
フランス	-
中国	-
韓国	reserpine
タイ	-
豪州	-
ブラジル	-

世界中殆どの国でチアジド系薬剤等との複合製剤として販売されている。単剤は稀。

ジェネリック

なし

化学構造図

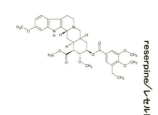

reserpine／レセルピン

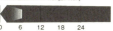

Tmax=2.0h T1/2=4.5h(271.0h)

等価換算	用量(mg/日)	CYP
0.15mg(コントミン100mg換算)	0.2 ～ 2	
等価換算係数× 667		

薬理プロフィール

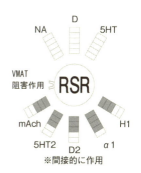

※間接的に作用

特徴

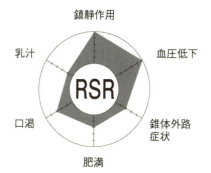

●お薬一口メモ●　**統合失調症の予後（1）**

　統合失調症の予後について2つの説がある。教科書的には不治の病で、一生薬が必要、予後は1／3ずつ3パターン、①重度で一生ケア必要、②中～軽度で社会生活可能、③寛解とある。おそらく先進国ではそのようである。ところが途上国で殆ど薬物療法をしていない場合は①20％、②30％、③50％である。

不明

?

アーユルヴェーダから産まれたインドの抗精神病薬

18 アポプロン　　　Apoplon

抗精神病薬

■アーユルヴェーダの薬

レセルピンはヒマラヤの裾野に自生する灌木、根が蛇のように曲がっている「インド蛇木」から発見された薬である。インドの伝承医学アーユルヴェーダでは解熱、催吐、蛇に噛まれた時、睡眠、精神錯乱に効果があるとされている。

■インドの○○

1931年インドの医師G.センとK.C.ボースはインド蛇木を含む複数の薬草で高血圧、不眠症、凶暴な躁病の興奮に治療を行い、良好な成果を得た。二人は論文「精神障害と高血圧に効くインドの新薬」をインドの医学雑誌に発表した。しかし精神病に効く薬などありえないと思われていた時代、「インドの○○」という題の論文は完全に無視されてしまった。今風にいうと「中二病と水虫に効くインドのキノコ」という論文が、不意にマイナーな学術誌に現れたようなものである。

■高血圧治療薬として注目されたレセルピン

1949年インド、ムンバイの内科医ラストム・ヴァーキル（Rustom Jal Vakil）は47人の高血圧症患者にインド蛇木を投与し、29人に血圧低下作用がみられたことをイギリスの心臓病雑誌にて発表した。

1952年シュリッターとミューラーが、インド蛇木の根から有効成分**レセルピン**抽出に成功した。この報告に興味をいだいたスイス、チバ社の薬理学者パインらは**レセルピン**に優れた血圧低下作用があることを確認した。チバ社は高血圧治療薬として**レセルピン**の合成を目指した。しかし複雑な構造の**レセルピン**の合成は困難を極めた。

●お薬一口メモ●　学名ラウオルフィア・セルペンティナ
レセルピンの元になったインド蛇木（学名ラウオルフィア・セルペンティナ）は17世紀フランスの植物学者シャルル・プリュミエ Charles Plumier（1646-1704）がヨーロッパへ紹介した。プリュミエは、敬愛するプロシアの植物学者レオンハルト・ラウヴォルフ Leonhard Rauwolf（1535-1596）を讃え、学名をラウオルフィア・セルペンティナとした。

レセルピン	reserpine

日本での発売年　1963年
日本でのメーカー　第一三共

その他の抗精神病薬

■インドで発見されたインド蛇木の抗精神病作用

　1953年インドの精神科医ハキム（Hakim.R.A）はインド蛇木を精神病患者146人に処方、52％が回復した。ハキムの発表した論文「精神疾患治療における民間伝承薬」は1953年5月インド医学会で優秀賞を受賞した。その記事はイギリスを通じて各国の新聞社に小さな記事として配信された。1952年の**クロルプロマジン**発見で沸き立つ中、他にも抗精神病薬があるかもしれないと考える精神科医は多く、各地で**レセルピン**の追試が行われた。

■ガラス屋が気付いたレセルピンの効果

　1954年アメリカの精神科医ナタン・クラインは**レセルピン**の臨床試験を行った。**レセルピン**は効果が出るのがコントミンより遅く、数週間かかる。変化に気付いたのは出入りのガラス屋だった。ガラス屋はクラインに「ある病棟だけガラスの交換が少なくなったが、そこではどんな薬を使っているのですか？」と尋ねたという。そこは**レセルピン**を処方していた病棟だった。**レセルピン**はコントミンと同じく統合失調症患者を鎮静化し、錐体外路症状を引き起こした。

■レセルピンの終焉

　しかし**レセルピン**の精神科での使用は広がらなかった。**レセルピン**にはアカシジア（静座不能）という副作用が見られた。アカシジアは後のセレネースといった高力価薬でよく現れる副作用だが、低力価なコントミンでは生じにくかった。医師たちは効果が遅く、見慣れぬ副作用を引き起こす**レセルピン**を敬遠した。

　さらに1955年、医学雑誌『ランセット』において**レセルピン**で治療をしていた高血圧症患者に希死念慮が生じた事例が報告された。実際には

●お薬一口メモ●　統合失調症の予後（2）
　1978年、WHOは世界10ヶ国で初発の統合失調症患者1000人以上を2年間追跡調査した。先進国では約1/3が寛解、2/3が慢性化。途上国では約1/3が慢性化、2/3が寛解。なお先進国では61％の患者に維持療法が行われていたが、途上国では16％だった。薬物療法が行われない原因は貧困であった。

アーユルヴェーダから産まれたインドの抗精神病薬

18 アポプロン　　　　　　　　　　　Apoplon

抗精神病薬

深刻なうつ症状は10〜20%程度と個人差が大きく、高用量で生じる副作用だった。その後も高血圧症患者へは低用量で処方が行われたが、自殺問題に敏感な精神科医は**レセルピン**の使用を嫌った。

1956年にチバ社は**レセルピン**の合成法を確立、安定した供給が可能となったが、抗精神病薬**クロルプロマジン**の爆発的なヒット、希死念慮とアカシジア問題から精神科領域で普及することはなかった。

■抗うつ薬発展の影にレセルピンあり

しかし**レセルピン**は向精神薬開発において実にエポックな薬だった。脳に薬がどのように作用しているか研究するのに最適だったのである。

1955年アメリカ国立衛生研究所（NIH）のバーナード・ブロディらは、**レセルピン**で処理したラットの脳内からセロトニンが無くなっていることを発見した。後にノルアドレナリン、ドパミンも枯渇することが判明した。うつ病のモノアミン不足仮説、統合失調症のドパミン過剰仮説、パーキンソン病のドパミン不足仮説の原型となる発見である。

うつ状態になる（らしい）ことから、**レセルピン**は抗うつ薬開発における動物実験モデルに用いられた。**レセルピン**は精神薬理学の発展に大いに寄与したのである。

■レセルピンの薬理作用について

モノアミン（セロトニンやノルアドレナリン、ドパミンなど）は前シナプスの中で作られ、小さなカプセルに収められている。刺激が伝わると、そのカプセルがシナプスの外側へと移動し、シナプスを出る際に割

●お薬一口メモ●　コウモリであるとはどのようなことか

「現存在分析をはじめとする精神医学的人間学は、主として独仏圏と日本で大量の論文を産出させた。いずれもなかなか穿ったことを言う。この手の論述を好むような人には読むにも書くにもこたえられない醍醐味がある。一流の論文なら決まって「精神障害であるとはどのようなことか」について示唆に富む断章が散りばめられている。しかし、哲学者T・ネーゲルの『コウモリであるとはどのようなことか』を読んでも翼目の動物について詳しくなれるわけではない。二十世紀中葉における哲学と精神医学の野合は、暗中模索する者同士のもたれ合いのようなものではなかったか。」頼藤和寛『精神科医とは何者であるか』PHP研究所、1999年、245頁より引用。

レセルピン   reserpine

日本での発売年　1963年
日本でのメーカー　第一三共

その他の抗精神病薬

れる。放出されたモノアミンは後シナプスの受容体に到達する。

　レセルピンは前シナプスの中で、カプセルにせっせとモノアミンを輸送するモノアミン小胞体トランスポーター（VMAT）の働きを妨害する。結果、モノアミンは前シナプス内に遊離してしまい、すみやかにMAO（モノアミン酸化酵素）で分解されてしまう。つまり、モノアミンのカプセル弾切れを起こしてしまうのだ。結果シナプス間隙のモノアミン量は減少する。

　そこにMAOI（モノアミン酸化酵素阻害薬）を入れると、モノアミンは分解されず、前シナプス内に溢れ、やがて前後シナプス間に放出される。MAOI単剤よりも**レセルピン**を加えることでラットの運動量は2倍以上となるという。これは抗うつ薬でも同じで、併用すると過度の興奮状態となる。

　なお、血圧低下はノルアドレナリンの枯渇による。結果的にα1受容体遮断作用と同じである。鎮静作用はモノアミン全般の枯渇によるものである。

●お薬一口メモ●　グローバル化する精神医療の弊害
　「ここにこめた皮肉がわからないなら、はっきり説明しよう。グローバル化によって起こった心理的ストレスを改善しようとして、最新の欧米のメンタルケア理論を提供しても、けっして解決にはならないのだ。なぜなら、それ自体が原因の一部でもあるからだ。治療に関する現地の考え方や、文化的に形づくられた自己の概念などの土台を壊すことで、欧米人は世界中にある心の苦しみの中心で、混乱や変化を加速させている。これは繊維の奥深くに隠れた雑菌がもたらす被害を考えずに、病気の住人に毛布を手渡すに等しい。」イーサン・ウォッターズ、阿部宏美訳『クレイジー・ライク・アメリカ』紀伊國屋書店、2013年、298頁より引用

For it = その為に　と名付けられた賦活作用のある抗精神病薬

19　ホーリット　　　　　　　　　　　　　　　Forit

抗精神病薬／抗うつ薬

開発国：	アメリカ	開発会社：	ウインスロップ（現・サノフィ）
初販売国：	アメリカ	国際誕生年：	1962年

薬剤添付文書の適応症　[JP]日本での適応　[USA]アメリカでの適応　[ETC]その他処方例

[JPN]　◎統合失調症
[USA]　-
[ETC]　-

統合失調症		気分安定薬		うつ病（MDD）		神経症/不安障害		睡眠薬	
	◎	躁性期		難治性	△	PD		入眠障害	
急性期		うつ急性期		PMDD		GAD		中途覚醒	
陽性症状		躁再発防止		強迫性障害(OCD)		SAD		早朝覚醒	
陰性症状	△	うつ再発防止				PTSD		日中不安軽減	
維持療法	△								
難治性		摂食障害		ADHD		ASD		心身症		ナルコ	

　レセルピンと同じインドール環があるため、モノアミン枯渇作用があるようなまことしやかな話を散見するが、それは発売当初、まだドパミン2受容体遮断作用がよく分からない時代の推測である。VMAT阻害作用（65頁参照）は無く典型的な定型の神経遮断薬である。1980年代初頭、遅発性ジスキネジアに有効と報告されたことで一時的なブームがあったが、効果は限定的であり、やがて廃れていった。

　ノルアドレナリンを増やす作用があるらしく、賦活系の抗精神病薬である。治験時、一番多い副作用は不眠で13.3％に出現している。

　昔からよくわからない薬だったようで、極度の不安にハードな抗不安薬として用いられていたこともある。薬理プロフィール的には抗コリン作用の少ないレボトミンといった感じか？　錐体外路症状は生じにくい。

　維持療法に用いた場合、安定している事例が多いという。また、抗うつ薬に反応しないうつ病や、妄想を伴ううつ病などに効くケースもある。けして治療の第一線には現れないが、どうも捨てられない冷蔵庫の隅のエスニック調味料のようなユニーク薬である。

●お薬一口メモ●　**抗コリン作用の大体合っている簡単な解説**
　抗コリン作用とは、妙に口が乾いたり、便秘になったり、目が霞んだり、おしっこの出が悪くなったりと、体の汁気が無くなる方向の副作用。分泌腺をコントロールしているアセチルコリン神経系（略称コリン）の働きをブロックしてしまうことから生じる。ちなみに老人になると総じてコリン神経系が弱まるので抗コリン作用のある薬は避けたほうが無難（と8割程度解説すれば理解がはやいのだが、専門家は素人向けの本でも、同業者からのツッコミを恐れ論理性を重視するあまり、なんとか神経が筋肉にムスカなんとかが……と記述が長くなり、分かりにくくなる。本著は大体合っている記述を重視しています）。

オキシペルチン　　　　　　　　　　　　　　　　　　　　oxypertine

日本での発売年　1972年
日本でのメーカー　第一三共

その他の抗精神病薬

海外での販売名

アメリカ　-
カナダ　-
イギリス　-
ドイツ　-
フランス　-
中国　-
韓国　-
タイ　-
豪州　-
ブラジル　-

かつては欧米で広く用いられていたが、今は日本でのみ販売。

ジェネリック

なし

化学構造図

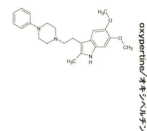

oxypertine／オキシペルチン

Tmax=3.0-5.0h T1/2=16.0h

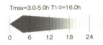

0　6　12　18　24

等価換算	用量(mg/日)	CYP
80mg(コントミン100mg換算)　等価換算係数× 1.25	40　〜　(240)300	

薬理プロフィール

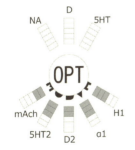

NA　D　5HT
　　OPT
mAch　　　H1
5HT2　D2　α1

特徴

鎮静作用　血圧低下　錐体外路症状　肥満　口渇　乳汁
（OPT レーダーチャート）

●お薬一口メモ●　統合失調症の予後 (3)

　1997年、WHOは78年に実施した世界10ヶ国の初発統合失調症患者の追跡調査を行った。2000年コロンビア大学の医療人類学者、キム・ホッパーらがまとめた報告では調査時2年間に精神症状の無い人、つまり完全寛解は先進国37%、途上国53%。働いていた人は同46%、73%だった。維持療法の有無の記載は無いが途上国の方が予後が良いのである。実際、抗精神病薬が無かった時代の予後も途上国モデルとほぼ同じ経過をたどる。

不明 ?

非定型抗精神病薬ブームの始まり、正に秘薬と呼ぶに相応しき特異性

20　クロザリル　　Clozaril

抗精神病薬

開発国：	スイス	開発会社：	ワンダー（現・ノバルティス）
初販売国：	オーストリア	国際誕生年：	1969年

薬剤添付文書の適応症　[JP]日本での適応　[USA]アメリカでの適応　[ETC]その他処方例

[JPN]　◎治療抵抗性統合失調症
[USA]　◎治療抵抗性統合失調症　　○統合失調症患者らの自殺行動の抑制
[ETC]　△治療抵抗性双極性障害　　△難治性かつ暴力的攻撃的な統合失調症患者・脳疾患患者　EU各国ではパーキンソン病に伴う精神症状の改善にも用いられている。

統合失調症		気分安定薬		うつ病（MDD）		神経症/不安障害		睡眠薬	
	◎								
急性期		躁性期		難治性		PD		入眠障害	
陽性症状	△	うつ急性期		PMDD		GAD		中途覚醒	
陰性症状	△	躁再発防止		強迫性障害(OCD)		SAD		早朝覚醒	
維持療法	△	うつ再発防止				PTSD		日中不安軽減	
難治性	◎	摂食障害		ADHD		ASD		心身症		ナルコ	

　この本で秘薬と呼べるのはクロザリルただ一つである。単に統合失調症治療薬と見れば改善率は従来の薬と変わらないが、どの薬にも反応しない、治療抵抗性統合失調症患者の約6割に効果がある。一見、雑多な受容体に作用し、余計な副作用（抗コリン作用、鎮静作用）が多い普通の抗精神病薬だが、錐体外路症状を殆ど起こさない。それまでの薬効と錐体外路症状が当たり前（定型）だった抗精神病薬に非定型の概念を生んだエポックな薬。数々の神話的ともいえるエビデンスがあり、秘薬と呼ぶに相応しい。

　約1％の患者に白血球数が減少する致命的な副作用が発生するため、一時市場から撤退したが、陰性症状・治療抵抗性の統合失調症に効果が高いため、厳密な血液検査を条件に販売が継続された。処方はクロザリル患者モニタリングサービス（CPMS）に登録された医療スタッフが行う。原則として投与後18週間の入院管理が必要。安定した場合は通院治療も可。

　危険な薬と思われているが、CPMSによる厳密なモニタリングがあるので最も安全な薬となっている。ジプレキサと同じく、糖尿病リスクが高いがCPMSで対処可能。肥満リスクが最も高い。初期モニタリング時は入院でかっちり食事管理しているので、おかわり自由、おやつOKな病院の場合はちょっと自制したほうがいいかもしれない。ダイエットは病状が落ち着いてからにしましょう。

●お薬一口メモ●　**CPMS**
　クロザリル患者モニタリングサービス（CPMS）は、インターネット上にて情報を公開している。URLはhttp://www.clozaril.jp　患者向け情報も公開している。ちなみに患者向け情報は極めて分かりやすく、特に副作用のページはクロザリルのみならず、殆どの抗精神病薬に共通したものなので一読をおすすめする。

クロザピン　　　　　　　　　　　　　　　　　　　　clozapine

日本での発売年　2009年
日本でのメーカー　ノバルティスファーマ

非定型抗精神病薬（MARTA系）

海外での販売名

アメリカ	Clozaril
カナダ	Clozaril
イギリス	Clozaril
ドイツ	Leponex
フランス	Leponex
中国	clozapine
韓国	Clozaril
タイ	Clozaril
豪州	Clozaril
ブラジル	Leponex

2008年10月時点で世界97ヶ国にて販売。WHO必須医薬品。

ジェネリック

なし

化学構造図

clozapine／クロザピン

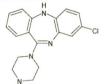

Tmax=3.1h T1/2=16.0h

等価換算

50mg(コントミン100mg換算)
等価換算係数× 2

用量(mg/日)

200 ～ 400（600）

CYP

代謝 1A2

薬理プロフィール

特徴

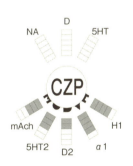

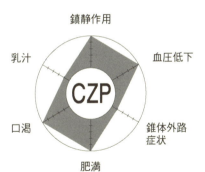

代謝 3A4

●お薬一口メモ●　ドパミン仮説（1）
　ドパミン仮説とは統合失調症の原因を脳内のドパミン過剰としたモデルである。このモデルはドパミン2受容体遮断薬である抗精神病薬で陽性症状が収まることから推定された。統合失調症がもたらす症状の多くは、ドパミン神経系を抑制することで対処することが可能だが、いくらドパミンを強力な薬で遮断しても薬効が伸びないことから分かるように、ドパミンで全てが説明できるわけではない。それは1つの神経伝達物質＝1つの精神疾患ではないことを意味している。

非定型抗精神病薬ブームの始まり、正に秘薬と呼ぶに相応しき特異性

20　クロザリル　　　　　　　　　　　Clozaril

抗精神病薬

■ベンチャー製薬会社ワンダーの野望

　1957年11月スイス、ガイギー社は世界初の3環系抗うつ薬トフラニールを発売した。トフラニールはフェノチアジン系抗精神病薬コントミンと同じ、3つ連なった環状構造を基本骨格にしているが、真ん中が6角形ではなく7角形（7員環構造）イミノジベンジル構造である。トフラニールの出現は、フェノチアジン系に代わる新薬の可能性を示していた。

　1958年、スイスの新興製薬会社ワンダーはトフラニールを原型にクロザリルを合成した。当初ワンダー社はクロザリルを抗うつ薬として開発した。というのも、クロザリルは錐体外路症状を起こさなかったからである。当時の代表的な抗精神病薬コントミンやセレネースは、効果が得られると高頻度で錐体外路症状が出た。錐体外路症状は薬が効いている証拠とされ、創薬時の動物実験モデルにも採用されていた。今でいう定型抗精神病薬である。

■お蔵入り寸前だったクロザリル

　1962年、クロザリル最初の臨床試験が行われたが、抗うつ薬としての評価は得られず、お蔵入りとなった。しかし統合失調症に効果がありそうな所見があった。1966年ドイツ人医師、ハンス・ヒピオスらが抗精神病薬として臨床試験を行ったところ、錐体外路症状を引き起こさずに抗精神病作用をもつ、コントミンやセレネースとは違う非定型な効果が確認されたのである。

■1970年代、非定型概念の登場

　1969年クロザリルはオーストリアで発売された。発売当初は非定型概念に懐疑的な医師が多く、売れ行きはいまいちだった。クロザリルは、一見コントミンによく似た鎮静作用の強い薬である。抗コリン作用も血

●お薬一口メモ●　サンド

　アルフレッド・カーンとエドゥアルド・サンドが1886年スイス、バーゼルで創業したカーン＆サンド化学会社が原型。1895年にサンドと社名変更した。1996年、チバガイギーと合併しノバルティス。サンドの代表的製品として同社の薬理学者アルベルト・ホフマンが合成したLSDがある。今では信じがたいことだがLSDはDelysidという商品名で販売されていた。LSDは60年代後半、ドラッグカルチャーの中心的な薬物としてサイケデリックの流行をもたらした。

クロザピン   clozapine

日本での発売年　2009年
日本でのメーカー　ノバルティスファーマ

非定型抗精神病薬（MARTA系）

圧低下作用も強く、低力価なため急性期には大量処方が必要だった。当時の医師は患者のQOLに配慮して、錐体外路症状の無い薬を選択するよりも、薬の効果の指標として錐体外路症状の出現を喜んでいたくらいなのである。

　1971年ヒピオスらがクロザリルの非定型さ、特に陰性症状への効果をまとめた論文を発表すると、導入の早かったヨーロッパで非定型ブームが興った。非定型概念とは薬効＝錐体外路症状の否定であり、ドグマチール、強い抗コリン作用で錐体外路症状を抑えた**チオリダジン**（日本ではメレリル、2005年に発売終了）、実質的にSDAのレボトミン、そしてクロザリルなどが非定型抗精神病薬として注目されるようになった。ワンダー社は他にも抗うつ薬アモキサンなどユニークで意欲的な薬を創薬していたが、1972年同じスイスの製薬会社サンドに吸収された。

■クロザリルの挫折

　非定型の抗精神病薬の存在は急速に世界中に広まっていった。ところが1975年、フィンランドでクロザリルを服用中の患者8人が無顆粒球症（ある種の白血球が減少する骨髄の病気）で死亡する深刻な副作用問題が発生した。サンド社は即座にクロザリルの販売を中止した。しかしクロザリル開発に携わったハンス・ヒピオスは販売継続をサンド社に訴えた。クロザリルで症状が安定している患者の中には、錐体外路症状のため、他薬への切り替えが困難なケースがあった。無顆粒球症は投薬初期に発生するケースが殆どであり、長期間安定しているならば危険性は低いものと考えられた。サンド社はスイス・西ドイツ・オーストリアに限り、定期的な血液検査を条件に販売を継続した。

●お薬一口メモ●　ドパミン仮説（2）
　もしドパミンの過剰分泌が起こっているのならば、脳脊髄液中のドパミン代謝物＝ホモバニリン酸（HVA）量が増えるはずである。例えばコントミンを服用した患者の脳内では、遮断薬ではじかれたドパミンがシナプス間で増加するのでHVA量は増加する。しかし統合失調症患者のHVA量は通常の人と比べて変化はない。つまり統合失調症患者にドパミンの過剰は起こっていないのが今の定説である。

非定型抗精神病薬ブームの始まり、正に秘薬と呼ぶに相応しき特異性

20　クロザリル　　　　　　　　　　　　Clozaril

抗精神病薬

■クロザリルの再評価

　クロザリル再評価のきっかけは1980年代、抗精神病薬開発の行き詰まりである。アメリカでは1975年モリンドンから1994年リスパダールまで約20年、新しい抗精神病薬は発売されなかった。理由は2つある。

　まず、薬理学的な行き詰まりがあった。抗精神病薬は1950年代に発見された神経遮断薬の概念から、今も大きな転換はない。これは統合失調症の分類上の問題でもあるのだが、単一の病因論に基づかない症候群であるゆえエビデンス重視の創薬システムでは、統合失調"症候群"の最大公約数であるドパミン2受容体遮断作用がある薬しか認可されない。症候群に薬を探すなど、風邪の特効薬を探しているようなものだ。

　次に訴訟リスクによる開発断念である。1974年アメリカで遅延性ジスキネジア訴訟が起こった。ソラジン（日本での代表的な商品名はコントミン）発売元スミスクライン＆フレンチは、原告1人100万ドルで和解した。この訴訟はアメリカの抗精神病薬開発に大きなブレーキをかけた。それまで錐体外路症状は出ると薬が効いたとポジティブな評価だった。訴訟後はリスクのあるネガティブな評価へと変わり、患者のQOLが考えられるようになった。しかし、全ての抗精神病薬にドパミン2受容体遮断作用がある限り、リスクは免れない。ゆえに非定型という概念が注目されるようになった。錐体外路症状の無く、遅延性ジスキネジアの無い抗精神病薬として再評価されたのがクロザリルだった。

■ドパミン2遮断薬の限界

　1980年代、精神薬理学の大転換としてPET（positron emissiontomography 陽電子断層映像法 242頁下参照）の実用化がある。患者の脳内

●お薬一口メモ●　ドパミン2受容体以外の新薬は失敗続き
　ドパミン2受容体以外にも、統合失調症に関係していると思わしき受容体が複数発見されている。例えばD2以外のドパミン受容体、マリファナのカンビナイド1受容体、ニューロキン3受容体、ニューロテンシン受容体、セロトニン2Aおよび2C受容体、アンパカイン受容体、シグマ受容体、などであるが、いずれも単独で標的とした新薬開発は失敗している。

クロザピン clozapine

日本での発売年　2009年
日本でのメーカー　ノバルティスファーマ

非定型抗精神病薬（MARTA系）

で薬が作用している正確な場所、時間、量が分かるようになったのである。大雑把に書くと、全ての抗精神病薬はドパミン2受容体を遮断し、力価に関わらずドパミン2受容体を70〜80%遮断すると最大の効果が得られ、80%以上では錐体外路性症状が起こる（ただしエビリファイ除く）。つまりドパミン2受容体遮断作用をいくら強く（高力価化）しても、薬の効果は上がらず、副作用が出てしまう。

ところがクロザリルのドパミン2受容体遮断は30〜60%と低く、ドパミン2受容体よりもセロトニン2A受容体を強く遮断していた。この発見はリスパダールに代表される非定型仮説、SDA仮説に合致している。

■難治例30%への効果

1988年アメリカでどの薬にも反応しない統合失調症患者の30%にクロザリルが有効との論文が発表された。それは行き詰まっていた精神医療現場にとって朗報だった。一人あたり年間1万ドルもの費用がかかるがクロザリルへのニーズは大きかった。1989年クロザリルはアメリカ、イギリスにて厳重な血液検査を条件に、治療抵抗性統合失調症向けに再販された。そして世界中にクロザリルのブームは広がっていった。

クロザリルの再評価に影響され、イーライリリー社は停滞していたジプレキサの開発を決意した。ゼネカ社はジスキネジアを生じない安全性の高いクロザリルを目指して、セロクエルを創薬した。両薬ともクロザリル・レプリカであり、致死性の副作用こそないもの陰性症状の効果はクロザリルに及ばない。なぜクロザリルが特異的に効果があるのかまだ解明されていない。

●お薬一口メモ●　ドパミン仮説（3）
　ドパミンの過剰でないとすると受容体の変化が予想される。1978年、トロント大のフィリップ・シーマンらは統合失調症患者死後脳20人のドパミン2受容体が通常より70%増加（アップレギュレーション）していることを発見した。しかしシーマンは薬の影響を指摘している。82年、イギリスのアンガス・マッケイらは無投薬患者と投薬患者の死後脳調査でアップレギュレーションは薬の影響であると報告した。つまり、抗精神病薬はドパミンの過剰を下方修正するようにデザインされて一定の効果を発揮しているが、どうやら脳内にはドパミン量の異常は生じていない可能性が高い。

ヨーロッパで再評価された国産非定型抗精神病薬

21 ロドピン　　　　　　　　　　　　　　　　　　　Lodopin

開発国：	日本	開発会社：	藤沢薬品工業（現・アステラス製薬）
初販売国：	日本	国際誕生年：	1982年

薬剤添付文書の適応症　[JP]日本での適応　[USA]アメリカでの適応　[ETC]その他処方例

[JPN]　◎統合失調症
[USA]　-
[ETC]　△統合失調症　△他の精神病性障害　△躁病

統合失調症		気分安定薬		うつ病（MDD）		神経症/不安障害		睡眠薬	
	◎	躁急性期	△	難治性	△	PD		入眠障害	
急性期	△	うつ急性期		PMDD		GAD		中途覚醒	
陽性症状	△	躁再発予防		強迫性障害(OCD)		SAD		早朝覚醒	
陰性症状	△	うつ再発予防				PTSD		日中不安軽減	
維持療法	△								
難治性	△	摂食障害		ADHD		ASD		心身症		ナルコ	

　ロドピンは1982年、錐体外路症状が少なく鎮静作用の強い薬として発売された。発売後に血清尿酸値を低下させる作用、優れた抗躁作用、陰性症状への一定の効果、ノルアドレナリン再取り込み阻害作用、強いセロトニン7受容体遮断作用等、ユニークな効果が次々発見された。特に躁病急性期の鎮静作用は高く即効性があるため、リーマス（278頁参照）と併用するケースが多かったという。94年ロドピンの優れた抗躁作用に注目した日本人医師らは独自にリーマスとの二重盲検を実施、88人中著明改善はリーマス23.8%、ロドピン45.7%。中等度改善率はリーマス61.9%、ロドピン73.9%と勝利している。急性期躁病の第1選択薬として一部で根強い人気がある。

　統合失調症領域では急性期、陽性症状、陰性症状、維持療法とマルチに使える。特に陰性症状への効果、維持療法での副作用の少なさと安定性は評価が高い。1988年クロザリル再評価で、構造的に似た薬として注目された。ドイツ、オーストリアにおいて低用量で陰性症状改善効果が報告され、欧州を中心に再評価された。薬理プロフィールはクロザリルにかなり似ている。その後の非定型抗精神病薬ブームで、エビデンスがいまいちなロドピンは次第に忘れられた薬となってしまったが、難治例に試してみたい薬である。

●お薬一口メモ●　セロトニン7受容体への作用
　ロドピンの特徴としてセロトニン7受容体遮断作用がある。いまいちよくわからない受容体だが、認知機能改善に効果があるらしい。最も強くセロトニン7受容体を遮断するのがオーラップ。オーラップのトゥレット症候群や発達障害への効果を考えると何か関係あるかも。他にセロトニン7受容体遮断作用の強い薬はリスパダール、ルーラン、ソリアン（本邦未発売、一般名アミスルプリド）など。

ゾテピン　　　　　　　　　　　　　　　　　　　　　　zotepine

日本での発売年　1982年
日本でのメーカー　アステラス製薬

非定型抗精神病薬（MARTA系）

海外での販売名

- アメリカ　-
- カナダ　-
- イギリス　-
- ドイツ　Nipolept
- フランス　-
- 中国　-
- 韓国　Lodopin
- タイ　-
- 豪州　-
- ブラジル　-

2011年1月時点でチェコ、スロバキア、ブルガリア、リトアニア、ポルトガル、台湾にて販売。

ジェネリック

- ゾテピン錠「アメル」（共和薬品工業）
- セトウス（高田製薬）
- ロシゾピロン（田辺三菱製薬）

化学構造図

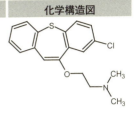

Tmax=1.0-4.0h T1/2=8.0h

zotepine／ゾテピン

等価換算	用量(mg/日)		CYP
66mg（コントミン100mg換算） 等価換算係数× 1.5	75 〜	150（450）	3A4 代謝

薬理プロフィール

D / NA / 5HT / H1 / α1 / D2 / 5HT2 / mAch　ZTP

特徴

鎮静作用 / 血圧低下 / 錐体外路症状 / 肥満 / 口渇 / 乳汁　ZTP

●お薬一口メモ●　ドパミン仮説（4）

　統合失調症患者と通常の人との間に脳内HVA量の差異は無いが、薬物療法中に回復した患者としなかった患者との間には差異がある。早期に回復した患者は1週間後にHVA量が上昇した後に減少するが、回復しない患者は変化が無い。つまり遮断薬にはじかれることで一時的にシナプス間にドパミン量が増え、それに対応してドパミン放出量を減らすフィードバック機能がある患者が回復している。

リスパダールを猛追する非定型の雄ジプレキサ

22 ジプレキサ　　　Zyprexa

開発国：	アメリカ	開発会社：	イーライリリー
初販売国：	アメリカ	国際誕生年：	1996年

薬剤添付文書の適応症　[JP]日本での適応　[USA]アメリカでの適応　[ETC]その他処方例

[JPN]　◎統合失調症　◎双極性障害における躁状態及びうつ症状の改善
[USA]　◎統合失調症　◎双極Ⅰ型障害における混合性及び躁病エピソード　○プロザックと併用で双極Ⅰ型障害におけるうつ病　○プロザックと併用で治療抵抗性うつ病
[ETC]　△他の精神障害　△認知症・小児・青年の問題行動　△衝動制御の問題を伴う障害　△BPD　他

統合失調症		気分安定薬		うつ病（MDD）		神経症/不安障害		睡眠薬	
	◎		△			PD		入眠障害	
急性期	△	躁急性期	◎	難治性	○併	GAD		中途覚醒	
陽性症状	△	うつ急性期	◎	PMDD		SAD		早朝覚醒	
陰性症状	△	躁再発防止	◎	強迫性障害(OCD)		PTSD		日中不安軽減	
維持療法	△	うつ再発防止	◎						
難治性		摂食障害		ADHD	△	ASD		心身症		ナルコ	

　汎用性の高さからリスパダールと人気を二分する非定型抗精神病薬。安全なクロザリルを目指して創薬された。統合失調症全般・双極性障害に効果がある。
　リスパダールとの違いはSDAをも包括する新概念、多くの受容体に作用する多受容体作用抗精神病薬＝MARTA（MARTA:multi-acting receptor targeted antipsychotics）。一見、コントミンレプリカの鎮静系薬理プロフィールだが、SDA仮説で錐体外路症状を抑えること。抗コリン作用が強いようでいて、活性代謝物がコリン作動薬となり、コリン性副作用を抑えること。抗PCP作用があること等、なにかと引き出しが多い薬である。定型抗精神病薬からのスイッチング（切り替え）がしやすく、増量も容易。メーカーの積極的な適応拡大方針で、バイポーラー（双極性障害）や、難治性うつ病にも用いられる。なおアメリカでは双極性障害のうつ相再発防止に、ジプレキサとプロザックの合剤Symbyaxが発売されている。
　糖尿病リスクが比較的高いので定期的に血液検査が必要。体重増加リスクも高いが、増加している場合は症状がよくなっているケースが大半なので、まずは治すことを考えて、安定したらダイエットに励むのが吉。病気が良くなってくると食べ物が美味しくなるのです。

●お薬一口メモ●　イーライリリー
　1861年、アメリカの薬剤師イーライリリーが、インディアナポリスで創業した薬局が原型。南北戦争時には自ら義勇軍を組織し、砲兵部隊として従軍した。苦い抗マラリヤ薬キニーネに飲みやすく糖コーティングをして大成功。熱心なメソジスト派キリスト教徒だった彼は薬局を訪れた少女から「ミラクルをちょうだい」と言われたことに衝撃を受け、きちんと薬品名・内容量の表示をするようにしたという。退役時の階級カーネル（大佐）をいたく気に入っており、友人家族はもとより会社内でも呼び名は大佐だった。今でも社長は伝統的に大佐と呼ばれている。

オランザピン   olanzapine

日本での発売年　2001年
日本でのメーカー　日本イーライリリー

非定型抗精神病薬（MARTA系）

海外での販売名

アメリカ	Zyprexa
カナダ	Zyprexa
イギリス	Zyprexa
ドイツ	Zyprexa
フランス	Zyprexa
中国	Zyprexa
韓国	Zyprexa
タイ	Zyprexa
豪州	Zyprexa
ブラジル	Zyprexa

2012年2月時点で統合失調症の適応114ヵ国、双極性障害の躁症状を適応105ヵ国にて販売。

ジェネリック

新薬特許期間中のためジェネリック無し

化学構造図

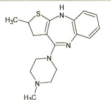

Tmax=4.8h T1/2=28.5h

等価換算	用量(mg/日)	CYP
66mg(コントミン100mg換算)　等価換算係数×40	5 ～ 10（20）	代謝 1A2

薬理プロフィール

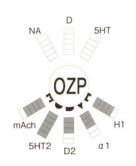

特徴

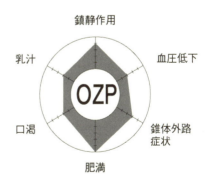

●お薬一口メモ●　ドパミン仮説（5）

　ドパミン2受容体のアップレギュレーションは受容体の数が上昇するのと、感受性の高い受容体に変化する2つの説がある。後者はドパミン2ハイ(D2High)受容体と名付けられている。すべての統合失調症動物実験モデルでD2Highが増加しているが、生きている人の脳内においてD2Highを測定する方法が未だ開発されておらず、D2がHighになっている時間も数秒、長くても30秒程度と短いらしく実証はされていない。

リスパダールを猛追する非定型の雄ジプレキサ

22 ジプレキサ　　　Zyprexa

抗精神病薬

抗うつ薬

気分安定薬

■**イギリス生まれのジプレキサ**

　ジプレキサは1982年、イーライリリー社イギリスリサーチセンターにて、非定型抗精神病薬クロザリルを原型に合成された。当時は1974年アメリカ遅延性ジスキネジア訴訟の影響で抗精神病薬開発冬の時代、開発の歩みは遅かった。しかし1988年アメリカでクロザリルが再評価され、1989年に再販されたことがジプレキサ開発を加速させた。1994年、アメリカで約20年ぶりに出た抗精神病薬リスパダールは錐体外路症状が出にくく、陰性症状にも一定の効果がある非定型抗精神病薬として大ヒットした。世界中で非定型抗精神病薬大ブームが沸き起こる中、1996年イーライリリー社が満を持して発売したのがジプレキサである。

■**定型薬からスイッチングしやすいジプレキサ**

　ジプレキサは定型抗精神病薬からスイッチング（薬剤切り替え）がし易い長所がある。錐体外路症状を抗コリン作用で抑えている定型薬から、抗コリン作用が無い非定型薬へ変更するとコリンリバウンドという酷い副作用（風邪に似た症状、筋肉痛や下痢、錐体外路症状）が高頻度で現れる。ジプレキサには抗コリン作用があり、コリンリバウンドを起こしにくい。日本人医師は生真面目な国民性のため慎重にスイッチングを行うが、欧米では今までの処方をいきなり止めて非定型といった大雑把なスイッチングが多い。入院時ならコリンリバウンドへの介入が容易だが、外来で自宅療養しているケースでは、スイッチング時の不快感は患者に新薬への期待を失わせて拒薬につながってしまう。

　ジプレキサがシェアを伸ばした国に、家族のいる統合失調症患者の入院を基本認めず、自宅療養を優先させるオーストリアがある。オーストリアは1975年、クロザリルが販売停止後も条件付きで販売を継続したように、患者の利益になればリスクをも厭わない傾向がある。そんなオー

●お薬一口メモ●　ロドピンの陰性症状への効果は？
　1987年、日本でロドピンの陰性症状（治療抵抗性統合失調症）への試験が行われた。中等度改善率は約31％と有意なデータとは思われなかったが、翌88年カーンらがクロザリルの陰性症状への再評価を行ったときの有効性は約30％。打つ手なしで一生病院に沈殿（197頁下参照）と思われし人々にとって、30％は有意な数字だったのである。

オランザピン　　　　　　　　　　　　　　　　　　　　　　　　　olanzapine

日本での発売年　2001年
日本でのメーカー　日本イーライリリー

非定型抗精神病薬（MARTA系）

ストリアで患者のみならず、家族からも圧倒的な支持を得たのがジプレキサだった。

■使いやすい非定型

　使いやすさもジプレキサの特徴である。ライバルのセロクエルに比べ抗幻覚・妄想に優れ、リスパダールに比べ増量が容易であり、鎮静作用も強い。汎用性も高く、とりあえずジプレキサにしておきましょうかと第1選択薬として精神科医の支持が高い。反面、血糖値上昇、高脂血症、太りやすいリスクがあり、副作用を知った患者が服薬を嫌がるケースが多い（そこをどう説得するのかも医師の手腕であろう）。

■コントミンの再来、万能薬を目指したジプレキサ

　イーライリリー社が、ジプレキサの適応症を積極的に広げたのも人気に繋がった。2004年アメリカFDAはジプレキサの双極性障害における維持療法、つまりムードスタビライザーとしての適応を認可した。DSM-Ⅳでは今まで単極性うつ病とされていたものに一つでも躁のエピソードがあれば、バイポーラ（双極性）と診断されるようになった。適応拡大を非難する医師もいるが、最初のフェノチアジン系抗精神病薬コントミンが幅広い精神障害に処方され、どれも一定の効果があったように抗精神病薬は統合失調症のみならず、躁病、うつ病、神経症、パニック障害など多彩な症状に効果がある。とくにフェノチアジン系にマルチな傾向が強い。そもそもの精神疾患分類が、病因論に基づかぬ、症状を束ねた症候群に近い概念であり、薬の薬理作用と効果の間には何重にもバイアスがかかっている。薬効分類や適応など、けっこうイイカゲンなものなのだ。

●お薬一口メモ●　単一精神病論
　だいたい10年おきに現れる精神病仮説で、単一精神病論がある。統合失調症もうつ病も躁うつ病も全部同じ病気だという説だ。最近はバイポーラへの抗精神病薬処方の理由付けとして提唱されている。部外者（著者）からみて興味深いのは、それって要するに自然科学の基本である分類を諦めたということなのでは？セリエのいう非特異性で説明できる問題なのではないかな？

柔よく剛を制す。まったりのんびりな非定型でおじゃる～

23 セロクエル　　　　　　　　　　Seroquel

抗精神病薬／抗うつ薬／気分安定薬

開発国：	アメリカ	開発会社：	ゼネカ（現・アストラゼネカ）
初販売国：	イギリス	国際誕生年：	1997年

薬剤添付文書の適応症　[JP]日本での適応　[USA]アメリカでの適応　[ETC]その他処方例

[JPN] ◎統合失調症
[USA] ○統合失調症の急性期　○統合失調症の維持　○急性躁病　○双極性障害の維持　○双極性うつ病
[ETC] △大うつ病　△他の精神病性障害　△混合性躁病　△認知における問題行動　△パーキンソン病などの行動障害　△小児・青年の行動障害　△衝動制御の問題を伴う障害　△治療抵抗性の不安　他

統合失調症		気分安定薬		うつ病（MDD）		神経症/不安障害		睡眠薬	
	◎				△				
急性期		躁病期	○	難治性		PD		入眠障害	
陽性症状	△	うつ急性期		PMDD		GAD		中途覚醒	
陰性症状	△	躁予防持止		強迫性障害(OCD)		SAD		早朝覚醒	
維持療法		うつ再発防止	△			PTSD		日中不安軽減	
難治性		摂食障害		ADHD	○	ASD		心身症		ナルコ	

　最も錐体外路症状が出にくい非定型抗精神病薬。医師により評価が大きく分かれる薬である。初期用量での抗幻覚・妄想作用の弱さ、増量スケジュールの緩慢さゆえ即効性・陽性症状への効果がイマイチなため、抗精神病薬としては使えないと公言する医師もいる。反面、大胆にマックス750mg/日まで増量し効果を得、使いやすい非定型と捉える医師もいる。医師のセロクエルへの評価は好奇心や慎重さ、受け持ち患者のハードさを映し出す鏡のようなものであろう。鎮静作用が強いので、ジプレキサはコントミンタイプ、セロクエルはレボトミンタイプのMARTA非定型と大雑把に分類して考えるといいかも。

　増量してもSDAのバランスが崩れにくく、錐体外路症状が出にくいので大胆な増量が可能。陽性症状への効果はドパミン神経系を抑えてか、単なる鎮静作用か一見判別しがたく、患者との意思の疎通の良好さが求められる。プロラクチン値も上昇しにくい。活性代謝物はアモキサンに類似した化学構造でノルアドレナリン再吸収阻害作用＝抗うつ薬的な特徴がある。服用感はまったりほにゃ～ん。最近では統合失調症領域よりも双極性領域で気分安定薬として評価が高い。

●お薬一口メモ●　ルンドベック

　実業家ハンス・ルンドベックが1915年デンマーク、コペンハーゲンにて商事会社を設立。初期は何でも屋で主に掃除機レンタルと清掃業で成功。37年製薬業へ進出、ビスケット工場を改造し製薬工場とした。50年代積極的に向精神薬開発に取り組み自社開発の抗精神病薬、抗うつ薬を多く産み出した。代表的製品としてノリトレン、セレクサ、レクサプロ。

クエチアピン   quetiapine

日本での発売年　2001年
日本でのメーカー　アステラス製薬

非定型抗精神病薬（MARTA系）

海外での販売名

国	販売名
アメリカ	Seroquel
カナダ	Seroquel
イギリス	Seroquel
ドイツ	Seroquel
フランス	Xeroquel LP
中国	Seroquel
韓国	Seroquel
タイ	Seroquel
豪州	Seroquel
ブラジル	Seroquel

2009年5月時点で世界94ヶ国にて販売。

ジェネリック

- クエチアピン錠「ヨシトミ」（田辺三菱製薬）
- 〃「ＥＥ」（高田製薬）
- 〃「テバ」（テバ製薬）
- 〃「アメル」（共和薬品工業）
- 〃「AA」（あすか製薬）
- 〃「サワイ」（沢井）
- 〃「サンド」（サンド）
- 〃「トーワ」（東和薬品）
- 〃「三和」（三和化学）
- 〃「日医工」（日医工）
- 〃「日新」（日新製薬）
- 他にファイザー、小林化工、第一三共エスファ、ニプロ、富士フイルムファーマ、日本ジェネリック、MeijiSeikaファルマから販売。

化学構造図

Tmax=2.6h T1/2=3.5h

0　6　12　18　24

quetiapine／クエチアピン

等価換算

66mg（コントミン100mg換算）

等価換算係数× 1.5

用量(mg/日)

150 〜 600（750）

CYP

3A4　代謝

薬理プロフィール

D, 5HT, NA, H1, α1, D2, 5HT2, mAch

特徴

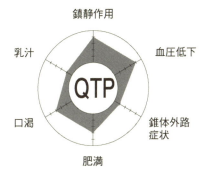

鎮静作用, 血圧低下, 錐体外路症状, 肥満, 口渇, 乳汁

●お薬一口メモ●　**安全性優先でデザインされたセロクエル**

セロクエルは1974年アメリカで起こったクロルプロマジン遅延性ジスキネジア訴訟問題を念頭に、ジスキネジア動物実験モデルを用いて創薬されている。その結果セロクエルは増量しても錐体外路症状が殆どおこらない最も安全性の高い非定型抗精神病薬となっている

非定型ブームはリスパダールから始まった、デファクトスタンダード抗精神病薬。

24 リスパダール　　　　Risperdal

抗精神病薬

開発国：	ベルギー	開発会社：	ヤンセン
初販売国：	イギリス	国際誕生年：	1993年

薬剤添付文書の適応症　[JP]日本での適応　[USA]アメリカでの適応　[ETC]その他処方例

[JPN] ◎統合失調症
[USA] ○統合失調症　○双極性障害の躁状態　○自閉性障害に伴う興奮
[ETC] △双極性障害の維持療法　△双極性うつ病　△衝動制御の問題を伴う障害　△中等度～重度の
　　　アルツハイマー型認知症患者・小児・青年の行動障害と持続的攻撃の短期対症療法　他

統合失調症		気分安定薬		うつ病（MDD）		神経症/不安障害		睡眠薬	
	◎		△						
急性期	△	躁病期	○	難治性		PD		入眠障害	
陽性症状	△	うつ急性期	△	PMDD		GAD		中途覚醒	
陰性症状	△	躁再発防止	△	強迫性障害(OCD)		SAD		早朝覚醒	
維持療法	△	うつ再発防止				PTSD		日中不安軽減	
難治性		摂食障害		ADHD	△	ASD	○	心身症		ナルコ	

　リスパダールはヤンセン博士がセレネースの欠点を克服すべく創薬した、最高傑作である。セレネースの錐体外路症状の出やすさ、陰性症状への効果の弱さを補うべく、プロピタンのセロトニン2A受容体遮断作用をプラス、抗コリン作用無しで錐体外路症状を抑えるSDA（セロトニン・ドパミン・アンタゴニスト）理論を導き出した。

　ジプレキサ・セロクエルに比べ雑多な受容体遮断作用が無く、口渇・鎮静作用は少ない。他のSDAと同じくプロラクチン値が上昇しやすい欠点があるが、従来の薬に比べQOL改善効果が高い。

　推奨用量を最大6mgに設定し、大量処方によるQOL低下を防いでいる。急性期の活発な陽性症状には高用量で対処可能だが、錐体外路症状が起きやすくなる。

　薬理作用がシンプルで分かりやすいため医師の人気が高い。液剤、チュアブル錠、注射薬、デポ薬とレパートリーも広い。今の統合失調症治療における事実上標準薬であり、最も代表的な非定型抗精神病薬である。

●お薬一口メモ●　リスパダール増量は非定型として意味なし
　リスパダールは1日4～6mgの投与で副作用の少ない優れた効き目をあらわす薬だ。しかし10mgを超えると錐体外路症状が多くなる。16mg以上は同量のセレネースを投与されている患者と、錐体外路症状発症率が同じになる。

リスペリドン | risperidone

日本での発売年　1996年
日本でのメーカー　ヤンセンファーマ

非定型抗精神病薬（SDA系）

海外での販売名

アメリカ	Risperdal
カナダ	Risperdal
イギリス	Risperdal
ドイツ	Risperdal
フランス	Risperdal
中国	Risperdal
韓国	Risperdal
タイ	Risperdal
豪州	Risperdal
ブラジル	Risperdal

2014年2月時点で世界90ヶ国にて販売。WHO必須医薬品。

ジェネリック

- リスペリドン錠「ヨシトミ」（田辺三菱製薬）
- 〃「サンド」（サンド）
- 〃「MEEK」（小林化工）
- 〃「クニヒロ」（皇漢堂製薬）
- 〃「サワイ」（沢井製薬）
- 〃「アメル」（共和薬品工業）
- 〃「タイヨー」（テバ製薬）
- 〃「タカタ」（高田製薬）
- 〃「トーワ」（東和薬品）
- 〃「日医工」（日医工）
- 〃「CH」（長生堂製薬）
- 〃「NP」（ニプロ）
- 他に大原薬品工業、ファイザーから発売。OD錠が共和薬工、沢井、高田、田辺三菱から販売。

化学構造図

risperidone／リスペリドン

$T_{max}=1.0(3.0)h \; T_{1/2}=4.0h(21.0h)$

0　6　12　18　24

等価換算

1mg（コントミン100mg換算）
等価換算係数× 100

用量(mg/日)

2　～　6（12）

CYP

代謝　2D6

薬理プロフィール

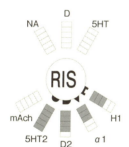

NA　D　5HT
RIS
mAch　　　H1
5HT2　D2　α1

特徴

鎮静作用／血圧低下／錐体外路症状／肥満／口渇／乳汁

RIS

●お薬一口メモ●　抗精神病薬は必要か？

　必要である。短期的には患者の利益が大きい。しかし長期的には不利益が多くなるケースがあり、継続した処方はリスク＆ベネフィットで判断すべき問題だろう。絶対に継続した処方が必要な患者、減薬が難しい患者も約20%存在する。長期的な予後（67頁下段）から考えると、初発の統合失調症患者の約50%は維持療法を続けなくても大丈夫な可能性が高いが、予後の予測が出来ないため、今の精神医療は再発防止に重点を置き、ほぼ100%維持療法が行われている。再発防止のフォローを医療、家族、地域社会で行いながら投薬を判断するのが最適な医療デザインだろう。

非定型ブームはリスパダールから始まった、デファクトスタンダード抗精神病薬。

24 リスパダール　　　　Risperdal

抗精神病薬

■最初に R-1625 セレネースありき

　リスパダールの原型は名薬セレネースである。1958 年ポール・ヤンセン博士は覚醒剤**アンフェタミン**の精神病様作用に着目し、アンフェタミン拮抗薬としてセレネースを開発した。ヤンセン博士はセレネースより強いアンフェタミン拮抗薬を次々開発したが、どれも統合失調症の特効薬とはならず錐体外路症状の酷い、さじ加減の難しい薬になった。ヤンセン博士の抗精神病薬開発は一時、行き詰まってしまったのである。

■ R-3345 プロピタンの抗 LSD 作用発見

　1960 年代、アメリカで幻覚剤 LSD が流行した。LSD はサイケデリックな幻覚を引き起こす薬であり、幻覚作用に拮抗する治療薬探しが行われた。そしてプロピタンに抗 LSD 作用があることが発見された。プロピタンはセレネース改良薬の一つで、抗精神病薬としてはイマイチ効果が弱い薬だ。しかし、陰性症状への効果が一部で認められ、今も一部の医師にカルトな人気がある妙薬である。

■ R-55667 リタンセリンの開発と失敗

　ヤンセン博士はプロピタンの抗 LSD 作用がセロトニン 2 受容体遮断作用にあることを突き止め、選択的なセロトニン 2 受容体遮断薬**リタンセリン**を合成した。**リタンセリン**は日米欧で臨床試験が行われたが、統合失調症へのエビデンスは得られなかった。**リタンセリン**の開発は中断された。

　しかしセレネースに**リタンセリン**を併用させると、錐体外路症状が生じにくくなり、一部に陰性症状の改善が見られたのである。

●お薬一口メモ●　RCT
　ランダム化比較試験　Randomized Controlled Trial　なにか難しいことのような気がするが、薬の効果を確かめるために実薬と比較対象薬ないしプラセボを、ランダムに選んだボランティアに処方する試験法のこと。かつては無作為比較試験などと訳していたが、作為的に無作為の状態を作った上でランダムに割り振るので、最近ではランダム化比較試験が一般的である。

リスペリドン   risperidone

日本での発売年　1996年
日本でのメーカー　ヤンセンファーマ

非定型抗精神病薬（SDA系）

■ R-52245 セトペロンの失敗

　ヤンセン博士は**リタンセリン**のセロトニン2受容体遮断作用（SA）にセレネースなど従来のドパミン2受容体遮断作用（DA）をミックスした薬（SDA）**セトペロン**を開発した。しかし**セトペロン**はSAとDAのバランスが悪く、望ましい効果が得られなかった。**セトペロン**をプロトタイプにセロトニン2受容体遮断作用を強めたのがリスパダールである。

■ R-64766 リスパダールの成功

　1993年イギリス、1994年アメリカでリスパダールは発売された。通常、新薬は用量設定が不確実で、後に変更される例（例えばハルシオン）が多いが、リスパダールは発売前に入念な検査を行い、SDAのバランスが保たれる用量を確定している。また、リスパダールは一日最大6mg（一部では8mgとも）とリミットがあるため、従来の薬にありがちな過剰投与が避けられ、錐体外路症状の軽減と共に患者の生活の質（QOL）向上に繋がっている。そのため開発者のヤンセン博士の元には、リスパダールで具合の良くなった患者からのファンレターがたくさん寄せられているという。これは、セレネースの時にはなかったことだそうだ。

●お薬一口メモ●　二重盲検　Double blind test
　真薬か比較薬（プラセボ含む）か医者も患者もわからない状態でおこなわれる試験。医者だけは知っている場合は単盲検という。プラセボ効果や観察者バイアスを防ぐことが出来る。しかし二重盲検してても、苦いからこれアモバンだなとか、SSRIと3環系のように対照薬があまりに副作用が酷すぎて何となく分かってしまう事例もある。そういえば最近の睡眠薬は総じてアモバンが比較対象薬になっていますね。勝てる治験デザインを考えるというのもメーカーの腕の見せどころであるのが実情。

維持療法に最適、おり姫星の徐放薬☆

25 インヴェガ　　　　Invega

抗精神病薬

開発国：	ベルギー	開発会社：	ヤンセン
初販売国：	アメリカ	国際誕生年：	2006年

薬剤添付文書の適応症　[JP]日本での適応　[USA]アメリカでの適応　[ETC]その他処方例

[JPN]　◎統合失調症
[USA]　○統合失調症　　○統合失調症の反応を維持
[ETC]　△他の精神病性障害　△双極性障害　△認知症における行動障害　△小児と青年の行動障害
　　　　△衝動制御の問題を伴う障害

統合失調症		気分安定薬		うつ病（MDD）		神経症/不安障害		睡眠薬	
急性期		躁鬱期		難治性		PD		入眠障害	
陽性症状		うつ急性期		PMDD		GAD		中途覚醒	
陰性症状		躁再発防止	△	強迫性障害(OCD)		SAD		早朝覚醒	
維持療法	○	うつ再発防止				PTSD		日中不安軽減	
難治性		摂食障害		ADHD	△	ASD		心身症		ナルコ	

　インヴェガは夏の大三角形と呼ばれる一等星、ベガ、アルタイル、デネブの頂点に位置すること座のベガと、In-vigorate＝元気づける、鼓舞するから命名。リスパダールの主要活性代謝物の持続性薬剤である。薬理的に両者の違いは殆ど無いが、より使い勝手のよいリスパダールになっている。

　リスパダールと違い、血中濃度半減期が約1日と長く、一日1回処方が可能である。加えてアメリカ・アルザ社の浸透性徐放効果経口送出システムOROS（Osmotic controlled Release Oral delivery System）を採用、胃腸で少しずつ薬剤を放出することで、血中濃度の安定化をはかっている。ゆえにリスパダールより安定している事例が多い。

　肝臓のCYP450による代謝を殆ど受けないため、血中濃度の個人差が少なく、老人や肝臓に持病のある人、併用薬のある人にも処方しやすい。

　薬効薬理ではなく、薬物動態に注目して開発した維持療法に最適な薬である。

●お薬一口メモ●　**活性代謝物の薬**
　薬理学が発展した今となっては、元薬の特許が切れた頃に出される活性代謝物とか光学異性体の薬とは、会社の開発能力の乏しさを露見しているようなものだ。正直いって抗精神病薬の効果はコントミンから殆ど変わっていない。単に副作用が軽減されただけである。特に抗うつ薬開発はモノアミン仮説が1980年頃には疑問視されたというのに、いまだにセロトニンが、ノルアドレナリンが云々やっているのが現状。更に新薬開発を阻むのがEBMという正論でして、もはや臨床で新薬が発見される可能性は無きに等しい。向精神薬開発は事実上手詰まりの状態であり、ノバルティス、GSKのように撤退を表明する会社も多い。

パリペリドン

paliperidone

日本での発売年　2011年
日本でのメーカー　ヤンセンファーマ

非定型抗精神病薬（SDA系）

海外での販売名

- アメリカ　Invega
- カナダ　Invega
- イギリス　Invega
- ドイツ　Xeplion
- フランス　Xeplion
- 中国　Invega
- 韓国　Invega
- タイ　Invega
- 豪州　Invega
- ブラジル　Invega

2010年1月時点で世界92ヶ国にて販売。

ジェネリック

新薬特許期間中のためジェネリック無し

化学構造図

paliperidone／パリペリドン

Tmax=12.0h T1/2=25.4h

等価換算	用量(mg／日)	CYP
1.5mg(コントミン100mg換算)　等価換算係数× 67	6 ～ 12	noCYP

薬理プロフィール

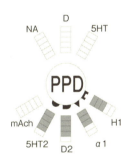

特徴

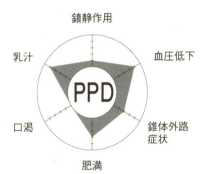

●お薬一口メモ●　非定型仮説（1）SDA仮説

　リスパダールに代表されるSDAがなぜ錐体外路症状が少ないのか解説するモデル。錐体外路症状を起こす黒質線条体系ドパミン経路の抑制に対し、セロトニン2A受容体遮断作用がドパミン経路を賦活させることにより、錐体外路症状を抑えるという説。ロナセン、エビリファイの登場まではこの仮説がもっとも説得力があった。

社会復帰へのラストワンマイル、維持療法で好評の国産SDA

26 ルーラン　　　　　　　　　　　Lullan

抗精神病薬

開発国：	日本	開発会社：	住友製薬（現・大日本住友製薬）
初販売国：	日本	国際誕生年：	2001年

薬剤添付文書の適応症　　[JP]日本での適応　　[USA]アメリカでの適応　　[ETC]その他処方例

[JPN] ◎統合失調症
[USA] -
[ETC] △難治性のうつ病

統合失調症		気分安定薬		うつ病（MDD）		神経症/不安障害		睡眠薬	
◎									
急性期		躁急性期		難治性	△	PD		入眠障害	
陽性症状	△	うつ急性期		PMDD		GAD		中途覚醒	
陰性症状	△	躁再発防止		強迫性障害(OCD)		SAD		早朝覚醒	
維持療法	△	うつ再発防止				PTSD		日中不安軽減	
難治性		摂食障害		ADHD		ASD		心身症		ナルコ

　けして主役にはなれないけれど、いないと困る燻し銀のような非定型がルーランである。リスパダールやジプレキサに比べ効果がいまいちなイメージがあり、無くてもいいやと敬遠する医師もいるが、鎮静作用は弱め、プロラクチン値への影響も少ない長所がある。ちょっとウツ入っているかな？といった統合失調症患者に処方して効果が得られるケースが多い。セロクエルのSDA版のような薬である。

　国際展開していないことからエビデンスが少なく、いまいち処方に躊躇する医師もいる。非定型と言われているわりには、高用量で錐体外路症状が出やすくなる欠点があるが、低～中用量での安定性の高さは抜群によい。維持療法で他薬からルーラン単剤に置き換えて良好なケースは多い。

　原型となった抗不安薬セディールゆずりのセロトニン1A受容体作用は、認知機能改善が期待されている。いまいちマイナーな抗精神病薬だが、病状安定しているけど、社会復帰には一歩足りないようなケースに少量を是非試してみたい薬である。

●お薬一口メモ●　抗うつ薬・抗不安薬的な薬

　ルーランは抗不安薬セディール（212頁参照）の延長線上に開発された非定型抗精神病薬。セディールから受け継いだセロトニン1A受容体作動薬であり、統合失調症の抑うつ・神経症的な症状に効果が高いといわれている。更にジプレキサ（76頁参照）で注目されている抗PCP作用があり、陰性症状への効果が期待されている。ルーランをさらに改良したのがラツーダ（本書未掲載）。

ペロスピロン / perospirone

日本での発売年　2001年
日本でのメーカー　大日本住友製薬

非定型抗精神病薬（SDA系）

海外での販売名

アメリカ　-
カナダ　-
イギリス　-
ドイツ　-
フランス　-
中国　KangErTing
韓国　-
タイ　-
豪州　-
ブラジル　-

日本・中国でのみ販売。

ジェネリック

・ペロスピロン錠
　「アメル」（共和薬品工業）

化学構造図

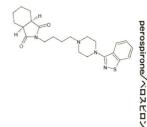

Tmax=1.5h T1/2=2.6h(8.0h)

等価換算

8mg(コントミン100mg換算)
等価換算係数× 12.5

用量(mg/日)

12 ～ 48

CYP

代謝 3A4

薬理プロフィール

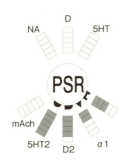

特徴

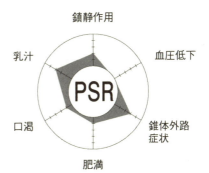

●お薬一口メモ●　非定型仮説（2）緩い結合仮説
　セロクエルの飛び抜けた錐体外路症状の少なさを説明するために、SDA仮説にプラスする形で唱えられたのが、緩く結合して早く乖離することで非定型になるという仮説。抗精神病作用は長時間のドパミン2受容体遮断作用がなくても発揮するらしい。

パーシャルアゴニスト理論で非定型概念に新風を吹き込んだ大ヒット薬

27 エビリファイ　　Abilify

抗精神病薬

開発国：	日本	開発会社：	大塚製薬
初販売国：	アメリカ	国際誕生年：	2002年

薬剤添付文書の適応症　[JP]日本での適応　[USA]アメリカでの適応　[ETC]その他処方例

[JPN]　◎統合失調症　◎双極性障害における躁症状の改善　◎難治性のうつ病・うつ状態
[USA]　○統合失調症　○双極性躁病　○小児統合失調症　○MDD（補助薬として）　○小児の躁病
　　　　○自閉性障害の興奮　○双極Ⅰ型障害の維持療法（補助薬として）
[ETC]　△他の精神病性障害　△認知症・小児・青年の行動障害　△衝動制御の問題

統合失調症		気分安定薬		うつ病（MDD）		神経症/不安障害		睡眠薬	
	◎		◎		◎				
急性期	△	躁状態期	◎	難治性	◎	PD		入眠障害	
陽性症状	△	うつ急性期		PMDD		GAD		中途覚醒	
陰性症状	△	躁再発防止	△	強迫性障害(OCD)		SAD		早朝覚醒	
維持療法	△	うつ再発防止				PTSD		日中不安軽減	
難治性									
		摂食障害		ADHD	○	ASD		心身症		ナルコ

　体重増加を起こしにくい非定型抗精神病薬として世界中で大人気、最近では某お笑いタレント現場復帰のきっかけとなったことから知名度が急上昇した。
　SDA仮説ではなくパーシャルアゴニスト（部分作動薬）仮説による非定型抗精神病薬。通常の抗精神病薬は脳内のドパミン2受容体を80％以上占拠すると錐体外路症状が生じるが、エビリファイの場合は90％超でも生じない。
　秘密はドパミンのような作動薬、普通の抗精神病薬のような遮断薬ではなく両者の中間の性質を持つ部分作動薬。ドパミンが多い場合は過剰なドパミンを押しのけて受容体に結びつき、やんわりと作動することで遮断薬として、ドパミンが少ない場合は作動薬として作用する。過剰なドパミン受容体遮断を起こさないことが副作用低減に貢献している。プロラクチン値も上昇しにくい。また、前シナプスのドパミン自己受容体に作用してドパミン放出の増減をコントロールする作用があり、大塚製薬はこれをDSS（ドパミン・システム・スタビライザー）と名づけている。またセロトニン1A受容体部分作動薬、2A受容体遮断薬であり、セディール様の効果と熟眠作用が期待される。
　即効性にはやや欠けるものの、長期的な治療を視野に考えた場合、エビリファイの安全性の高さは数ある非定型の中でも一歩抜きん出ている。特に薬が初めての患者には最適といわれている。

●お薬一口メモ●　大塚製薬

　1921年、大塚武三郎が海水から炭酸マグネシウムをつくる化学原料メーカーとして創業。戦後は輸液で発展した。大塚グループの代表製品はオロナイン、ポカリスエット、オロナミンC、ボンカレーだが1970年代から医薬品開発に積極的に取り組んだ。きっかけは70年代のボーリングブーム、大塚製薬はボーリング場事業に乗り出そうとしたが、将来製薬会社を支えるに足る事業となるか？と社長に直言する人がいて、大塚製薬徳島研究所が設立された。もし、あの時ボーリング場が出来ていたらエビリファイは無かったであろう。エビリファイの大ヒットにより、2013年グループ連結で売上1兆円突破。

アリピプラゾール / aripiprazole

日本での発売年　2006年
日本でのメーカー　大塚製薬

非定型抗精神病薬（その他）

海外での販売名	ジェネリック	化学構造図
アメリカ　Abilify カナダ　Abilify イギリス　Abilify ドイツ　Abilify フランス　Abilify 中国　Abilify 韓国　Abilify タイ　Abilify 豪州　Abilify ブラジル　Abilify 世界70ヶ国にて販売。	新薬特許期間中のためジェネリック無し	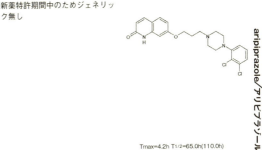

Tmax=4.2h T1/2=65.0h(110.0h)

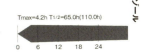

等価換算	用量(mg/日)	CYP
4mg(コントミン100mg換算) 等価換算係数× 25	6　～　24（30）	代謝 2D6 代謝 3A4

薬理プロフィール　　特徴

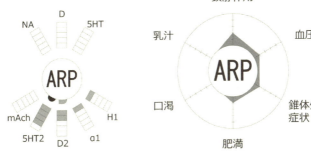

●お薬―口メモ●　**非定型仮説（3）部分作動薬（パーシャルアゴニスト）仮説**

　エビリファイの非定型を解説するために提唱された仮説。通常の抗精神病薬はフルアンタゴニスト（完全遮断薬）で脳内のドパミン受容体に作用して、ドパミン神経系の働きを弱める。脳内にもともとあるドパミンはフルアゴニスト（完全作動薬）でドパミン神経系の働きを強める。エビリファイは部分作動薬であり、ドパミンが少ない場合にはドパミン代わりとなり、ドパミンが多すぎるときはドパミンを押しのけて受容体にくっつき、やんわり作用する結果、遮断薬と同じ効果が生じる。

非定型＝SDA仮説を覆すDSA

28 ロナセン　　　　　Lonasen

抗精神病薬

開発国：	日本	開発会社：	大日本住友製薬
初販売国：	日本	国際誕生年：	2008年

薬剤添付文書の適応症　　[JP]日本での適応　　[USA]アメリカでの適応　　[ETC]その他処方例

[JPN] ◎統合失調症
[USA] -
[ETC] -

統合失調症		気分安定薬		うつ病（MDD）		神経症/不安障害		睡眠薬	
◎									
急性期	△	躁病期	△	難治性		PD		入眠障害	
陽性症状	△	うつ病期		PMDD		GAD		中途覚醒	
陰性症状	△	躁病発症止		強迫性障害(OCD)		SAD		早朝覚醒	
維持療法	△	うつ再発止				PTSD		日中不安軽減	
難治性		摂食障害		ADHD		ASD		心身症		ナルコ

　クロザリル・リスパダールから始まる非定型ブームの共通項はSDA、セロトニン2A受容体遮断作用が主、ドパミン2受容体遮断作用は従の関係にある。ロナセンは逆、ドパミン遮断の方が強い。だからDSAである。
　では錐体外路症状が出るのでは？といえば実は出るけど、定型抗精神病薬に比べれば軽め。プロラクチン値は上昇させず、抗コリン作用は無く、鎮静作用も弱い。メーカーはSDA仮説に対してDSAと表明しているが、ドパミン遮断優位でなぜ非定型になるかは不明。東工大の諸岡良彦はオルタナティブな作動薬・遮断薬理論であるπ電子仮説をとなえている。
　非定型抗精神病薬は鎮静作用が強い薬が多いので、QOLで問題を感じる場合にロナセンへスイッチすると良好なケースがあるという。
　薬理プロフィールがシンプルなので、かつてのセレネースのように基本薬として使用出来る。例えば急性期の興奮にはロナセンと一緒にデパケンなど鎮静系薬剤をプラスし、落ち着いたら抜くといった手法である。
　昔、セレネースは使いやすかったなぁ、といった医師にウケているとか。それと、非定型ではエビリファイと同じく太りにくい特徴がある。

●お薬一口メモ●　**内因性うつ病**
　ドイツの精神医学は精神疾患の原因を大きく3つに分類していた。脳の器質的な障害、遺伝的な障害によるのが内因性。病気（熱病など）や怪我などの外傷によるのが外因性。ストレスや性格の反応によるものが心因性である。ただし厳密に3分類出来るわけでもない。

ブロナンセリン　　blonanserin

日本での発売年　2008年
日本でのメーカー　大日本住友製薬

非定型抗精神病薬（SDA系）

海外での販売名	ジェネリック	化学構造図
アメリカ　- カナダ　- イギリス　- ドイツ　- フランス　- 中国　- 韓国　Lonasen タイ　- 豪州　- ブラジル　- 日本・韓国でのみ販売。	新薬特許期間中のためジェネリック無し	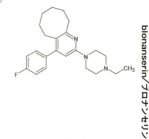　blonanserin／ブロナンセリン

Tmax=2.0h T1/2=68.0h

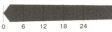

等価換算	用量(mg/日)	CYP
4mg(コントミン100mg換算) 等価換算係数× 25	8 ～ 16 (24)	3A4 代謝

薬理プロフィール　　特徴

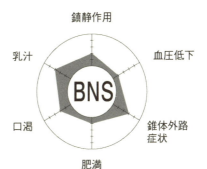

●お薬ーロメモ●　非定型仮説 (4) π電子仮説

　東工大名誉教授、諸岡良彦が提唱する窒素原子を受容体結合部位の支点として3.8〜4.6Å離れたπ電子が二次メッセンジャーであるGタンパクの作動点になり作動薬になるという仮説。この位置にπ電子が無い場合は遮断薬となる。この説によると非定型は全て作動薬と遮断薬両方の特性を兼ねそろえたオルタナティブな薬であり、確率的に部分作動薬である。ちなみにこの仮説で非定型の可能性のある薬として、エミレース、ホーリット、スピロピタンがある。どれも癖のある薬ですね。

抗精神病薬　等価換算計算表

等価換算基準薬はコントミン（一般名：クロルプロマジン）です。

No.	薬名	処方量(mg/日)		等価換算係数		等価換算量(mg/日)
1	コントミン		×	1	=	
2	レボトミン		×	1	=	
3	ピーゼットシー		×	10	=	
4	フルメジン		×	50	=	
5	ニューレプチル		×	5	=	
6	セレネース		×	50	=	
7	プロピタン		×	0.5	=	
8	オーラップ		×	25	=	
9	スピロピタン		×	100	=	
10	インプロメン		×	50	=	
11	トロペロン		×	77	=	
12	ドグマチール		×	0.5	=	
13	バルネチール		×	0.5	=	
14	エミレース		×	22	=	
15	デフェクトン		×	1	=	
16	クロフェクトン		×	2.5	=	
17	クレミン		×	3	=	
18	アポプロン		×	667	=	
19	ホーリット		×	1.25	=	
20	クロザリル		×	2	=	
21	ロドピン		×	1.5	=	
22	ジプレキサ		×	40	=	
23	セロクエル		×	1.5	=	
24	リスパダール		×	100	=	
25	インヴェガ		×	67	=	
26	ルーラン		×	12.5	=	
27	エビリファイ		×	25	=	
28	ロナセン		×	25	=	
					合計	

※通常の統合失調症治療における理想的な処方量はコントミン（クロルプロマジン）等価換算量300～600mg/日です。しかし個人差があります。維持療法の場合は更に低い場合が多いです。

※1000mg/日以上の場合は大量処方になります。一時的に大量処方が必要なケースもありますが、長期間の処方は問題が生じるリスクが高くなります。不具合を感じる場合には医師・薬剤師にご相談ください。

ココロピルブック

抗うつ薬

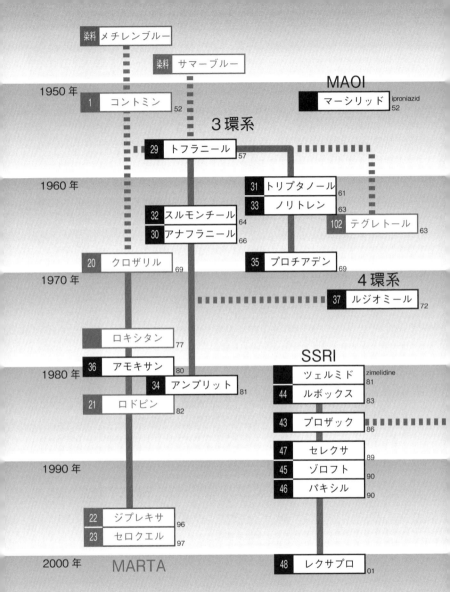

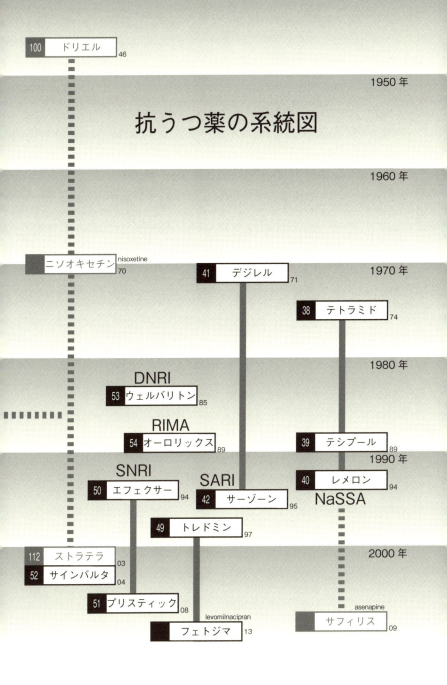

SSRI・SNRI全盛の今なお精彩を失わない最強抗うつ薬

29 トフラニール　　Tofranil

開発国：	スイス	開発会社：	ガイギー（現・ノバルティス）
初販売国：	スイス	国際誕生年：	1957年

薬剤添付文書の適応症　[JP]日本での適応　[USA]アメリカでの適応　[ETC]その他処方例
[JPN]　◎精神科領域におけるうつ病・うつ状態　◎遺尿症（昼・夜）
[USA]　○MDD　○小児の遺尿症
[ETC]　△夜尿症　△不安　△不眠　△神経障害性疼痛　△慢性疼痛　△治療抵抗性うつ病　△ADHD
　　　△カタプレキシー症候群　スイスではMDD、PD、慢性疼痛、夜泣き、遺尿症に適応

抗うつ薬

統合失調症		気分安定薬		うつ病（MDD）		神経症/不安障害		睡眠薬	
急性期		躁病期		難治性	△	PD	△	入眠障害	
陽性症状		うつ病期		PMDD		GAD		中途覚醒	
陰性症状		躁病防止		強迫性障害(OCD)		SAD		早朝覚醒	
維持療法		うつ再発防止				PTSD		日中不安軽減	
難治性									
		摂食障害		ADHD	△	ASD		心身症	△	ナルコ	

　今も最高の抗うつパフォーマンスを誇るうつ病治療永遠のスタンダードである。SSRI・SNRI全盛の今となっては時代遅れと思われているが、治療抵抗性うつ病・入院するような重度のうつ病への効果は高い。抗コリン作用を中心とした副作用の多さから、けして万人向けの薬ではないが、薬効の高さ、データの豊富さゆえ国際的に一定の人気を維持し続けている。

　SSRI登場以前、副作用の強さから第1選択薬では無かったがセカンド、サードチョイスとして頻繁に用いられていた。とくに意識高揚作用が強く、就寝前に服用すると眠れないこともある。うつ病のみならず、パニック障害や疼痛、ADHDの治療に用いることも出来る。

　元々は抗精神病薬コントミンに似せて統合失調症治療薬として開発された薬であり、臨床で抗うつ作用が発見された。コントミン同様、幅広い受容体に作用するため、副作用はてんこもりである。

　薬理プロフィールはノルアドレナリン・セロトニンにバランスよく強く作用するデュアルアクション型である。即効性は無く、抗うつ効果が出るまで2〜4週間かかるが、抗コリン作用などの不快な副作用はすぐに出てくるので患者の人気は薄い。ただしSNRIには無い強い抗コリン作用やセロトニン2受容体遮断作用が高い抗うつ作用に貢献している可能性がある。効くけど耐えられないときはアンプリットやプロチアデンへスイッチ。

●お薬一口メモ●　ローランド・クーン　Roland Kuhn (1912〜2005)
　スイスの精神科医、ベルンの大学病院で持続睡眠療法で有名なヤコブ・クレジに学ぶ。クレジは精神分析の理解者であり、初期の睡眠療法も対話の為の手段としていた。クーンも教育分析を受け、精神分析を治療に用いていた。トフラニールの発見によりガイギー社のアドバイザーとして活躍するものの、医者が治療現場の観察にて薬を発見するクーンの手法は、二重盲検を主体とする現在の新薬開発とは相容れぬものとなり1972年ルジオミールの開発に関わった後、新薬開発から退いている。

イミプラミン　　　　　　　　　　　　　　　　　　　　　　　　　　　　imipramine

日本での発売年　1959年
日本でのメーカー　アルフレッサファーマ

3環系抗うつ薬

海外での販売名	ジェネリック	化学構造図

海外での販売名：
- アメリカ　Tofranil
- カナダ　Tofranil
- イギリス　imipramine
- ドイツ　Tofranil
- フランス　Tofranil
- 中国　imipramine
- 韓国　imipramine
- タイ　Topramine
- 豪州　Tofranil
- ブラジル　Tofranil

全世界で販売。

ジェネリック：
・イミドール錠（田辺三菱製薬）

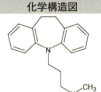

Tmax=4.0h T1/2=9.0-20.0h(13.0-61.0h)

等価換算	用量(mg/日)	CYP
150mg(トフラニール150mg換算) 等価換算係数× 1	25　～　200（300）	代謝 1A2

薬理プロフィール	特徴	
		代謝 2C19
		代謝 2D6

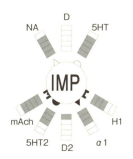

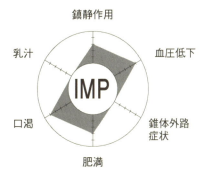

●お薬一口メモ●　うつ病モノアミン仮説（1）

　1955年、アメリカ国立衛生研究所のバーナード・ブロディは**レセルピン**（60頁参照）がウサギの脳内のセロトニンを枯渇させ、活動度を低下させることを発見した。57年スウェーデン、ルンド大のアーヴィッド・カールソンはレセルピンが脳内のノルアドレナリン・ドパミンも枯渇させていることを発見した。レセルピンは元々高血圧治療薬だが抑うつ症状を起こすことが知られていた。ゆえに脳内のセロトニン・ノルアドレナリン・ドパミンの不足がうつ病の原因ではないか？といううつ病モノアミン仮説が生まれた。

SSRI・SNRI全盛の今なお精彩を失わない最強抗うつ薬

29　トフラニール　　　　　　　　　　Tofranil

■新しい抗ヒスタミン薬を探せ！

1946年から1948年にかけて**コントミン**発見の前史を飾る抗ヒスタミン薬、アネルゲン、フェネルガン（17頁参照）が発売され、大ヒットした。

スイス、ガイギー社は新たな抗ヒスタミン薬開発を目指した。アネルゲン、フェネルガンは3環構造（フェノチアジン）を基本骨格にしている。ガイギー社の薬理学者フランツ・ヘフリガーはどの会社も興味を示さなかったマイナーな3環構造＝イミノジベンジル構造に着目し、42種類のレプリカ薬を合成した。

1950年ガイギー社はフェネルガンと同じ側鎖のイミノジベンジルG22150を合成、抗ヒスタミン作用のある睡眠薬としてスイスの精神科医らに試験提供した。その中にボーマン湖畔にあるミュンスターリンゲン国立精神病院の精神科医ローランド・クーンがいた。

■精神分析の限界

クーンは精神分析医だった。ある日クーンの診察室に若い女性が訪れた。クーンは彼女の愁訴から神経症・ヒステリーと診断、精神分析療法を行った。フロイトの学説通り無意識の問題が明らかになり、全てが上手く運び治療は成功した……かに見えた。数日後クーンの診断室に来た彼女は派手な色の服を着て、あちこちに宝石のアクセサリーをぶら下げ、顔にはどぎつい化粧をしていた。そして困惑するクーンの前で、脈絡のない話を上機嫌でしゃべりはじめた。彼女は躁うつ病だったのである。

クーンは躁うつ病の転換期にみられる症状を神経症と誤診し、うつ期から躁期へ移り変わる状態を、精神分析療法による回復と勘違いしていた。クーンは精神分析による治療に限界を感じていた。

当時の（とくにアメリカの）精神分析医は薬物療法をことさらに嫌っていたが、大戦後、欧州精神医学の中心となったスイスでは多様な療法

●お薬一口メモ●　たった二粒の錠剤で
　クーンの親友に精神分析医ルートヴィヒ・ビンスワンガー (Ludwig Binswanger) がいる。現存在分析（Daseinsanalyse）を確立し、ドイツ精神医学に多くの影響をあたえたが、晩年、親戚が精神病にかかり薬物療法であっさり治ってしまったとき、主治医に対し「君は私が半世紀をかけて築き上げた精神力動論の楼閣を、たった二粒の錠剤で壊してしまったよ」と述べたという。

イミプラミン imipramine

日本での発売年　1959年
日本でのメーカー　アルフレッサファーマ

3環系抗うつ薬

を許容する自由な空気に満ちていた。そしてミュンスターリンゲン病院は薬物療法に積極的だった。1950年クーンは約700名の入院患者に1年間、G22150を投与したが睡眠薬としての効果は認められなかった。

■貧乏な国立病院なのでクロルプロマジンが買えなかった

1952年**クロルプロマジン**の統合失調症への効果が発見された。1953年クーンも、ミュンスターリンゲン病院で**クロルプロマジン**の使用を開始した。しかし**クロルプロマジン**は高価で、貧乏な国立病院では大量購入出来なかった。当時**クロルプロマジン**の薬理作用でわかっていたことは抗ヒスタミン薬であることだった。クーンは3年前に試験したG22150に何か見落としがあったのではと考え、ガイギー社に再提供を打診した。

1954年2月ガイギー社はクーンへG22150を再提供した。しかし、効果は乏しく、有害な副作用のため投与は中止された。ガイギー社から次に提供されたのがイミノジベンジルに**クロルプロマジン**の側鎖を付けたレプリカ薬G22355、後のトフラニールである。

■自転車で大騒ぎ

G22355の結果は散々なものだった。**クロルプロマジン**からG22355へ変更した患者は病状が悪化した。軽躁状態となる患者もいた。ある患者はパジャマ姿のまま病院を抜け出し、自転車に乗り大声で歌いながらミュンスターリンゲンの街を徘徊した。ガイギー社は自転車の事件の報告を受け、G22355開発を断念した。

しかしクーンらは臨床で、G22355に**クロルプロマジン**とは違う高揚感が生じることに気付いていた。それは臨床医の仔細な観察眼に基づくものだった。クーンは試験対象をうつ病へ切り替えた。

●お薬一口メモ●　うつ病モノアミン仮説（2）
　レセルピンの抑うつ作用は実はさほど高いものではない。高血圧症患者に自殺企図が出たためセンセーショナルに注目されたが、実際に抑うつ状態になったのは6%程度だった。1955年、イギリス、モーズレイ病院のマイケル・シェパードらは**レセルピン**をうつ病患者へ投与するRCTを実施し、有効性を確認している。つまり**レセルピン**は抗うつ薬として使える。しかし、この発表は注目されなかった。1960年代**レセルピン**を投与した動物実験モデルは抗うつ薬開発手法のスタンダードとなった。

SSRI・SNRI全盛の今なお精彩を失わない最強抗うつ薬

29　トフラニール　　Tofranil

■奇跡的な治癒

　1956年1月12日、クーンは3人のうつ病患者へG22355を投与した。最初に反応を示した患者は中年女性パウラ・J・Fだった。彼女は6日めに劇的に回復した。残る2人にも効果が確認された。試験対象は40人に拡大された。全てに有効では無かったが、75〜80%の患者に効果が現れた。クーンは回復した患者に家族へ手紙を書くように薦めた。面会に訪れた家族は患者の回復ぶりに驚き、患者は「奇跡的な治癒」について話したという。

■トフラニール発売の影にベーリンガーインゲルハイム

　1956年2月4日クーンはG22355が抗うつ薬であることをガイギー社へ報告した。しかし、ガイギー社は"抗うつ薬"としての開発に躊躇した。当時"うつ病"は今ほどポピュラーな病気ではなく、市場規模は小さいと考えられていた。他の研究者からG22355を1000mgまで増量すればクロルプロマジン同様の効果が得られたとの報告があった。ガイギー社は抗精神病薬開発に拘っていた。ちなみに1958年にガイギー社が合成したアナフラニールは、まず統合失調症患者へ試験が行われている。

　3つの出来事がG22355製品化を後押しした。ドイツの製薬会社ベーリンガーインゲルハイムのオーナー、アルベルト・ベーリンガーの弟、ロベルトはガイギー社の大株主だった。ロベルトにはうつ病の親族がいた。ロベルトはG22355の噂を聞きつけサンプルを入手、親族へ投与したところ治ってしまったのである。ロベルトはガイギー社へG22355を抗うつ薬として売り出すように要請した。

　次に1957年4月MAO阻害剤**イプロニアジド**の抗うつ作用がニューヨーク・タイムズ紙に取り上げられた。抗うつ薬という新しい概念の市場が作られつつあった。

　決定的だったのはスイス、バーゼル大学精神科教授で高名な精神科医

●お薬一口メモ●　医療不信と新興宗教
　世の中には精神医療を敵対視し、薬物療法を含め全ての精神医療を否定する新興宗教がある。精神医療で酷い目にあい、医療から離れて良くなる人もいるので、少なからぬニーズが存在する。

| イミプラミン | imipramine |

日本での発売年　1959年
日本でのメーカー　アルフレッサファーマ

3環系抗うつ薬

であるポール・キールホルツ（Paul Kielholz）が G22355 が抗うつ薬であることをガイギー社へ報告したことだった。当時クーンはまだ無名の医師だった。

■歴史的な講演の聴衆はたった 12 人だった

　1957 年 8 月クーンは G22355 の成果をスイスの学会誌に発表、9 月チューリッヒで開催された第二回 WCP（精神医学世界大会）にて講演を行った。しかし、無名医師の講演は注目されず、聴衆はたった 12 人だったという。1957 年 11 月 G22355 はトフラニールと命名され、スイスで発売された。

　1958 年 5 月、クーンは渡米しイリノイ州ゲイルズバーグ州立病院にて同じ内容の講演を行った。この時クーンはすでに 3 年間 500 人以上の臨床データを持っていた。優れた臨床家であったクーンは、トフラニールについて現在にも通じる最適な用量、症状改善は 2 ～ 3 日で現れ始めるが明らかな改善まで最長 4 週間かかること。有効率は 6 ～ 7 割であること、副作用特に口渇を患者が嫌がることなどについて報告している。また効果があるのは主に内因性のうつ病で、不安・焦燥・興奮する患者への効果は薄いことも触れている。

　アメリカではすでに世界初の抗うつ薬**イプロニジアド**が発売されていたが、副作用の多さから徐々に人気が低下した。変わって 1960 年代中期から抗うつ薬といえばトフラニールの時代が訪れた。トフラニールの成功後、多くの 3 環系抗うつ薬が現れたが、どれもトフラニールを超える効果は得られなかった。トフラニールに代表される 3 環系抗うつ薬の時代は 1990 年代 SSRI の登場まで続いた。

●お薬一口メモ●　うつ病カテコールアミン仮説（1）
　うつ病モノアミン仮説の中で最初に注目されたのはノルアドレナリンだった。1957 年、アメリカ国立衛生研究所のジュリアス・アクセルロッドは前シナプスがノルアドレナリン・アドレナリン・ドパミン（カテコールアミン）を再吸収し、トフラニールがノルアドレナリン再吸収を阻害することを発見した。アクセルロッドはこの発見で、70 年ノーベル生医学賞を受賞している。アクセルロッドの発見を基に同研究所のジョセフ・シルドクラウトは 1965 年、うつ病カテコールアミン仮説を提唱した。

最強の強迫性障害治療薬の人生いろいろ効果もいろいろ

30 アナフラニール　　　　　　　　　Anafranil

開発国：	スイス	開発会社：	ガイギー（現・ノバルティス）
初販売国：	スイス	国際誕生年：	1966年

薬剤添付文書の適応症　[JP]日本での適応　[USA]アメリカでの適応　[ETC]その他処方例

[JPN]　◎精神科領域におけるうつ病・うつ状態　◎遺尿症　◎ナルコレプシーに伴う情動脱力発作
[USA]　○OCD
[ETC]　△MDD　△治療抵抗性うつ病　△カタプレキシー症候群　△不安　△不眠　△神経障害性疼痛
　　　　△慢性疼痛　イギリスでは特に鎮静を必要とするうつ病症状、強迫状態及び恐怖状態などに適応

抗うつ薬
抗不安薬

統合失調症		気分安定薬		うつ病（MDD）		神経症/不安障害		睡眠薬	
急性期		躁創始期		難治性	△	PD		入眠障害	
陽性症状		うつ創始期		PMDD		GAD		中途覚醒	
陰性症状		躁再発防止		強迫性障害(OCD)		SAD		早朝覚醒	
維持療法		うつ再発防止			○	PTSD		日中不安軽減	
難治性									
		摂食障害		ADHD		ASD		心身症 △	ナルコ ◎

　トフラニールを開発したガイギー社が次に出したのがアナフラニール。単にトフラニールに塩素をくっつけただけのレプリカ薬なのだが、当時のガイギー社は抗精神病薬開発にこだわったため抗うつ薬としての開発が遅れ、世に出た頃にはすっかり他社レプリカ薬が市場を席巻していたという浦島太郎薬。更に鎮静作用が強すぎるとアメリカFDA承認が降りず、初期マーケティングは大失敗。錠剤が売れそうにないので液剤を出したところ、何故か強迫性障害（OCD）にテキメンに効くことがわかり、OCD治療薬として復権を遂げた。

　日本では抗うつ薬であるが欧米では主に強迫性障害の薬として用いられている。未変化体はSSRI以上に強い選択的セロトニン作用、代謝されるとノルアドレナリン作用が強くなり、実質的にデュアルアクション抗うつ薬になる。液剤静注の場合、未変化体のまま脳に達するが、経口だと半分以上が肝臓通過の際に活性代謝物に代わるとか。経口でもOCDへの効果はSSRIより高い。正にOCD最強薬である。

　ドパミン2受容体遮断作用が比較的強く、プロラクチン値上昇による乳汁分泌の副作用が出るケースも見受けられる。

●お薬一口メモ●　アイザック・マークス　Isaac Marks　（1935～）
　インペリアル・カレッジ・ロンドン（Imperial College London, ICL）教授。行動療法の大家であり、とくに暴露療法の研究者として名高い。行動療法を恐怖症・強迫性障害・パニック障害の治療に用いて大きな実績をあげている。マークスはアナフラニールをめぐるジョージ・バーモントとの論争以外にも、ザナックス（日本ではソラナックス）のパニック障害への適応について、アップジョン社のコーディネーターを勤めたジェラルド・クラーマンと激しい論争を繰り広げた。ちなみにクラーマンは1992年マークスへの反論論文執筆中デスクで急逝。

クロミプラミン / clomipramine

日本での発売年　1973年
日本でのメーカー　アルフレッサファーマ

3環系抗うつ薬

海外での販売名

国	販売名
アメリカ	Anafranil
カナダ	Anafranil
イギリス	Anafranil
ドイツ	Anafranil
フランス	Anafranil
中国	Anafranil
韓国	Anafranil
タイ	Anafranil
豪州	Anafranil
ブラジル	Anafranil

全世界で販売。WHO必須医薬品。

ジェネリック

なし

化学構造図

clomipramine／クロミプラミン

Tmax=3.0-5.0h T1/2=20.4h(36.5h)

0　6　12　18　24

等価換算

120mg(トフラニール150mg換算)
等価換算係数× 1.25

用量(mg/日)

50 ～ 100(225)

CYP

代謝 1A2
代謝 2C19
代謝 2D6

薬理プロフィール

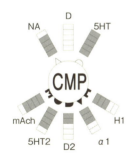

特徴

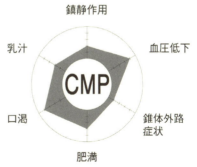

● お薬一口メモ ●　うつ病カテコールアミン仮説 (2)

　うつ病カテコールアミン仮説は実際の抗うつ薬の臨床効果に合致したところが多く、広く受け入れられた。当時はまだセロトニンはいまいちよくわからない神経伝達物質だった。そしてレセルピン低体温回復動物モデルで開発された抗うつ薬は、おしなべてノルアドレナリンへの作用が強かった。しかし究極の選択的ノルアドレナリン再吸収阻害薬ルジオミールが特効薬で無かったことから、一定の効果は認められつつも、うつ病ノルアドレナリン仮説は1970年代末には下火になった。

最強の強迫性障害治療薬の人生いろいろ効果もいろいろ

30 アナフラニール　　　　　　　　　　Anafranil

■抗うつ薬としては失敗作だったアナフラニール

　世界初の3環系抗うつ薬トフラニールを開発したガイギー社が次に送り出したのがアナフラニールである。当時の創薬トレンドは塩素の付加（ハロゲン化）による薬効強化、1958年アナフラニールはトフラニールに塩素を加え、合成された。ガイギー社はまだ抗精神病薬開発に未練があり、アナフラニールを抗精神病薬としてテストしていたが、トフラニール同様、結果が芳しくなく、抗うつ薬として売りだした。

　1966年欧州で発売したが、市場の人気はいまいちだった。鎮静作用が強く、トフラニールに比べて抗うつ作用は弱かった。当時はまだ抗うつ薬というジャンルが確立されておらず、アナフラニールは鎮静薬、抗不安薬的な薬と思われていた。

　アメリカで発売しようとしたが、FDAはトフラニールの模倣薬として差異を認めず、鎮静作用の強さ、副作用の多さからガイギー社の申請を却下した。マーケティング的に失敗作だったのである。

■鎮静作用ではなく抗OCD作用の発見

　アナフラニールは液剤もあり、静脈注射が可能だった。コントミンが最初点滴で使用されていたように、当時の欧州では鎮静薬を点滴することが一般的だった。アナフラニールは錠剤ではいまいちながら、点滴での鎮静作用の強さから抗不安薬的な薬として人気があった。

　イギリス、ガイギー社の医療ディレクターで元産婦人科医、ジョージ・バーモントはアナフラニールをイギリスで販売するにあたり、他の抗うつ薬との差別化を模索したが、抗うつ作用の差異は殆ど無かった。

　1967年スペイン、マドリードの精神科医、ホアン・ロペス・イボールはアナフラニールの点滴を様々な患者に行い、錠剤よりも鎮静作用が強いこと。特にOCD（強迫性障害）に効果があると報告した。この論

●お薬一口メモ●　　暴露療法
　行動療法の一手法、学校に行くと不安になる不登校の子供を例にすると、今日はあの電柱まで、明日は角のパン屋までと、少しずつ学校に近づき慣れさせるといった具合である。行動療法の基本はパブロフの犬、スキナーのネズミといった動物行動心理学であり、カウンセラーの中には行動療法をネズミの心理学などと卑下する人もいるが、これが意外と効果があったりする。ネズミも人間も動物ですからね。

クロミプラミン   clomipramine

日本での発売年　1973年
日本でのメーカー　アルフレッサファーマ   **3環系抗うつ薬**

文を読んだバーモントは直接イボールを訪ね、アナフラニール点滴に抗強迫作用があることを確信した。

　当時、OCDは強迫神経症と呼ばれていた。他の神経症がプラセボ反応率が高く、時に70%を超えるのに対し、強迫神経症は数%と段違いに低かった。同じ神経症に分類されていたが、強迫神経症は心因性ではなく、内因性疾患であることを示していた。

　ガイギー社はアナフラニールの適応にOCDを加え、治験を行った。1975年アナフラニールはイギリスで、うつ病、うつ病に伴う恐怖症・OCD治療薬として発売された。

■行動療法家アイザック・マークスとのOCD論争

　当時、OCDは稀な病気と思われており、有効な薬物療法は無く、行動療法のみ有効性が認められていた。バーモントはOCD治療の権威でモーズレイ病院の行動療法家、アイザック・マークスに有効性の検証を依頼し、共同で試験を行った。試験にうつ病患者は除かれ、有効性のある治療が実施されないのは倫理的に問題があることから、全員に行動療法が実施された。

　マークスは暴露療法がOCDに有効であることを多くの治療実績から確信していた。今もOCDに暴露療法は薬物療法と同等に有効であり、併用すればより効果的である。マークスは持論に固執し、うつ病患者は除かれた試験なのに、アナフラニールの有効性は僅かであり、抑うつ症状改善によるものと主張した。

　1980年ロンドン、セントメアリー病院の精神科医スチュアート・モンゴメリーはアナフラニールとプラセボの二重盲試験を提案し、マーク

●お薬一口メモ●　抗うつ薬の臨床試験公開について
　「こうした薬をめぐる科学的な議論において、世論に影響を与えるのは一般に公表されたものだけである。あいにく、否定的な結果はほぼ日の目を見ないため、議論の俎板に載せられることがまずない。抗うつ剤に関して［米国食品医薬品局 (FDA) に登録された］臨床試験七四本を対象とした研究を例にとると、おおむね肯定的な結果が得られた試験（三八本中三七本）は専門誌に載ったものの、否定的な結果が出た三六本の試験のうち公になったのはやっと三本だけだった。残り三三本は公表されないか、実際とは異なる肯定的な結果が出たとする形で報告された。」
イーサン・ウォッターズ、阿部宏美訳『クレイジー・ライク・アメリカ』紀伊國屋書店、2013年、281頁より引用

最強の強迫性障害治療薬の人生いろいろ効果もいろいろ

30 アナフラニール　Anafranil

スは試験に同意した。それまでOCDに有効な薬は存在していなかった。結果、アナフラニールの有効性が実証された。

　それでもマークスは持論を曲げなかった。プラセボより有効といっても4割程度と抗うつ薬より有効性が劣り、OCDの評価基準も曖昧な時代だった。その後もアナフラニールの有効性を認める報告が相次いだが、マークスは持論を曲げなかった（しかし、行動療法も有効なのは確かなのだから、両方やれば患者としてはベターなのですけどもね）。

■ SSRI開発の影にアナフラニールあり

　アナフラニールの再評価は別の影響もあった。抗うつ薬開発をSSRIへと変換させたのである。それまでセロトニンはよくわからないモノアミンだった。意識高揚作用が分かりやすいノルアドレナリンに開発の主眼は置かれたが、選択的にノルアドレナリン作用のあるルジオミールですら、トフラニールを超えることは出来なかった。セロトニンにのみ作用する（未変化体だけだけど）アナフラニールに抗うつ効果と抗OCD効果があることから、製薬会社は抗うつ薬開発をセロトニンへ、うつ病に加えてOCDへと試験デザインが変更されたのである。

　ルボックス、プロザックの開発過程において、抗OCD効果を確かめるため比較薬として用いられたのがアナフラニールだった。SSRIは全てOCDに有効である（保険適応をしてないSSRIもありますが）。

　1990年アメリカFDAはアナフラニールを認可、販売が開始された。欧州に遅れること24年、異例の新薬だった。

●お薬一口メモ●　90年代末、日本の精神医療を変えた3つの出来事
　1990年代、イーライリリー社は日本でのプロザック発売について、日本では文化的に抗うつ薬に興味を示さないことから開発を躊躇している。流れを変えたのは1996年11月『人格改造マニュアル』鶴見済著（太田出版）出版と12月NHKスペシャル『脳内薬品が心を操る』の放映、翌1997年7月番組の元ネタ『驚異の脳内薬品-鬱に勝つ「超」特効薬』ピーター・クレーマー著（同朋舎）出版だった。1997～1999年にかけてインターネットメンヘルコミュニティでの話題は『人格改造マニュアル』とSSRI一辺倒だった。

| クロミプラミン | clomipramine |

日本での発売年　1973年
日本でのメーカー　アルフレッサファーマ

3環系抗うつ薬

■アナフラニールの不思議な作用は肝代謝にあり

　アナフラニールはイン・ビトロ、試験管での実験だと、プロザック以上に選択性の高いセロトニン再吸収阻害作用がある。服用した場合、腸から吸収されたアナフラニールの2/3が肝臓を通過するときに代謝を受け、ノルアドレナリン作用の強い薬へと変化する。ところが静脈注射の場合、薬は肝臓を通過せずに直接脳へ到達する。抗OCD効果が発見されたのが錠剤ではなく静脈注射だったのは、肝代謝の問題だったのである。

●お薬一口メモ●　うつ病セロトニン仮説（1）
　うつ病ノルアドレナリン仮説の行き詰まりの中、逆張りで出てきたのが、イギリスのアレック・コッペン、スウェーデンのアーヴィッド・カールソンらが提唱したうつ病セロトニン仮説である。カールソンらが欧州のメーカーにセロトニン系抗うつ薬開発を促したことがSSRI開発につながった。例えばルンドベック社のミダス王の手を持つ男と呼ばれた薬理学者クラウス・ボーゲスオーは1971年、選択的ノルアドレナリン再吸収阻害薬（SelectiveNRI）タロプラムとタスロプラムを合成したが、賦活性が強すぎて開発を断念した。タロプラムを元にカールソンのアドバイスを得て合成されたのがシタロプラム＝セレクサである。

副作用最強！効果も最強！3環系抗うつ薬のリーサルウェポン

31　トリプタノール　　　　Tryptanol

開発国：	アメリカ	開発会社：	メルク
初販売国：	アメリカ	国際誕生年：	1961年

薬剤添付文書の適応症　　[JP]日本での適応　　[USA]アメリカでの適応　　[ETC]その他処方例

[JPN]　◎精神科領域におけるうつ病・うつ状態　　◎夜尿症
[USA]　○MDD　　○内因性うつ病
[ETC]　△神経障害性疼痛　△慢性疼痛　△線維筋痛症　△頭痛　△腰痛・頸部痛　△不安　△不眠
　　　　△治療抵抗性うつ病　△双極性障害のうつ再発防止

抗うつ薬

統合失調症		気分安定薬		うつ病（MDD）	◎	神経症/不安障害		睡眠薬	
急性期		躁急性期		難治性	△	PD		入眠障害	
陽性症状		うつ急性期		PMDD		GAD		中途覚醒	
陰性症状		躁予防止		強迫性障害(OCD)		SAD		早朝覚醒	
維持療法		うつ再発防止	△			PTSD		日中不安軽減	
難治性		摂食障害		ADHD		ASD		心身症	△	ナルコ	

　SSRI・SNRI開発において、どのメーカーも対照薬として避けていたのがトリプタノールである。ガチンコ勝負すると副作用で勝っても効果で必ず負けてしまう。トフラニール以上に難治性うつ病に効果があるけれども、副作用のきつさで敬遠されていた。3環系抗うつ薬の最終兵器である。

　抗α1作用による低血圧、抗ヒスタミン作用による眠気、抗コリン作用による口渇、と副作用は総じてハード。さらに熟眠作用のあるセロトニン2A受容体遮断作用も強く、服薬感はとにかく眠い、ダルい、ほにゃ～んの超ダウナー系。とりあえず温泉で湯治しているものだと思って落ち着けぺったん抗うつ薬。睡眠薬と勘違いするほどの鎮静作用で就寝前の服薬が推奨される。

　最強抗うつ薬トフラニールがいまいち苦手な焦燥感の強いうつ病や、統合失調症ライクなうつ病をがっちりフォローするのがトリプタノール。かつてはトリプタノールが効かない患者にはうつ病以外の病気が疑われ、抗精神病薬や躁うつ病の薬で治療が行われた。ある意味、うつ病治療における試金石の薬であった。効果があるのに副作用で断念した場合は活性代謝物のノリトレン（114頁）へスイッチだ。

●お薬一口メモ●　トリプタノール最強伝説
　今まで日本の治験において、抗うつ作用でトリプタノールに勝った薬は皆無である。かろうじて同等性だったのはルボックスとデジレルのみ。パキシルもゾロフトも負けている。ちなみにリチウムの躁うつ病再発予防について、ねちっこく反論していたマイケル・シェパードが、リチウムの反復性うつ病再発予防効果についてRCTしたとき対象に選んだのがトリプタノール。両薬に同等程度の予防効果があったことから、リチウムの評価が定まった。

アミトリプチリン / amitriptyline

日本での発売年　1961年
日本でのメーカー　日医工

3環系抗うつ薬

海外での販売名

国	販売名
アメリカ	amitriptyline
カナダ	Elavil
イギリス	amitriptyline
ドイツ	Saroten
フランス	Elavil
中国	Sapilent
韓国	Etravil
タイ	Tryptanol
豪州	Endep
ブラジル	Tryptanol

全世界で販売。WHO必須医薬品。

ジェネリック

・ノーマルン（沢井製薬）

化学構造図

amitriptyline／アミトリプチリン

Tmax=4.4h T1/2=15.1h(31.0h)

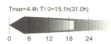

等価換算

150mg(トフラニール150mg換算)
等価換算係数× 1

用量(mg/日)

30 ～ 150（300）

CYP

代謝　1A2
代謝　2C19
代謝　2D6

薬理プロフィール

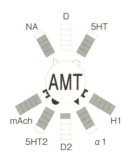

特徴

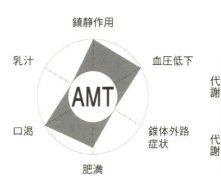

●お薬一口メモ●　うつ病セロトニン仮説 (2)

　ドパミン代謝物HVA同様、セロトニンにも代謝物5-HIAAがある。もしセロトニンの分泌量が少ないのならば脳脊髄液中の5-HIAAも減るはずである。1984年アメリカ国立衛生研究所は大規模な5-HIAA調査を行ったがうつ病と通常との間に有意差は見られなかった。セロトニン濃度の低いうつ病患者にトリプタノールを投与する実験も行ったが、反応に関連は無かった。80年代後半、うつ病の脳内の化学的アンバランス仮説は全て否定された。しかしSSRI、SNRIといったマーケティング手法として生き残った。

不安ちゃんの抑うつに非定型抗精神病薬ライクな3環系抗うつ薬

32 スルモンチール　　　Surmontil

開発国：	フランス	開発会社：	ローヌ・プーラン（現・サノフィ）
初販売国：	フランス	国際誕生年：	1964年

薬剤添付文書の適応症　[JP]日本での適応　[USA]アメリカでの適応　[ETC]その他処方例

[JPN]　◎精神科領域におけるうつ病・うつ状態
[USA]　○MDD　○内因性うつ病
[ETC]　△神経障害性疼痛　△慢性疼痛　△不安　△不眠　△治療抵抗性うつ病

抗うつ薬

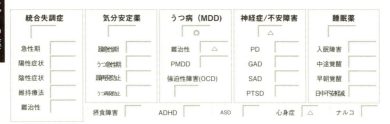

　世界初のフェノチアジン系抗精神病薬コントミンを創薬した名門ローヌ・プーラン社が、眠れぬ森の美女の薬レボトミンをイミノジベンジル化したのがプロチアデンである。特徴もコントミンに対するレボトミンに似ており、抗ヒスタミン作用・抗コリン作用強化で鎮静作用は強め、レボトミンゆずりのセロトニン2A受容体遮断作用でぐっすり熟眠。肝心のセロトニン・ノルアドレナリン作用はトフラニールの半分程度だが、薬効は同等程度というのが抗うつ薬の不思議なところ。ちょっと抑うつ入っているかな？という不安ちゃんに処方されることが多いようだ。また、アモキサン、アナフラニールに匹敵するドパミン2受容体遮断能力を持ち、増量すると抗精神病薬的な性格になる。海外では非定型抗精神病薬として利用するケースもある。なぜかドイツで3環系抗うつ薬のスタンダードとして人気が高い。質実剛健なドイツ人が好んで使っているというだけで、なにか効きそうな気がする3環系の隠れた名薬である。

●お薬一口メモ●　ドイツの抗うつ薬はガチ
　ドイツBGA（連邦保健庁）の新薬承認は厳しい。1985年BGAはSSRIプロザック第Ⅲ相試験時の17件の自殺企図と2件の既遂を見逃さず、うつ病治療に不適切と申請却下。1989年に自殺リスクが高くなるとのラベル記載を条件に販売許可した。SSRIの自殺問題が明らかになったのは2000年代、ドイツの質実剛健さが伺えるエピソードである。ドイツはSSRI全盛時代になっても3環系うつ薬主体の治療を行っていた。ドイツ人が好んで使ったのがトリプタノールとスルモンチール、そしてドキセピン（アモキサンのプロドラッグ）。ちなみにスルモンチールの由来はフランス語で病気を克服＝surmont＋ill　から。

トリミプラミン / trimipramine

日本での発売年　1965年
日本でのメーカー　塩野義製薬

3環系抗うつ薬

海外での販売名

- アメリカ　Surmontil
- カナダ　trimipramine
- イギリス　Surmontil
- ドイツ　Stangyl
- フランス　Surmontil
- 中国　-
- 韓国　-
- タイ　-
- 豪州　Surmontil
- ブラジル　-

ジェネリック

なし

化学構造図

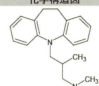

trimipramine／トリミプラミン

Tmax=3.1h T1/2=24.0h
0　6　12　18　24

等価換算

150mg(トフラニール150mg換算)
等価換算係数× 1

用量(mg/日)

50 ～ 200 (300)

CYP

代謝 2D6

薬理プロフィール / 特徴

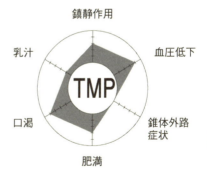

●お薬一口メモ●　クロード・ベルナールの「内部環境の固定」

　フランスの医師・生理学者クロード・ベルナールが1865年に提唱した概念。生物は気温など外部の環境が変わっても、体の中は常に一定に保たれる。ベルナールは環境を外部環境、体内を内部環境と名付け、生物は外部環境の影響を受けても内部環境は変わらないことを「内部環境の固定」と命名した。

「降臨……満を持して」トリプタノール・テイク2と呼ぶに相応しきルンドベックの逸品。

33　ノリトレン　　　　　　　　Noritren

開発国：	デンマーク	開発会社：	ルンドベック
初販売国：	イギリス	国際誕生年：	1963年

薬剤添付文書の適応症　[JP]日本での適応　[USA]アメリカでの適応　[ETC]その他処方例

[JPN]　◎精神科領域におけるうつ病およびうつ状態（内因性うつ病、反応性うつ病、退行期うつ病、神経症性うつ状態、脳器質性精神障害のうつ状態）
[USA]　○MDDの症状軽減
[ETC]　△神経障害性疼痛　△慢性疼痛　△不安　△不眠　△治療抵抗性うつ病

抗うつ薬

統合失調症		気分安定薬		うつ病（MDD） ◎		神経症/不安障害 △		睡眠薬	
急性期		躁創期		難治性	△	PD		入眠障害	
陽性症状		うつ創期		PMDD		GAD		中途覚醒	
陰性症状		躁再発止		強迫性障害(OCD)		SAD		早朝覚醒	
維持療法		うつ再発止				PTSD		日中不安軽減	
難治性		摂食障害		ADHD		ASD		心身症 △	ナルコ

　トリプタノールの副作用に耐えられない人に処方されていたのが、活性代謝物のノリトレン。最強抗うつ作用の反面、キツイ副作用のトリプタノールも一皮剥けば可愛いもので抗コリン作用は弱く、血圧低下も弱く使いやすくなる。薬理プロフィール的にはノルアドレナリン作用が強く、賦活効果が高い。ちなみにトリプタノールは腸管で吸収された後、肝臓を通過する際どんどん代謝され、ノリトレンに変化するので、処方変更しても有効な場合が多い。
　一見、地味な薬理プロフィールだが侮れない薬効のある点でトリプタノール・テイク2と呼ぶに相応しい、3環系の隠れた名薬である。

●お薬一口メモ●　トリプタ騒動とアドベントの薬
　トリプタノールは1961年、ロシュ（スイス）とルンドベック（デンマーク）とメルク（アメリカ）から世界中ほぼ同時期に発売され、各国で特許紛争になっている。日本ではメルクが勝ち、ブランドネーム、トリプタノールが一般的だが、欧州ではロシュとルンドベックのブランドが混在している。トリプタノールの特許紛争に涙を飲んだルンドベックが、いちはやく活性代謝物に目をつけて開発したのがノリトレン。米英でのブランド名はアベンチル、由来はフランス語のavent＝キリスト教のアドベント（イエス・キリストの降誕を待ち望む期間）から。

ノルトリプチリン　　　　　　　　　　　　　　　　　　　　　　　nortriptyline

日本での発売年　1971年
日本でのメーカー　大日本住友製薬

3環系抗うつ薬

海外での販売名

アメリカ	Pamelor
カナダ	Aventyl
イギリス	Allegron
ドイツ	Nortrilen
フランス	-
中国	-
韓国	Sensival
タイ	Norline
豪州	Allegron
ブラジル	Pamelor

ジェネリック

なし

化学構造図

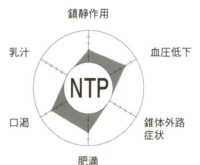

nortriptyline／ノルトリプチリン

Tmax=4.8h T1/2=26.7h

等価換算

75mg(トフラニール150mg換算)
等価換算係数× 2

用量(mg/日)

30 ～ 150

CYP

代謝 2C19
代謝 2D6

薬理プロフィール

NA, D, 5HT, H1, α1, D2, 5HT2, mAch — NTP

特徴

鎮静作用、血圧低下、錐体外路症状、肥満、口渇、乳汁 — NTP

●お薬一口メモ●　キャノンの「ホメオスタシス（恒常性）」

　アメリカ、ハーバード大学の生理学者、ウォルター・キャノンが1929年に提唱した概念。生物が外界の変化に対して、自己を一定に保つ状態と能力のこと。分かりやすい例として人の体温。キャノンはベルナールの「内部環境」とヒポクラテスの「自然治癒力」の近代的解釈として①生物が保っている一定の状態、②それを保つためのメカニズムの両方をホメオスタシスと名づけた。そして生物のホメオスタシスは静的に固定された状態では無く、一定の幅を持つ正負のフィードバック機能による動的な状態であると主張した。

賦活作用に優れたトフラニール・ライト

34 アンプリット　　　　　　　　　　　　Amplit

開発国：	スウェーデン	開発会社：	ABレオ（現・マクネイルABヘルシンボリ）
初販売国：	日本	国際誕生年：	1981年

薬剤添付文書の適応症　[JP]日本での適応　[USA]アメリカでの適応　[ETC]その他処方例

[JPN]　◎うつ病・うつ状態
[USA]　-
[ETC]　△MDD　△不安　△不眠　△治療抵抗性うつ病　△神経障害性疼痛　△慢性疼痛

抗うつ薬

統合失調症		気分安定薬		うつ病（MDD）		神経症/不安障害		睡眠薬	
					◎		△		
急性期		躁病期		難治性	△	PD		入眠障害	
陽性症状		うつ病期		PMDD		GAD		中途覚醒	
陰性症状		躁再発防止		強迫性障害(OCD)		SAD		早朝覚醒	
維持療法		うつ再発防止				PTSD		日中不安軽減	
難治性									
		摂食障害		ADHD		ASD		心身症	△	ナルコ	

　抗コリン作用が弱く3環系抗うつ薬で最も安全性が高い。SSRI登場以前は精神科以外でちょっぴりウツかな？という患者によく用いられていた。特に原因不明の疼痛、不定愁訴、産婦人科領域での使用が多かったという。

　アンプリットは体内でトフラニールの活性代謝物デシプラミンに変化する。かつてデシプラミンはチバガイギー社からパートフランという名前で販売されていたが、96年サンド社と合併しノバルティスになった際、販売中止となった。アンプリットはパートフランのプロドラッグであり、トフラニール・ライトと呼ぶに相応しい。

　即効性があり、賦活作用がやや強い。もしかしたら、うつ病かな？でもいきなりトフラニール出したらまずいかなーというケースに試して安心アンプリット。しかしSSRI・SNRI全盛の今となっては、トフラニールが効くけど抗コリン作用に耐えられないケースに処方されることが多いようだ。

●お薬一口メモ●　ミュンスターリンゲン病院にいたロールシャッハ

　インクの滲みから連想される事柄から性格を調べるロールシャッハテストの発案者、ヘルマン・ロールシャッハ博士 Hermann Rorschach(1884-1922)はミュンスターリンゲン病院勤務時代にロールシャッハテストを作った。ちなみにローランド・クーンはロールシャッハテストの研究者としても第一人者だったりする。

ロフェプラミン / lofepramine

日本での発売年　1981年
日本でのメーカー　第一三共

3環系抗うつ薬

海外での販売名

- アメリカ　-
- カナダ　-
- イギリス　Lomont
- ドイツ　-
- フランス　-
- 中国　-
- 韓国　-
- タイ　-
- 豪州　-
- ブラジル　-

他にアイルランド、南アフリカにて販売。

ジェネリック

なし

化学構造図

Tmax=1-2h(1.5-3.0h)　T1/2=2.7h(3.4h)

等価換算

150mg(トフラニール150mg換算)
等価換算係数× 1

用量(mg/日)

20 ～ 150

CYP

2D6　代謝

薬理プロフィール

NA, D, 5HT, mAch, 5HT2, D2, α1, H1　LPM

特徴

鎮静作用、血圧低下、錐体外路症状、肥満、口渇、乳汁　LPM

●お薬一口メモ●　ハンス・セリエの「ストレス」

　カナダの生理学者ハンス・セリエは新しい性ホルモンの捜索中、複数の原因物質に生物が同じ反応を示すことを発見した。セリエは複数の原因物質をストレッサー(侵襲)、生物の反応状態をストレス(歪み)と名づけた。ちなみにストレスは防御反応ではなく適応反応であり、生体は絶えずストレッサーを受け続けている。

用量倍増すればトフラニール以上、トリプタノール未満のハード抗うつ薬

35　プロチアデン　　　　　　　　　Prothiaden

開発国：	チェコスロバキア	開発会社：	スポファ（現・ファルマック）
初販売国：	チェコスロバキア	国際誕生年：	1969年

薬剤添付文書の適応症　[JP]日本での適応　[USA]アメリカでの適応　[ETC]その他処方例

[JPN] ◎うつ病及びうつ状態
[USA] -
[ETC] △MDD　△不安　△不眠　△治療抵抗性うつ病　△神経障害性疼痛　△慢性疼痛

抗うつ薬

統合失調症		気分安定薬		うつ病（MDD）◎		神経症/不安障害 △		睡眠薬	
急性期		躁状態期		難治性	△	PD		入眠障害	
陽性症状		うつ状態期		PMDD		GAD		中途覚醒	
陰性症状		躁転防止		強迫性障害(OCD)		SAD		早朝覚醒	
維持療法		うつ再燃防止				PTSD		日中不安軽減	
難治性									

摂食障害		ADHD		ASD		心身症	△	ナルコ	

　1970年チェコスロバキアの国営企業SPOFA（Spojené farmaceutické závody）が開発した安全性の高い3環系抗うつ薬。トフラニール・トリプタノールの3環構造の真ん中をちょこっと変えた薬で、再吸収阻害作用特性はトフラニールに近い。抗うつ作用の強さはトフラニール以上トリプタノール未満といわれ、ヨーロッパで根強い人気がある。トフラニールに比べて抗コリン作用が弱いので増量が容易、難治例に用いられる。ただし鎮静作用もトフラニール以上トリプタノール未満で、服薬感はかなりダウナー。

　日本では疼痛への効果が注目され、精神科以外での処方が多かった。安全性の高さから3環系で初めて30日処方が認められた薬である。実はハードな抗うつ薬なのだが、海外での最大用量300mg/日に対して日本は150mgと半分、抗うつ作用の高さよりも安全性を優先させている。科研製薬という精神科領域ではマイナーな製薬会社から出たので、日本の精神科での人気は低い。アメリカで発売されなかったため、エビデンスが少ないのも不人気の原因である。しかし欧州、特に中欧でしぶとく販売が継続されている薬は、大陸合理主義的な風土で生き残った薬効確かな逸品が多い。

●お薬一口メモ●　3環系抗うつ薬の国別人気
　国によって3環系抗うつ薬の人気薬がある。日本ではアモキサン、ドイツとフランスはスルモンチール、アメリカはトリプタノール、イギリスはアンプリットである。理由は定かではないが日本でも処方傾向に地域差や出身大学差がある。つまり抗うつ薬の処方傾向は地域的文化的な側面がある。その一番分かりやすい例が日本でのドグマチールでうつ病治療だろう。

ドスレピン   dosulepin

日本での発売年　1985年
日本でのメーカー　科研製薬

3環系抗うつ薬

海外での販売名

- アメリカ　-
- カナダ　-
- イギリス　Prothiaden
- ドイツ　Idom
- フランス　Prothiaden
- 中国　-
- 韓国　Prothiaden
- タイ　Prothiaden
- 豪州　Prothiaden
- ブラジル　-

世界36ヶ国にて販売。

ジェネリック

なし

化学構造図

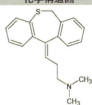

dosulepin／ドスレピン

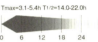

Tmax=3.1-5.4h T1/2=14.0-22.0h

等価換算	用量(mg/日)	CYP
150mg(トフラニール150mg換算)　等価換算係数× 1	75 ～ 150	代謝 2D6

薬理プロフィール　　特徴

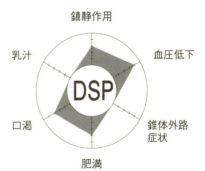

●お薬一口メモ●　ハンス・セリエの「汎適応症候群（GAS）」

　1936年セリエはストレスの時間的経過を3分類した。①警告期：ストレッサーの影響を受けて生物はショック状態に陥るが、ホメオスタシスがあるため反ショック状態に変わる。②抵抗期：ストレッサーの刺激とホメオスタシスの均衡が取れている時期。一見適応が成功しているように見えるがエネルギーを要する。この時にストレッサーが減少すればストレス反応は弱まる。③疲憊期（ひはいき）長期ないし過大なストレッサーに生物が対応できなくなった状態。初期の警告期の症状が再燃し、対応できなくなると生物は死ぬ。

低～中用量で即効アッパー系抗うつ薬、高用量で非定型抗精神病薬。

36　アモキサン　　　　　　　　　　　　　　Amoxan

開発国：	スイス	開発会社：	ワンダー（現・ノバルティス）
初販売国：	アメリカ	国際誕生年：	1980年

薬剤添付文書の適応症　[JP]日本での適応　[USA]アメリカでの適応　[ETC]その他処方例
[JPN] ◎うつ病・うつ状態
[USA] ○神経症性あるいは反応性うつ病　○内因性および精神病性うつ病　○不安や激越を伴ううつ病
[ETC] △双極性障害のうつ病相　△不安　△不眠　△神経障害性疼痛　△慢性疼痛　△治療抵抗うつ病

統合失調症		気分安定薬		うつ病（MDD）		神経症/不安障害		睡眠薬	
	△								
急性期		躁創始期		難治性	△	PD		入眠障害	
陽性症状		うつ急性期	△	PMDD		GAD		中途覚醒	
陰性症状	△	躁再発防止		強迫性障害(OCD)		SAD		早朝覚醒	
維持療法	△	うつ再発防止				PTSD		日中不安軽減	
難治性									
摂食障害		ADHD		ASD		心身症	△	ナルコ	

　アモキサンは抗精神病薬ロキサピン（本邦未発売）の活性代謝物。軽度～中度のうつ病治療に関しては、おそらく最強のパフォーマンスを誇る3環系抗うつ薬である。一見、ノルアドレナリン作用の抗うつ薬だが、活性代謝物まで考えるとデュアル作用であり、抗うつ薬最強のセロトニン2A受容体遮断作用とドパミン2受容体遮断作用によるSDA的な特性を持つ。高用量で非定型抗精神病薬として使用することも可能。抗コリン作用・鎮静作用が弱いことから処方しやすい。

　抗うつ薬の中では際立って作用発現が速く、改善率も高い。重度のうつ病への効果はトフラニール・トリプタノールに劣るもの、外来処方では最強無比の3環系といえよう。SSRI登場以前の抗うつ薬は効果が実感出来るのが遅く、分かりにくい薬のため患者のファンが付きにくかったが、アモキサンは患者が実感しうるほどの即効性と賦活作用で多くのファンが存在していた。少量から良好なケースが多くあるのも特徴で、アモキサンに反応する患者の半数は少量で4日以内に改善傾向を示すとか。反面、増量しても反応率が上がらず難治例への効果はいまいち。

●お薬一口メモ●　アモキサンで統合失調症治療
　アモキサンは抗うつ薬だが元は抗精神病薬ロキサピンの活性代謝物であり、SDA的な薬理プロフィールを持つ。増量すると抗精神病薬として使用が出来る。非定型抗精神病薬が高くて使えない第三世界において廉価なアモキサンを試し、有効なケースが報告されている。リスパダールとの比較では効果はほぼ同等、錐体外路症状が出にくく、プロラクチン値上昇も少なかったという。

アモキサピン   amoxapine

日本での発売年　1981年
日本でのメーカー　ファイザー

3環系抗うつ薬

海外での販売名

アメリカ	amoxapine
カナダ	-
イギリス	-
ドイツ	-
フランス	Défanyl
中国	-
韓国	Adisen
タイ	-
豪州	-
ブラジル	-

ジェネリック

なし

化学構造図

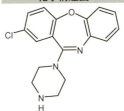

amoxapine／アモキサピン

Tmax=1.5h T1/2=8.0h(30.0h)

0　6　12　18　24

等価換算

150mg(トフラニール150mg換算)

等価換算係数× 1

用量(mg／日)

25　～　150（300）

CYP

2D6 代謝

薬理プロフィール

NA　D　5HT
mAch　　H1
5HT2　D2　α1
AMX

特徴

鎮静作用　血圧低下　錐体外路症状　肥満　口渇　乳汁
AMX

●お薬一口メモ●　アンリ・ラボリの「人工冬眠療法」

　1951年フランスの外科医アンリ・ラボリは外科手術中のショック状態が時に死に至ることから、ストレッサー（侵襲）に対する生物の反応は必ずしも生命維持を目的としていないことに気付いた。セリエの警告期のショック状態において、生体防御反応＝反ショック状態を模した治療に効果が低いことから、生体防御反応を抑えるために、複数の遮断薬で抑える遮断カクテルと氷嚢で体を冷やす施術を考案した。ラボリはこれを「人工冬眠療法」と名付けた。当時、精神科では数多くのショック療法が実施されていた。ラボリの発想は作用点は同じだが、ショックとは逆の発想だった。

ガイギー社最後の抗うつ薬は究極の選択的（Selective）NRI

37 ルジオミール　Ludiomil

開発国：	スイス	開発会社：	チバガイギー（現・ノバルティス）
初販売国：	スイス	国際誕生年：	1972年

薬剤添付文書の適応症　[JP]日本での適応　[USA]アメリカでの適応　[ETC]その他処方例

[JPN] ◎うつ病・うつ状態
[USA] ○MDD
[ETC] △不安　△不眠　△神経障害性疼痛　△慢性疼痛　△治療抵抗性うつ病　△ADHD

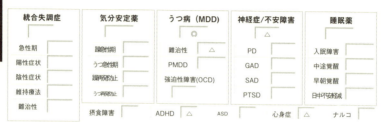

　ルジオミールは究極のSelective-NRI（選択的ノルアドレナリン再吸収阻害薬）である。従来の3環系に比べて環が1つ多い4環系となっているが、立体的な構造は3環系と同じく3個の環が緩やかに曲がって並んでおり、裏側にカーブを補強するように環が追加されている。側鎖はノリトレンと同じである。そのためか両薬の性格はかなり似通っている。

　この基本構造から新しい抗うつ薬を作ることが可能だが、特許回避手法としては有効でも新味ある薬は出来なかっただろう。チバ、ガイギー、サンドが合併して出来たノバルティスは80年代末、向精神薬開発撤退を表明している。

　開発当時、最も有力視されていたうつ病ノルアドレナリン仮説に沿う理想的な薬だったが、改善率は3環系のクラシックらと同程度であり、その後の抗うつ薬開発をセロトニン重視に大転換させた歴史的な薬である。

　けいれん発作頻度が高いと40年以上言われ続けているが、実際はかなり低く恐らく1%程度。既往症にてんかんや痙攣があると、けいれん発作のハイリスクと判断され処方されない。けいれんは用量比で起こるようなので、増量に慎重な医師が多い。他に発疹の頻度が高いといわれている。

　副作用が少ないので、心療内科領域にて心身症（1980〜1990年代は仮面うつ病と呼ばれていた）に低〜中用量処方されることが多かった。SSRI登場まで、抗うつ薬市場でアモキサンと人気を二分していた。

●お薬一口メモ●　最後の臨床現場発抗うつ薬

　ルジオミールはトフラニールの抗うつ作用を臨床で発見したローランド・クーンが臨床試験を行い、抗うつ作用を確認した。1970年代から新薬開発は受容体理論に基づく研究室内での実験、RCTへと大きく変化した。ルジオミールはクーンのような職人肌の臨床医師が、現場で抗うつ薬を開発する最後の抗うつ薬だった。

マプロチリン / maprotiline

日本での発売年　1981年
日本でのメーカー　ノバルティスファーマ

4環系抗うつ薬

海外での販売名

アメリカ	maprotiline
カナダ	maprotiline
イギリス	-
ドイツ	Ludiomil
フランス	Ludiomil
中国	Ludiomil
韓国	Ludiomil
タイ	Ludiomil
豪州	-
ブラジル	Ludiomil

ジェネリック

- マプロミール（小林化工）
- クロンモリン（高田製薬）
- マプロチリン錠「アメル」（共和薬品工業）

化学構造図

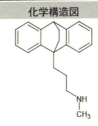

Tmax=6.0-12.0h T1/2=46.0h

等価換算

150mg(トフラニール150mg換算)
等価換算係数× 1

用量(mg/日)

30 ～ 75

CYP

2D6 代謝

薬理プロフィール

NA, D, 5HT, H1, α1, D2, 5HT2, mAch — MPT

特徴

鎮静作用、血圧低下、錐体外路症状、肥満、口渇、乳汁 — MPT

●お薬一口メモ●　**リウマチと統合失調症**

　統合失調症患者がリウマチを併発することは極めて稀である。キャノン、セリエ、ラボリの医療哲学で考察するに、リウマチ（＝膠原病）は自己修復能力の過剰であり、統合失調症は精神の自己修復能力の不足である。コントミン以前、発熱を伴う数々のショック療法が流行し、一定の効果があったのは理にかなっているのかもしれない。ちなみにコントミン導入に指導的役割を果たしたフランスの医師ジャン・ドレーは、ショック療法の研究家でもある。

夜のお菓子はうなぎパイ、夜の抗うつ薬テトラミド

38　テトラミド　　　　　Tetramide

開発国：	オランダ	開発会社：	オルガノン（現・米メルク）
初販売国：	オランダ	国際誕生年：	1974年

薬剤添付文書の適応症　[JP]日本での適応　[USA]アメリカでの適応　[ETC]その他処方例

[JPN]　◎うつ病・うつ状態
[USA]　-
[ETC]　△睡眠障害を伴う各種障害

抗うつ薬
睡眠薬

統合失調症		気分安定薬		うつ病（MDD）		神経症/不安障害		睡眠薬	
									△
急性期		躁病期		難治性		PD		入眠障害	△
陽性症状		うつ病期		PMDD		GAD		中途覚醒	△
陰性症状		躁病予防		強迫性障害(OCD)		SAD		早朝覚醒	
維持療法		うつ再発防止				PTSD		日中不安軽減	
難治性									
		摂食障害		ADHD		ASD		心身症		ナルコ	

　レメロンの原型となった夜型ぐっすり抗うつ薬。1日1回処方が可能だが、鎮静作用が強いため寝る前服用が推奨されている。そのため睡眠薬と勘違いしている人もいる。モノアミン再吸収阻害作用は無く、脳波パターンがトフラニール・トリプタノールに似ていることから、抗うつ薬として開発された経緯がある。後にノルアドレナリンがちゃんと出ているのかな？と監視するセンサー（前シナプスのα2自己受容体）を塞ぐことで、あれ？もっとノルアドレナリンを出さなきゃいけないのかな？と誤解させる作用が判明した。実質的にノルアドレナリン系抗うつ薬である。

　熟眠効果のあるセロトニン2A受容体遮断作用があり、抗ヒスタミン作用も強く、ぐっすり眠れるのが最大特徴。抗コリン作用が殆どないことから、SSRI導入前老人のうつに処方されることが多かった。特にせん妄に有効。統合失調症の睡眠薬補助剤として使う場合もある。

　日本では抗うつ作用はいまいちな印象があるが、推奨最大用量60mg／日は欧米の90mgより少なめ。副作用の少なさゆえに増量が容易であり、海外では最大200mgまで処方するケースがある。

●お薬一口メモ●　夜のお菓子うなぎパイ

　うなぎパイとは、浜名湖名物うなぎのエキスを生地に練り込んだパイ菓子。1961年静岡県浜松市の有限会社春華堂が開発した銘菓。製造は子会社のうなぎパイ本舗が浜松技術工業団地内のうなぎパイファクトリーにて行っており、工場見学が可能である。美味しい。なお、うなぎパイの高級版としてブランデー・マカダミアナッツを加えた「真夜中のお菓子うなぎパイVSOP」がある。姉妹品に「朝のお菓子すっぽんの郷」「昼のお菓子しらすパイ」。4種の詰め合わせセット「フルタイム」が存在する。

ミアンセリン / mianserin

日本での発売年　1983年
日本でのメーカー　MSD

4環系抗うつ薬

海外での販売名

国	販売名
アメリカ	-
カナダ	-
イギリス	Norval
ドイツ	mianserin
フランス	mianserin
中国	Tolvon
韓国	Bolvidon
タイ	Tolvon
豪州	Tolvon
ブラジル	Tolvon

2006年時点で世界93ヶ国にて販売。

ジェネリック

なし

化学構造図

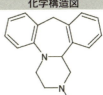

Tmax=2.0h T1/2=18.3h

等価換算

60mg(トフラニール150mg換算)
等価換算係数× 2.5

用量(mg/日)

30 ～ 60

CYP

代謝 1A2
代謝 2D6

薬理プロフィール / 特徴

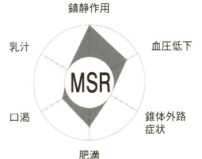

●お薬一口メモ●　向精神薬は脳内で何を治しているのか？ (1)

　抗精神病薬・抗うつ薬は脳内の化学的なアンバランスを修正する薬だが、実際にはアンバランスが生じていないとすると薬は脳にどのような影響を与えているのか？　ラボリとドレーは精神症状の悪化をセリエの警告期ととらえ、薬は侵襲に対する生体防御反応を抑制すると推測していた。しかし、化学的なアンバランスが生じていないとすると、薬は脳に化学的なアンバランスを引き起こすストレッサー、つまり脳へ侵襲する撹乱物質となる。では撹乱物質がなぜ一定の効果があり、一定の無効例があるのかベルナール、キャノン、セリエ、ラボリの哲学で考察すると興味深い結論に至る。

製薬業界の燻し銀、持田製薬が放つ野心作、眠くなりにくいテトラミド改

39 テシプール　　　　　　　　　　　　Tecipul

開発国：	オランダ	開発会社：	オルガノン（現・米メルク）
初販売国：	日本	国際誕生年：	1989年

薬剤添付文書の適応症　　[JP]日本での適応　　[USA]アメリカでの適応　　[ETC]その他処方例

[JPN]　◎うつ病・うつ状態
[USA]　-
[ETC]　-

抗うつ薬

統合失調症		気分安定薬		うつ病（MDD)		神経症/不安障害		睡眠薬	
急性期		躁病期		難治性	◎	PD		入眠障害	
陽性症状		うつ病期		PMDD		GAD		中途覚醒	
陰性症状		躁病予防		強迫性障害(OCD)		SAD		早朝覚醒	
維持療法		うつ病予防				PTSD		日中不安軽減	
難治性									
		摂食障害		ADHD		ASD		心身症		ナルコ

　持田製薬は名前こそ知られていないが、世界初のレーザーメスを開発し、ロングセラー抗不安薬グランダキシン、最強SSRIレクサプロの発売元である。合併吸収の多い製薬業界において孤高を保ち異彩を放つ、そんな持田製薬が開発したのが力価10倍テトラミド改＝テシプールである。

　化学構造式を見ればわかるが、テトラミド・テシプール・レメロンは殆ど同じ。テシプールはテトラミドによく似た薬理特性を持つ。合成したオルガノン社はNaSSAレメロンの開発を優先したため、日本と韓国でのみ発売されている。エビデンスが少ないため地味な存在ながらSSRIルボックス発売まで、最も安全性の高い抗うつ薬といわれていた。なお、ルボックスは副作用で吐き気が多くみられる。テシプールは少量でも吐き気止め作用が強く、CYP450阻害作用でバッティングしないルボックスと併用されるケースがあった。この組み合わせは結果的にデュアル作用となり、モノアミン仮説的に抗うつ効果を高めていたと推測される。推奨最大容量は6mg／日だが、副作用の少なさゆえに増量が容易なのはテトラミドに同じ。

●お薬一口メモ●　カリフォルニアロケット燃料　California rocket fuel

　アメリカの薬理学者スティーブン・ストール博士が提唱する、NaSSAレメロンとSNRIエフェクサー併用処方。薬理的にノルアドレナリン・セロトニン、そして相乗作用でドパミンも増えるはずという最強処方。初発うつ病患者の場合は単剤より効果が高かったという報告がある。ちなみにアイルランド、リムリック大のDavid Meagherはレメロン＋サインバルタの併用をリムリック・ロケット燃料と名づけている。

セチプチリン / setiptiline

日本での発売年　1989年
日本でのメーカー　持田製薬

4環系抗うつ薬

海外での販売名

- アメリカ　-
- カナダ　-
- イギリス　-
- ドイツ　-
- フランス　-
- 中国　-
- 韓国　Tesolon
- タイ　-
- 豪州　-
- ブラジル　-

日本と韓国でのみ販売。

ジェネリック

・セチプチリン錠「サワイ」（沢井製薬）

化学構造図

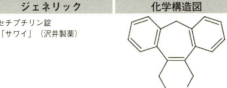

Tmax=2.2h T1/2=24.0h

0　6　12　18　24

等価換算	用量(mg/日)	CYP
6mg(トフラニール150mg換算) 等価換算係数× 25	3 ～ 6	代謝 1A2

薬理プロフィール

特徴

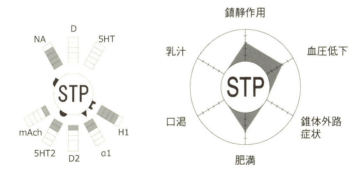

代謝 2D6

●お薬一口メモ●　向精神薬は脳内で何を治しているのか？（2）

　薬が脳内の化学的アンバランスを修正しないとすると、逆にアンバランスな状態になる。閾値以上の薬ならば化学的なショック状態になる。しかしホメオスタシスでアンバランスを修正しようとする。その結果が後シナプス受容体のアップレギュレーションやダウンレギュレーション、神経伝達物質放出量の変化であろう。この場合、薬の役割は修正ではなくトリガーとなる。修正には週単位の時間を要する。と同時にこの状態はセリエの抵抗期に相当する。ならば修正後は上手な退薬が必要であろう。自己修復能力が間に合わない人もいる。抗精神病薬登場後も最終的な予後があまり変化していない、むしろ悪化している可能性があるのは、薬の使い方の問題ではないだろうか？

テトラミド最終形態は新規抗うつ薬最強のNaSSA

40　レメロン　　　　　　　　　　　Remeron

開発国：	オランダ	開発会社：	オルガノン（現・米メルク）
初販売国：	オランダ	国際誕生年：	1994年

薬剤添付文書の適応症　[JP]日本での適応　[USA]アメリカでの適応　[ETC]その他処方例

[JPN]　◎うつ病・うつ状態
[USA]　○MDD
[ETC]　△PD　△GAD　△PTSD

抗うつ薬

統合失調症		気分安定薬		うつ病（MDD）		神経症/不安障害		睡眠薬	
急性期		躁病期		難治性	◎	PD	△	入眠障害	
陽性症状		うつ病期		PMDD		GAD	△	中途覚醒	
陰性症状		躁再発防止		強迫性障害(OCD)		SAD		早朝覚醒	
維持療法		うつ再発防止				PTSD	△	日中不安軽減	
難治性		摂食障害		ADHD		ASD		心身症		ナルコ	

　1975年に起こったベンゾジアゼピンバッシング以降、アメリカFDAは鎮静作用の強い向精神薬、特に抗うつ薬の鎮静作用を嫌い認可しなかった。そんなFDAが久しぶりに方向転換して認可したほど、薬効確かな抗うつ薬。化学構造的にはテトラミド・テシプールのレプリカで実質4環系。前薬との違いは血圧を低下させ、セロトニン作用を弱めるといわれるα1受容体遮断作用をほぼ無くしたこと。結果、テトラミド同様のα2自己受容体遮断作用でノルアドレナリン系を活性化するのみならず、間接的にセロトニン神経系の活性を高め、抗うつ作用のあるセロトニン1A受容体へ作用することでパフォーマンスを高めている。この従来のモノアミン再吸収阻害作用と違う作用機序をメーカーは、NaSSA＝ノルアドレナリン作動性・特異的セロトニン作動性抗うつ薬と呼んでいる。実質的にデュアルアクションである。また抗ヒスタミン作用が強く、新規抗うつ薬の中では例外的にぐっすり眠れる。

　アメリカの薬理学者スティーブン・ストール博士はSNRIエフェクサーとNaSSAのダブル処方をカリフォルニアロケット燃料と名付けている。薬理作用の異なる2つの抗うつ薬の組み合わせは、モノアミン仮説的に最強である。

●お薬一口メモ●　**レメロンの由来とNaSSA**

　ラテン語の古い格言 "Luctor et Emergo"（苦労するが、やがて苦境から抜け出す）に由来。NaSSAの中のSSとは特異的セロトニン作用。これは間接的にセロトニンが多く放出されるが、セロトニン2遮断作用のあるレメロンは結果的に1A受容体に選択的に作用することになる。セロトニン1A受容体作動薬である抗不安薬ブスパー、セディールと同じ効果がある。またセロトニン2A受容体遮断作用は熟眠効果もある。ぐっすり眠れる薬なのである。

ミルタザピン / mirtazapine

日本での発売年　2009年
日本でのメーカー　MSD

NaSSA

海外での販売名

アメリカ	Remeron
カナダ	Remeron RD
イギリス	Zispin
ドイツ	Remergil
フランス	Norset
中国	Remeron
韓国	Remeron
タイ	Remeron
豪州	Avanza
ブラジル	Remeron

2009年3月時点で世界93ヶ国にて販売

ジェネリック

新薬特許期間中のためジェネリック無し
●リフレックス（MeijiSeikaファルマ）

（●は先行同時発売品）

化学構造図

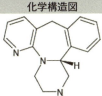

mirtazapine／ミルタザピン

Tmax=1.1-1.4h T1/2=31.7-32.7h

0　6　12　18　24

等価換算

30mg(トフラニール150mg換算)
等価換算係数× 5

用量(mg/日)

15　～　30（45）

CYP

代謝　1A2

薬理プロフィール

特徴

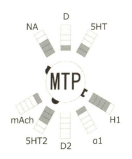

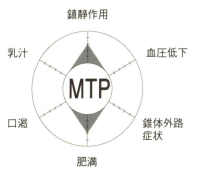

代謝　2D6

●お薬一口メモ●　向精神薬は脳内で何を治しているのか？（3）

　コントミンやクロザリル、トフラニール、トリプタノールなど難治例に効果のある薬は、おしなべて複数の受容体に強く作用する。逆にSSRIやスピロピタンといった一つの受容体へ選択的に作用する薬の効き目が限定的であること、活性プラセボ（183頁下参照）の抗うつ効果を考えると、薬の効果とは単純な侵襲量の積算値が関係している可能性がある。どうも現在の精神薬理学はドパミンの鮮かすぎる効果に眼を奪われて、特異的な受容体への作用を追求しすぎて袋小路に陥っているような気がする。セリエの述べたように原因となる侵襲は非特異的であり、精神病という現象もまた非特異的な症候群なのだから。薬も当然各症候群に対して非特異的である可能性が考えられる。

サーゾーンの原型となったマイルド抗うつ薬

41 デジレル Desyrel

開発国：	イタリア	開発会社：	アンジェリーニ
初販売国：	イタリア	国際誕生年：	1971年

薬剤添付文書の適応症　[JP]日本での適応　[USA]アメリカでの適応　[ETC]その他処方例

[JPN]　◎うつ病・うつ状態
[USA]　○MDD
[ETC]　△不安　△不眠（原発性あるいは持続性）

統合失調症		気分安定薬		うつ病 (MDD)		神経症/不安障害		睡眠薬	
				◎		△			
急性期		躁鬱期		難治性		PD		入眠障害	△
陽性症状		うつ急性期		PMDD		GAD		中途覚醒	△
陰性症状		躁再発防止		強迫性障害(OCD)		SAD		早朝覚醒	
維持療法		うつ再発防止				PTSD		日中不安軽減	
難治性		摂食障害		ADHD		ASD		心身症		ナルコ	

テトラミドの無いアメリカで、眠れる抗うつ薬としてプロザック登場前人気が高かったのがイタリア生まれのデジレルである。SARI（Serotonin Antagonist and Reuptake Inhibitor　セロトニン遮断作用＋再吸収阻害作用）サーゾーンの原型となった薬。メーカーは特に冠していないがデジレルも実質的SARIである。

セロトニン2A受容体遮断作用が強く、熟眠作用がある。テトラミドほどではないが眠くなるので就寝前の服用が好まれる。

デジレルの再吸収阻害作用はトフラニール基準でセロトニン17％、ノルアドレナリン1％であり、一時はSSRIと思われていたが、薬効の主体は脳内移行性がデジレル2倍の活性代謝物m-CPPであり、トフラニール基準でセロトニン125％、ノルアドレナリン50％であり、セロトニン優位なSNRIである。

抗うつ作用はマイルドといわれているが、設定用量が少なすぎる可能性がある。日本での推奨最大用量は200mg/日、欧米では600mg/日である。副作用が少ないので大胆に増量すると効果を発揮するケースがある。アメリカではプロザック導入前に男女問わず性感を高めるという、まことしやかな噂で人気があったとか。未だにアメリカでは抗うつ薬処方量で5位付近をキープし続けている。

●お薬一口メモ●　デジレルの由来とアンジェリーニ

デジレルの名の由来は、 Depressive Symptom Reliever ＝　うつ病の症状を救済する　から命名。開発したアンジェリーニは、イタリアの化学者フランチェスコ・アンジェリーニが1919年に設立した医薬品研究所を原型とする製薬会社。一時は積極的に新薬開発を行なっていたが、現在はジェネリック医薬品を中心に事業展開している。ちなみにデジレルには持続性勃起症（プリアピズム　priaipism）という困った副作用が稀にあった。アンジェリーニはデジレルを元にバイアグラのような勃起補助薬開発をしていたという。

トラゾドン / trazodone

日本での発売年　1991年
日本でのメーカー　ファイザー

SARI

海外での販売名

アメリカ	trazodone
カナダ	Desyrel
イギリス	Molipaxin
ドイツ	Thombran
フランス	Pragmarel
中国	Mesyrel
韓国	Trittico
タイ	Desirel
豪州	-
ブラジル	Donaren

世界30ヶ国にて販売。

ジェネリック

- ●レスリン（MSD）
- ・トラゾドン錠
  「アメル」（共和薬品工業）

（●は先行同時発売品）

化学構造図

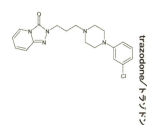

trazodone／トラゾドン

Tmax=3.0-4.0h T1/2=6.0-7.0h

0　6　12　18　24

等価換算

300mg（トフラニール150mg換算）
等価換算係数× 0.5

用量(mg/日)

75　～　200

CYP

代謝 2D6

代謝 3A4

薬理プロフィール

D, NA, 5HT, mAch, 5HT2, D2, α1, H1

TZD

特徴

鎮静作用, 乳汁, 血圧低下, 口渇, 錐体外路症状, 肥満

TZD

●お薬一口メモ●　歴史の皮肉

「精神医学は物質としての薬物を外科学から導入したが、哲学のほうは導入しなかった。（中略）向精神薬を生んだフランス外科学には「自然治癒力を科学的に解明し、その好ましい面と新たな病的現象をつくる好ましくない面の両面をにらみあわせて治療戦略を立てる」という外科学の哲学（ルリーシュの著書名）があった。精神科医が最も即物的とみなしがちな外科学に哲学があり、精神医学が薬物をメスのごとくに用いたののは笑って済まされない歴史の皮肉である」（中井久夫『分裂病と人類』東京大学出版会、1982年、219頁より引用）

SNRIにセロトニン2受容体遮断作用を加えたSARI

42 サーゾーン　　　Serzone

開発国：	アメリカ	開発会社：	ブリストル・マイヤーズ・スクイブ
初販売国：	アメリカ	国際誕生年：	1995年

薬剤添付文書の適応症　[JP]日本での適応　[USA]アメリカでの適応　[ETC]その他処方例

[JPN] -
[USA] ○MDD　○MDDの再発予防
[ETC] △PD　△PTSD

抗うつ薬

統合失調症		気分安定薬		うつ病（MDD）		神経症/不安障害		睡眠薬	
					○				
急性期		躁鬱病期		難治性		PD	△	入眠障害	
陽性症状		うつ急性期		PMDD		GAD		中途覚醒	
陰性症状		躁再発防止		強迫性障害(OCD)		SAD		早朝覚醒	
維持療法		うつ再発防止				PTSD	△	日中不安軽減	
難治性									
		摂食障害		ADHD		ASD		心身症		ナルコ	

　デジレルの強すぎる眠気をなんとかしようと開発されたのがサーゾーン。SSRI・SNRIブームにあやかってSARI（セロトニン受容体遮断作用のある再吸収阻害薬）と銘打って売りだした。セロトニン2A受容体遮断作用でぐっすり熟眠をアピールし、欧州を中心に人気の抗うつ薬だった。

　基本デュアルアクションのSNRIだが、実はドパミンへも強い再吸収阻害作用があり、バランスの良いトリプルアクション抗うつ薬SNDRIである。

　2003年、欧州で致死的な肝障害の報告があり、2004年開発元のBMSは販売を中止した。しかし重篤な肝障害の確率は25万～30万分の1と少なく、既往症の疑いもあるため、北米でジェネリックの販売が継続されている。

　日本では吉富製薬が治験を行なっていたが、肝障害報告により開発を断念している。

●お薬一口メモ●　ブリストル・マイヤーズ・スクイブ
　スクイブはアメリカ海軍の軍医、エドワード・ロビンソン・スクイブが1858年、ニューヨーク、ブルックリンにて創業。南北戦争中に富山の置き薬のような簡易薬品キットを北軍に販売しヒット。ブリストル・マイヤーズはウィリアム・マクラーレン・ブリストルとジョン・リプリー・マイヤーズが1887年、ニューヨークにて買収したクリントンが原型。1989年に合併しブリストル・マイヤーズ・スクイブ。スクイブの代表的製品として世界初の電動歯ブラシ。ブリストル・マイヤーズの代表的製品としてシーブリーズ、ハーバルエッセンス、バファリンがある。

ネファゾドン / nefazodone

日本での発売年　開発断念
日本でのメーカー　吉富製薬（現・田辺三菱製薬）

SARI（SNDRI）

海外での販売名

- アメリカ　nefazodone
- カナダ　nefazodone
- イギリス　-
- ドイツ　-
- フランス　-
- 中国　-
- 韓国　nefazodone
- タイ　-
- 豪州　-
- ブラジル　-

副作用問題でBMSは自主的に販売終了しサーゾーンブランドは消滅。

ジェネリック

日本未発売

化学構造図

nefazodone／ネファゾドン

Tmax=1.0h T1/2=3.0h(12.0h)

等価換算

300mg(トフラニール150mg換算)
等価換算係数× 0.5

用量(mg/日)

300 ～ 600

CYP

代謝　2D6
代謝阻害　3A4
3A4阻害

薬理プロフィール

NA / D / 5HT / mAch / 5HT2 / D2 / α1 / H1
NFD

特徴

鎮静作用 / 血圧低下 / 錐体外路症状 / 肥満 / 口渇 / 乳汁
NFD
※ 3A4阻害は強い

● お薬一口メモ ●　向精神薬批判本が常にある理由

　本屋にいくと必ず向精神薬の害悪を説く本があり、結構な人気である。それだけ向精神薬で不利益を被った人、ニーズがあるからである。しかし本書のスタンスは薬はツールにすぎず、良きも悪しきも使い方次第である。医師が処方の独占的権利を有しているが、それが正常に機能していないケースがあるから批判本がある。コントミンが出来て半世紀が過ぎても治療プロトコルがコロコロ変わるような手探り状態なのだから。かといって素人に判断できるわけでもないし……結果、医師に聞けばいいのに本著のような、精神薬理学における変な本も出版されてしまう次第である。でも殆どの精神科医は手探りの中、真面目に良心的な治療をしてますよ（たまに変な医者もいますけど……）。

SSRIブームの立役者、うつ病治療の世界観を変えた特大ブロックバスター

43 プロザック　　　　　　　　　　　Prozac

開発国：	アメリカ	開発会社：	イーライリリー
初販売国：	ベルギー	国際誕生年：	1986年

薬剤添付文書の適応症　　[JP]日本での適応　　[USA]アメリカでの適応　　[ETC]その他処方例

[JPN] -
[USA] ○MDD　○OCD　○PMDD　○神経性大食症　○PD　○双極性障害（ジプレキサと併用）
[ETC] △SAD　△PTSD

統合失調症		気分安定薬		うつ病（MDD）		神経症/不安障害		睡眠薬	
急性期		躁病期		難治性		PD	○	入眠障害	
陽性症状		うつ病期	○	PMDD		GAD		中途覚醒	
陰性症状		躁病防止		強迫性障害(OCD)	○	SAD	△	早朝覚醒	
維持療法		うつ再発防止				PTSD	△	日中不安軽減	
難治性									
				摂食障害	○	ADHD		ASD		心身症		ナルコ	

抗うつ薬　抗不安薬

　副作用の軽さ、シャキっとした服薬感、1日1回服用の手軽さ、痩身作用があるかも？性格を明るくするかも？といった薬効がまことしやかに語られ、90年代アメリカで大ブームを巻き起こした。元々はリリー社が新抗うつ薬開発中スクーリングでボツになった失敗薬。リリー社の薬理学者デビッド・T・ウォン（王）博士が個人的な興味で拾い上げ、研究していた。本筋の抗うつ薬開発失敗で急に白羽の矢が立った。捨て猫拾ったらシンデレラになった薬。

　それまでの3環系・4環系抗うつ薬に比べ、抗コリン作用・血圧低下作用・鎮静作用が殆どなく飲み心地がよい。ただし人気のほど抗うつ効果が高い薬ではなく、医療従事者にとっては多くのSSRIの中の一つ。ブームは一部の人が煽ったものとみるべき。後発のSSRIに比べて、セロトニン選択性は弱い。半減期が4～6日、活性代謝物も一週間程度と長く、他のSSRIに比べて離脱症状を起こしにくい長所がある。

　リリー社は日本でも発売すべく中外製薬と合弁で中外リリーを設立し、2000年第Ⅰ相第Ⅱ相試験に相当するブリッジング試験を行ったが、厚生省はデータの有効性を認めなかった。第Ⅲ相試験も行ったが、最初から治験をやり直せといわれ、2006年に開発を断念。しかし日本イーライリリーは単独で開発を再開、2015年2月現在、第Ⅲ相試験実施中である。

●お薬一口メモ●　ブリッジング試験
　海外で行われた治験データを日本でも当てはめることで、大幅に治験期間を省略できる制度。第Ⅰ相・第Ⅱ相試験結果が日本と海外で同等ならば一番面倒臭い第Ⅲ相試験が省略可能。結果2～3年で新薬が承認される。日本においてブリッジング試験承認第1号はバイアグラ。ちなみにアメリカでの承認は1998年5月、翌月に個人輸入した日本人に死者が出たことから、自分も使いたかった事態を重く見た厚生省（現・厚生労働省）はファイザー製薬に急遽ブリッジング試験を実施させ、1999年1月にスピード承認。しかし承認後も死者出ているのですけども……。

フルオキセチン / fluoxetine

日本での発売年 開発中
日本でのメーカー 日本イーライリリー

SSRI

海外での販売名

- アメリカ　Prozac
- カナダ　Prozac
- イギリス　Prozac
- ドイツ　Fluxet
- フランス　Prozac
- 中国　Prozac
- 韓国　Prozac
- タイ　Prozac
- 豪州　Prozac
- ブラジル　Prozac

全世界で販売。WHO必須医薬品。

ジェネリック

日本未発売

化学構造図

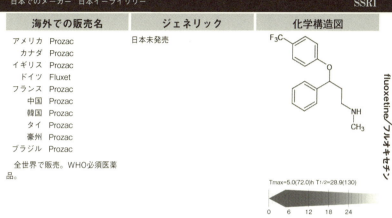

Tmax=5.0(72.0)h T1/2=28.9(130)

等価換算

40mg(トフラニール150mg換算)
等価換算係数× 3.75

用量(mg/日)

20 ～ 80

CYP

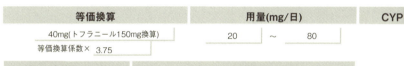

代謝 2C9
阻害 2C19
2D6 代謝2D6 阻害2D6

薬理プロフィール

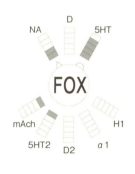

特徴

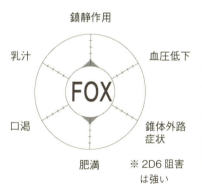

※ 2D6 阻害は強い

●お薬一口メモ● 抗うつ薬の効果はなぜ数週間後なのか？

例えばSSRIは間接的なセロトニン作動薬である。作動薬ならば後シナプスにダウンレギュレーションが起こる。前シナプス側の自己受容体は過多と判断し、セロトニン放出を抑制しようとする。つまりセロトニン不足になる。ところが2～3週間後に自己受容体もダウンレギュレーションしてしまい、前シナプスは「あれ？セロトニンが足りないのか？」とセロトニン放出量を増やす。なので抗うつ効果が出るのは遅いという仮説がある（筆者はこの説明に納得していませんが）。

SSRIブームの立役者、うつ病治療の世界観を変えた特大ブロックバスター

43 プロザック　　　　Prozac

■アウトサイダーだったプロザック

　イーライリリー社に巨万の富をもたらしたプロザックは、会社の方針で開発された薬ではない。同社の中国系アメリカ人デビッド・T・ウォン（王）博士（David T. Wong）が夜間アルバイトと名付けた業務外内職で開発し、本筋の薬開発が断念されたことで陽の目を見た薬である。しかも会社は高血圧の薬として売りだそうとしていたくらい、開発的にアウトサイダーだった。

■はじまりはジフェンヒドラミン

　1960年代、**ジフェンヒドラミン**に弱いながらもノルアドレナリン再吸収阻害作用があることが判明した。当時は3環系抗うつ薬全盛期。この発見は、新しい構造の抗うつ薬開発の可能性を示唆していた。アメリカのイーライリリー社は1968年頃から**ジフェンヒドラミン**を原型に、新しい抗うつ薬開発を行なっていた。1970年、イーライリリー社のブライアン・B・モロイらは**ニソオキセチン**を合成した。

■レセルピン低体温回復モデル

　当時の抗うつ薬開発のスクーリングは主に動物実験だった。当時の代表的なうつ病動物実験モデルに**レセルピン低温回復モデル**がある。高血圧の薬**レセルピン**は抑うつ症状になる副作用がある。そしてトフラニールは**レセルピン**の抑うつ症状を打ち消すことが出来る。しかしラットに**レセルピン**を投与して「最近、生きているのつらくないでチュか？」「ヒマワリの種が美味しく感じられないでチュか？」と聞くわけにもいかない。分かりやすい指標は体温だった。**レセルピン**は体温を低下させ、トフラニールは回復する効果があった。それはノルアドレナリン作用だった。アモキサンやルジオミールといった第2世代抗うつ薬がノルアドレナリン作用が強く、抗コリン作用が弱い薬ばかりなのは、カテコールア

●お薬一口メモ●　デビッド・T・王　David T Wong（1936-）
　1936年香港生まれ。国立台湾大学卒後渡米し、シアトルパシフィック大学にて化学を学んだ後、1968年リリー入社。リリーに興味を持ったきっかけは、糖尿病だった祖母が服用していた薬がイーライリリー社製のインシュリンだったから。

| フルオキセチン | fluoxetine |

| 日本での発売年 | 開発中 |
| 日本でのメーカー | 日本イーライリリー |

SSRI

ミン仮説の提唱もさることながら、最も分かりやすい動物実験モデルが**レセルピン低温回復モデル**だった影響が大きい。**ニソオキセチン**も同じ手法でスクーリングされた薬だった。

■シナプトソーム

1971年ジョン・ホプキンス大学医学部教授で精神薬理学者のソロモン・H・スナイダーがイーライリリー社を訪れ、シナプトソームの講演を行った。シナプトソームとは様々な受容体を試験官内で再現し、薬との結合度を測る手法である。王博士は早速**ニソオキセチン**をシナプトソームで分析し、選択的にノルアドレナリンに作用する薬であることを確かめた。そして当時の抗うつ薬の多くがノルアドレナリン作用に偏っていることも確認した。王博士は**ニソオキセチン**が、従来の抗うつ薬と同じ運命をたどるのではないかと考えた。

■失敗作から産まれたプロザック

王博士は、当時欧州を中心に注目されていたセロトニンに選択的な薬を開発しようと考えた。それは会社の方針ではなく、王博士の個人的な考えだった。**ニソオキセチン**を少し変化させれば抗コリン作用とノルアドレナリン作用の無い、選択的セロトニン再吸収阻害薬になることが予測された。

王博士は**ニソオキセチン**合成の際出来た薬で、低温回復モデルに反応しなかった57種類の薬、つまり失敗作について分析を開始した。王博士は終業後の夜に行った一連の作業を夜間アルバイトと名付けた。1972年5月8日、LY82816 **フルオキセチン**・シュウ酸塩が分析にかけられた。7月24日、57種類全ての分析が終わり、LY82816が最も強力な選択的セロトニン再吸収阻害薬であることが分かった。LY82816は水に溶けにくいため、LY110140 **フルオキセチン**塩酸塩が作られた。これが後のプ

●お薬一口メモ● プロザックによるダウンレギュレーション
1982年イーライリリー社のデビッド・T・王博士らはプロザック投与4週間後、後シナプスのセロトニン受容体密度が25%低下したと報告した。87年別のレポートでは50%低下とある。なんにせよ擬似的な作動薬なのでダウンレギュレーションが起こっており、それはSSRI各薬共通した現象だろう。

SSRIブームの立役者、うつ病治療の世界観を変えた特大ブロックバスター

43 プロザック　　　　　　　　　　　　　　Prozac

ロザックである。

　しかし、当時のイーライリリー社はプロザック開発に興味を示さなかったという。**ニソオキセチン**は1976年に臨床試験を開始したが、エビデンスが得られず、市販には至らなかった。同年リリー社はプロザックの第Ⅰ相試験を開始した。1978年に第Ⅱ相、1981年から第Ⅲ相試験が開始された。1982年欧州で2つのSSRI、アストラ社のツェルミド（**ジメリジン**）、ファームカ社のアップスタン（**インダルピン**）が発売され、大ヒットした。両薬は副作用問題で市場から消えたが、1983年ソルベイ社が欧州でルボックスを発売した。まだSSRIという概念は無かったが、アナフラニールの抗強迫効果によるセロトニンの再評価、1972年登場のノルアドレナリン系抗うつ薬ルジオミールが期待はずれだったこともあり、抗うつ薬におけるセロトニンが注目されるようになった。

■プロトコール27問題

　プロザックの開発は多難だった。恐らく現在の基準では承認に至らなかったのではないかとまで言われている。それは薬の効果というより、データ処理の杜撰さだった。例えば1984年6箇所で実施されたプロトコール27は散々なもので約700人に6週間試験が実施されたが、クリアしたのは約150人。トフラニールはおろかプラセボとの比較ですら効果は否定された。中でもカリフォルニア大J・B・コーンの試験はFDAから不適当とされた。リリー社はコーンのデータの一部と併用薬のあったケースを除外し、再解析したデータをFDAへ提出した。これも不適当とされたリリー社はコーンのデータを除外し、再々解析した104人のデータを提出した。更に併用薬も入れた再々々解析したデータでFDAはプロトコール27の有効性を認めた。

●お薬一口メモ●　ソロモン・H・スナイダー　Solomon H. Snyder（1938-）
ジョンズ・ホプキンス大学神経科学部門主任教授。シナプトソームという受容体の簡便な識別手法を発見。この手法により薬の受容体への作用が分かりやすくなり、薬理学の発展に大いに寄与した。脳内麻薬エンドルフィン発見者の1人でもあり、ノーベル賞級の功績をあげたが、同時期に「インド大麻の使用」などというお茶目な本を書いたため受賞を逃したといわれているヒッピーじいさん。著書に『脳と薬物』（東京化学同人）がある。ビジュアルを多用した、非常にわかりやすい精神薬理学の名著。

フルオキセチン	fluoxetine
日本での発売年　開発中	
日本でのメーカー　日本イーライリリー	SSRI

■やせ薬？プロザック

プロザックが発売当初から爆発的にヒットした原因として、1983年精神科医ジョン・フェイナーがプロザックの副作用として「体重減少」を報告したことがある。肥満症治療薬 VERVIQ（一般名：**ロルカセリン**）がセロトニン 2C 受容体作動薬であるように、セロトニンは食欲を抑える効果がある。プロザックに痩身効果ありとの情報は、肥満大国アメリカ人の心を販売前に鷲掴みしてしまった。

更に臨床試験でハッピーで酔ったような気分、覚醒感が喧伝され、世界一のコカイン消費国であるドラッグ大好きアメリカ人のアッパー指向に見事にマッチ。ベンゾジアゼピンバッシングによる抗不安薬市場の衰退、精神分析の有効性への疑念もあり、1988年1月アメリカで発売開始すると爆発的なヒット薬となった。

■性格を変える薬？

発売後、プロザックが消費拡大したのは、従来の精神医学では扱わなかった性格の改善効果がある。マスコミはプロザックが性格を明るくする、社交的にすると記事にした。臨床的には否定されているが、内気な人はプロザックを求めてクリニックへ向かった。更にうつ病の生涯罹患率が19%に及ぶとの報告や、パニック障害や強迫神経症をうつ病と同じカテゴリーとした情動スペクトル障害（ASD）に世界の1/3の人が悩まされており、抗うつ薬が有効という報告は、精神科の顧客層を一変させてしまった。1994年プロザックは胃潰瘍薬ザンタックに次ぐ、世界で2番めに売れる薬となった。プロザックは2002年に特許が切れるまで累計売上高220億ドル、世界で3800万人が使用したと推測されている。

●お薬一口メモ●　抗うつ薬の真の反応率は2割

一般的に抗うつ薬のプラセボ反応率は4割、薬の反応率は6割である。ということは薬による真の反応率は2割ということになる。更にいえば無治療という臨床試験の選択肢があったとしても反応率は4割くらいいくだろう。私が詐欺師だとしたら、不活性プラセボ（183頁下参照）のうつ病サプリメントを販売しますね。恐ろしいことに年単位での長期的な予後で見れば偽サプリの方が帰結が良い可能性すらある（181頁下参照）。もしかすると未来、抗うつ薬というジャンルが消滅する可能性があると筆者は予想しています。

日本初のSSRI、ヨーロッパで根強い人気のルボックス

44 ルボックス　　　　Luvox

開発国：	オランダ	開発会社：	フィリップス・デュファー（現・アボット）
初販売国：	スイス	国際誕生年：	1983年

薬剤添付文書の適応症　[JP]日本での適応　[USA]アメリカでの適応　[ETC]その他処方例

[JPN] ◎うつ病・うつ状態　◎強迫性障害　◎社会不安障害（SAD）
[USA] ○OCD　○SAD
[ETC] △MDD　△PD　△GAD　△PTSD

抗うつ薬／抗不安薬

統合失調症		気分安定薬		うつ病（MDD）		神経症/不安障害		睡眠薬	
急性期		躁状態		難治性		PD	△	入眠障害	
陽性症状		うつ急性期		PMDD		GAD	△	中途覚醒	
陰性症状	△	躁再発予止		強迫性障害(OCD)	◎	SAD	◎	早朝覚醒	
維持療法		うつ再発予止				PTSD	△	日中不安軽減	
難治性									

| 摂食障害 | | ADHD | | ASD | | 心身症 | | ナルコ | |

　1990年代末世界的なSSRIブームの中、過大な期待をかけられて発売された日本初のSSRI。といっても別にSSRIは特効薬ではなく、抗うつ作用は3環系に劣る単に副作用の少ない薬なので、がっかり感も大きかった。

　日本初の強迫性障害適応薬であるが、うつ病よりも多くの用量と時間が必要。SSRIはあまり差がないと言われているが、CYP450-2D6を殆ど阻害しないため、他の抗うつ薬や抗精神病薬と併用しやすい利点がある。反面、殆どのベンゾジアゼピン系薬剤の代謝に関係するCYP450-3A4を阻害するため、併用するとダウナーな作用が目立つケースがある。SSRIで一番鎮静作用が強いといわれているが、海外ではさほど問題視されていない。日本でのルボックス登場時、ダウナーな副作用をうったえる患者が多かったのは、今ほど単剤処方が浸透しておらず、うつ病3点セット処方（抗うつ薬＋抗不安薬＋睡眠薬）が多かったからではないだろうか？。

　副作用は主に吐き気と消化器症状。対処としてナウゼリンやプリンペラン、抗うつ薬テシプール、レメロン、ドグマチールなどが併用されることがある。

　認知機能に関係があるといわれているシグマ1受容体作動薬であり、認知の歪みが顕著なうつ病や、統合失調症の陰性症状に効果がある可能性がある。

●お薬一口メモ●　フィリップス・デュファー（現・アボット）
　化学者A・バンウェイク博士がフィリップスの資金援助を受けて1931年、オランダで創業したフィリップス・バンホーテンが原型。ビタミンD、Aの合成で成功。59年にフィリップス・デュファーに改名。なおデュファーとはオランダの医薬品の意。1980年、ベルギーのソルベイに吸収された。2010年、ソルベイはアメリカのアボットに吸収された。なお日本でのルボックス発売元、アッヴィ合同会社とは2013年、アボットから分社して設立。

フルボキサミン / fluvoxamine

SSRI

日本での発売年　1999年
日本でのメーカー　アッヴィ合同会社

海外での販売名

- アメリカ　Luvox
- カナダ　Luvox
- イギリス　Faverin
- ドイツ　Fevarin
- フランス　Floxyfral
- 中国　Luvox
- 韓国　Dumirox
- タイ　Faverin
- 豪州　Luvox
- ブラジル　Luvox

世界94ヶ国にて販売。

ジェネリック

- ●デプロメール（MeijiSeikaファルマ）　（●は先行同時発売品）
- ・〃「アメル」（共和薬品工業）
- ・〃「サワイ」（沢井製薬）
- ・〃「タカタ」（高田製薬）
- ・〃「トーワ」（東和薬品）
- ・〃「日医工」（日医工）
- ・〃「CH」（長生堂製薬）
- ・〃「JG」（大興製薬）
- ・〃「NP」（ニプロ）
- ・〃「TCK」（辰巳化学）
- ・〃「TYK」（大正薬品工業）
- ・〃「YD」（陽進堂）
- ・他にファイザー、キョーリンリメディオ、エルメッドエーザイ、富士フイルムファーマから販売。

化学構造図

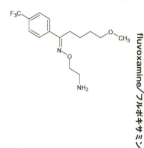

Tmax=3.5h T1/2=11.8h

等価換算

150mg(トフラニール150mg換算)
等価換算係数× 1

用量(mg/日)

50 ～ 150

※ 1A2 阻害は強い

CYP

- 阻害　1A2
- 阻害　2C9
- 阻害　2C19
- 代謝　2D6
- 阻害　3A4

薬理プロフィール

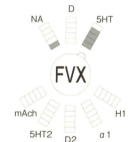

特徴

鎮静作用／血圧低下／錐体外路症状／肥満／口渇／乳汁

●お薬一口メモ●　**コロンバイン高校銃乱射事件とルボックス**

1999年4月20日、アメリカ合衆国コロラド州で発生したコロンバイン高校銃乱射事件の犯人、エリック・ハンスがルボックスを処方されていたことから、被害者遺族が販売元のソルベイを相手に裁判をおこした。この事件を機にアメリカで人気が急落、2002年に一時販売停止になった（数年後復活）。

SSRIのサラブレッドだけど何故か日本では残念キャラのトリプルアクション抗うつ薬

45　ジェイゾロフト　　　　　　　　JZoloft

開発国：	アメリカ	開発会社：	ファイザー
初販売国：	イギリス	国際誕生年：	1990年

薬剤添付文書の適応症　[JP]日本での適応　[USA]アメリカでの適応　[ETC]その他処方例

[JPN] ◎うつ病・うつ状態　◎パニック障害
[USA] ○MDD　○PMDD　○PTSD　○SAD　○OCD　○PD　○小児のOCD
[ETC] △GAD　イギリスではMDDの再発予防に適応

抗うつ薬／抗不安薬

統合失調症		気分安定薬		うつ病（MDD）		神経症/不安障害		睡眠薬	
							△		
急性期		躁創性期		難治性		PD	◎	入眠障害	
陽性症状		うつ創性期		PMDD	○	GAD	△	中途覚醒	
陰性症状		躁再発防止		強迫性障害(OCD)		SAD	○	早朝覚醒	
維持療法		うつ再発防止	△		◎	PTSD	○	日中不安軽減	
難治性									

| 摂食障害 | | ADHD | | ASD | | 心身症 | | ナルコ | |

　製薬業界最大手のファイザーが作り上げたSSRIのサラブレッド、アメリカでは一番処方数の多い人気抗うつ薬である。1970年代後半、ノルアドレナリン系抗うつ薬タメトラリン開発中、塩素を加えたところ、セロトニンへの選択的作用のあるジェイゾロフトが創薬された。

　SSRIで一番セロトニン再吸収阻害作用が強い。CYP450-2D6阻害作用はパキシルより軽度である。強迫性障害への効果も高い。MANGAスタディ（148頁下参照）では忍容性2位有効性4位と好成績でSSRIの優等生といえる。しかし日本では人気でパキシルに及ばず、CYP450阻害の弱さではレクサプロに及ばず、シグマ1受容体作用もルボックス同等程度あるもののいまいち浸透せず、日本でのブランド名も微妙にダサい。発売も何かと難産で発売後に一悶着あったりと不遇の薬。総合的にはトリプルアクションで、かなり良い薬だと思うのですが……。

　98年、ジェイゾロフトは新薬申請の第Ⅲ相試験で、無謀にも最強抗うつ薬トリプタノールを対象薬に選んでしまい、そのまま審査に出して承認却下。06年にランダム化治療中止試験という変わった試験を行い、承認された苦難の経緯がある。世界中で使用され20年以上の歴史がある薬だが、日本の薬事行政は異常なほど厳しい。

●お薬一口メモ●　名前がダサい

　元々のブランド名はゾロフトだが、田辺三菱製薬の肩こり薬アロフトと間違えそうだからと、ジェイゾロフトになった。ちなみにゾロフトはラテン語で"心"や"気分"、"LOFT"は"持ち上げる"という意味。ジェイゾロフトというネーミングは1998年の新薬申請時に決定していた。当時のJリーグブームにあやかってのようだが、申請却下後もう一度治験をやり直し2006年に発売した頃には、すっかりJブームは終わっていた。流行りもので名前つけるとよくない好例。

セルトラリン / sertraline

日本での発売年　2006年
日本でのメーカー　ファイザー

SSRI

海外での販売名

アメリカ	Zoloft
カナダ	Zoloft
イギリス	Lustral
ドイツ	Zoloft
フランス	Zoloft
中国	Zoloft
韓国	Zoloft
タイ	Zoloft
豪州	Zoloft
ブラジル	Zoloft

2014年8月時点で世界119ヶ国で販売。

ジェネリック

新薬特許期間中のためジェネリック無し

化学構造図

Tmax=6.7h T1/2=24.1h

等価換算

100mg(トフラニール150mg換算)
等価換算係数× 1.5

用量(mg/日)

25　～　100

CYP

代謝 2C9
代謝 2C19
阻害 2D6
代謝 3A4

薬理プロフィール

D / 5HT / NA / E / mAch / 5HT2 / D2 / α1 / H1
STL

特徴

鎮静作用 / 血圧低下 / 錐体外路症状 / 肥満 / 口渇 / 乳汁
STL
※ 2D6 阻害は弱い

●お薬一口メモ●　ランダム化治療中止試験

　ジェイゾロフトはデジレル、トリプタノールとの同等性が検証出来ず、1998年申請が却下されている。後に厚生労働省の指導でランダム化治療中止試験というジェイゾロフトを8週間服用した人を2群に分け、更に8週間片方にプラセボを与え経過を見る試験がうつ病とPDで行われ、承認された。簡単に結果を述べるとうつ病で 再燃無し/参加者 は本薬95/117、プラセボ77/118。PDで症状悪化無し/参加者は本薬103/119、プラセボ94/121。

SSRI最強との呼び声高き抗うつ薬番長パキシル兄貴、押忍！

46 パキシル　　　　　　　　　　　　　　Paxil

開発国：	デンマーク	開発会社：	フェロサン（現・ノボノルディスク）
初販売国：	イギリス	国際誕生年：	1990年

薬剤添付文書の適応症　　[JP]日本での適応　[USA]アメリカでの適応　[ETC]その他処方例

[JPN]　◎うつ病・うつ状態　◎パニック障害　◎強迫性障害　◎社会不安障害（SAD）　◎PTSD
[USA]　○MDD　○OCD　○PD　○SAD　○PTSD　○GAD　○PMDD
[ETC]　-

抗うつ薬／抗不安薬

統合失調症		気分安定薬		うつ病（MDD）		神経症/不安障害		睡眠薬	
急性期		躁病期		難治性		PD	◎	入眠障害	
陽性症状		うつ病期		PMDD	○	GAD	○	中途覚醒	
陰性症状		躁再発防止		強迫性障害(OCD)	◎	SAD	◎	早朝覚醒	
維持療法		うつ再発防止				PTSD	◎	日中不安軽減	
難治性		摂食障害		ADHD		ASD		心身症		ナルコ	

　今や押しも押されもせぬうつ病治療の第1人気薬である。SSRIといわれているが、ノルアドレナリン作用もかなり強く、実質的にはSNRI。加えて抗コリン作用も残し、差異が殆どないSSRI市場で一歩抜きん出た薬。日本ではサンスターが1985年第Ⅰ相試験を行なったが、開発中止。アメリカでのプロザックブームを受けてスミスクライン・ビーチャム（後のGSK）が1992年に開発に着手、2000年11月に発売された。なお、SSRIという概念はパキシルのアメリカ販売時に名付けられたキャッチコピー。

　うつ病だけではなく、不安障害全般に広く適応をとっているのが特徴。といっても他のSSRIも抗不安薬的に用いることが出来るのですけどもね。日本初のPD適応薬でもある。GSKは精神科に強い吉富薬品とタッグを組んでプロモーションを行い、2003年に先行するルボックスを追い越して不動のトップ製剤となった。ルボックスと違いCYP450-2D6を強く阻害するため、他の抗うつ薬や抗精神病薬との併用には注意が必要。しかし日本定番処方の抗うつ薬＋抗不安薬＋睡眠薬の3点セットではバッティングしない利点がある。ちなみにパキシルも2D6で代謝されるため、高用量で自己代謝阻害してしまう。副作用の少なさの反面、処方コントロールは難しい。急な減薬・断薬で離脱症状が出ることが多く、再発と勘違いするケースを散見する。薬を止める時には慎重なコントロールが求められる。

●お薬一口メモ●　その後のニソオキセチン
　プロザック開発のきっかけとなった、抗うつ薬ニソオキセチンは抗コリン作用の無い選択的ノルアドレナリン再吸収阻害薬（Selective-NRI）であり、今もノルアドレナリンの標識薬（リガント）として利用されている。ニソオキセチンを元に開発されたのがADHD治療薬ステラトラ。

パロキセチン　　　　　　　　　　　　　　　　　　　　paroxetine

日本での発売年　　2000年
日本でのメーカー　グラクソ・スミスクライン

SSRI

海外での販売名

アメリカ	Paxil
カナダ	Paxil
イギリス	Seroxat
ドイツ	Seroxat
フランス	Deroxat
中国	Seroxat
韓国	Paxil
タイ	Paxil
豪州	Aropax
ブラジル	Paxil

2013年11月時点で世界110ヶ国以上で販売

ジェネリック

・パロキセチン錠として共和薬品工業、大原薬品工業、日本ケミファ、沢井製薬、サンド、テバ製薬、高田製薬、田辺三菱製薬、東和薬品、ファイザー、マイラン製薬、日医工、日新製薬、MeijiSeikaファルマ、科研製薬、あすかActavis製薬、三和化学、ザイダスファーマ、第一三共エスファ、エルメッドエーザイ、富士製薬工業、富士フイルムファーマ、日本ジェネリック、小林化工、寿製薬、興和ジェネリック、ニプロ、辰巳化学、鶴原製薬、陽進堂から販売。
・パロキセチンOD錠「トーワ」（東和薬品）

化学構造図

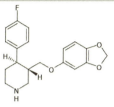

paroxetine/パロキセチン

Tmax=4.6h T1/2=15.0h

等価換算

40mg(トフラニール150mg換算)

等価換算係数× 3.75

用量(mg/日)

20　～　40(50)

CYP

薬理プロフィール

D
NA　　　5HT

PXT

mAch　　　　　　H1
　5HT2　D2　α1

特徴

鎮静作用
乳汁　　　　　　血圧低下
PXT
口渇　　　　　　錐体外路症状
　　　肥満　　※2D6阻害は強い

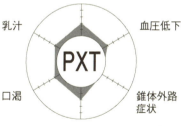

2D6代謝阻害 2D6

●お薬一口メモ●　長期間の薬物療法のリスク＆ベネフィット

　ハンス・セリエのストレス学説に沿って考えれば、原因を叩くことを目的とする薬物（例えば抗がん剤や抗生物質）とは違い、ストレス反応を生じさせることで体の適応能力を引き出すことを目的とする薬物、すなわち対症療法薬は全て体にとっては侵襲≒ストレッサーであり、体はそれに適応したストレス反応を示す。この場合薬はトリガーに過ぎず体の適応能力があるからこそ、症状は軽減する。しかし問題はセリエのいうエネルギーを消費する反抗期≒薬がある期間であり、長期間の服用は耐性が出来たり、元に戻らなくなるリスクがある。かといって長期間の服用が絶対にいけないわけではない。薬はツールに過ぎずベネフィットを見極めて処方すればいいだけの話なのである。

北欧デンマーク生まれ。最もセロトニン選択性が高いSSRIの貴公子セレクサ

47　セレクサ　　　　　　　　　　　Celexa

開発国：	デンマーク	開発会社：	ルンドベック
初販売国：	デンマーク	国際誕生年：	1989年

薬剤添付文書の適応症　[JP]日本での適応　[USA]アメリカでの適応　[ETC]その他処方例

[JPN] -
[USA] ○MDD
[ETC] △OCD　△PD　△SAD　△PTSD　△GAD　△PMDD

抗うつ薬　抗不安薬

統合失調症		気分安定薬		うつ病（MDD）		神経症/不安障害		睡眠薬	
				○					
急性期		躁病期		難治性		PD	△	入眠障害	
陽性症状		うつ急性期		PMDD	△	GAD	△	中途覚醒	
陰性症状		躁病予防		強迫性障害(OCD)	△	SAD	△	早朝覚醒	
維持療法		うつ再発防止				PTSD	△	日中不安軽減	
難治性		摂食障害		ADHD		ASD		心身症		ナルコ

　SSRIとはメーカーのつけたキャッチコピーに過ぎず、実はちょっぴりノルアドレナリン作用が残っていたりするが、セレクサは名前の通り、最もセロトニン作用の選択性が高い、生粋のSSRIである。

　セロトニンに選択的ならば、吐き気などの消化器症状が起こりやすい気もするが、なぜか控えめ。他のSSRIにあるCYP450阻害も弱いことから、併用薬とのバッティング問題も起こらない。究極のSSRIといえよう。薬理作用のシンプルさ、副作用の少なさから、アメリカでの抗うつ薬の治療効果のオープン試験STAR＊Dで第1選択薬に選ばれている。

　SSRIは強迫性障害に効果があるが、なぜかセレクサは適応を取っていない。会社の方針だろうか？

　1990年にゼリア新薬が脳機能改善薬として第Ⅰ相試験を行ったが、開発中止した。次に90年代末、三井製薬工業が治験を行なったが第Ⅲ相でそれまで前例の無い、プラセボ・コントロール・スタディを行うよう当時の厚生省から要求された。当時はそのような倫理的問題のある試験を行なってくれる医療機関が無いことから、事実上開発断念させられている。

●お薬一口メモ●　セレクサがヒットしたのは御曹司の手記がきっかけ

　1998年、セレクサのアメリカ販売元フォレスト社の御曹司、アンドリュー・ソロモンが雑誌『ニューヨーカー』にて自身のうつ病体験の手記を掲載した。「パキシルがブラックコーヒー11杯分としたらセレクサは55杯分」と猛プッシュ。同年発売したセレクサは価格の安さもあって大ヒットした。

シタロプラム   citalopram

日本での発売年　開発断念
日本でのメーカー　三井製薬工業（現・バイエル薬品）

SSRI

海外での販売名

- アメリカ　Celexa
- カナダ　Celexa
- イギリス　Cipramil
- ドイツ　Cipralex
- フランス　Seropram
- 中国　Cipramil
- 韓国　citalopram
- タイ　-
- 豪州　Cipramil
- ブラジル　Cipramil

ジェネリック

日本未発売

化学構造図

citalopram/シタロプラム

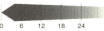

Tmax=4.0h T1/2=33.0h

等価換算

40mg（トフラニール150mg換算）
等価換算係数× 3.75

用量(mg/日)

20 ～ 60

CYP

代謝　2C19
代謝阻害　2D6
※ 2D6 阻害は弱い

薬理プロフィール

CLP　NA / D / 5HT / mAch / H1 / 5HT2 / D2 / α1

特徴

CLP　鎮静作用 / 血圧低下 / 錐体外路症状 / 肥満 / 口渇 / 乳汁

●お薬一口メモ●　STAR*D　(The Sequenced Treatment Alternatives to Relieve. Depression)
　で、実際のところ、最適な抗うつ薬の治療アルゴリズムって何よ？と2003年、4000人以上の患者で実施された大規模臨床試験。結論、最適なアルゴリズムは不明。最初セレクサで良くなるのは1/3（あれ？約6割に効くのでは？）他SNRI切り替え第2選択で良くなるのは残りの1/4で薬の差は無し、第3第4選択でどんどん回復率悪くなる。難治性うつ病治療の難しさが分かった。しかし何故プラセボとか3環系使わなかったのか？プラセボでも約4割改善し、時間たてば相当数回復し、重病患者こそトフラニールの有効例があるのだが？そもそも初発患者じゃないでしょコレ、と試験デザインからして新薬ありきの無茶なもの。臨床現場の苦悩そのままの結果であった。

究極のSSRI、燻し銀持田製薬が放つ飲み心地抜群のセレクサ大吟醸ASRI

48 レクサプロ　　Lexapro

開発国：	デンマーク	開発会社：	ルンドベック
初販売国：	スウェーデン	国際誕生年：	2001年

薬剤添付文書の適応症　[JP]日本での適応　[USA]アメリカでの適応　[ETC]その他処方例

[JPN]　◎うつ病・うつ状態
[USA]　○MDDの急性治療及び維持療法（12歳以上）　　○全般性不安障害の急性治療（18歳以上）
[ETC]　△PD　△OCD　△PTSD　△GAD　△SAD　△PMDD
EUではMDD、PD、SAD、GAD、OCDに適応

抗うつ薬／抗不安薬

統合失調症		気分安定薬		うつ病（MDD）		神経症/不安障害		睡眠薬	
急性期		躁鬱病期		難治性		PD	△	入眠障害	
陽性症状		うつ急性期		PMDD	△	GAD	○	中途覚醒	
陰性症状		躁再発防止		強迫性障害(OCD)		SAD	○	早朝覚醒	
維持療法		うつ再発防止	○		△	PTSD	△	日中不安軽減	
難治性									
摂食障害		ADHD		ASD		心身症		ナルコ	

　薬にはラセミ体といって、両手のひらのように立体的に左右対称のものがほぼ同じ割合で混ざっているものがある。そのうち薬効が生じるのは片方のみが殆どだ。レクサプロはセレクサのラセミ体＝S体R体のうち、S体のみを選別したSSRIの大吟醸である。セレクサにちょぴり残っていた抗ヒスタミン作用は半減。セレクサ治験時に課せられたプラセボ・コントロール・スタディも難なくクリア。名実ともに最強無比のSSRIといえよう。

　セレクサは他のSSRIと同じく前シナプスのセロトニン再吸収システムを妨害する箇所（プライマリー部位）に作用することで、シナプス間隙のセロトニン量を増やす。ところがS体セレクサ＝レクサプロはシステムを妨害するもう一つの部位（アロステリィック部位）にも作用し、再吸収を更に効率よく妨害し、セロトニン濃度を高める。この作用はR体には無い。これがアロステリィック・セロトニン再吸収阻害、ASRIと呼ばれるレクサプロ独自の増強効果である。結果レクサプロはセレクサの約1／4の量で効果を発揮している。

　抗うつ薬の比較試験117例25,928ケースをメタ解析し、12の新規抗うつ薬間の有効性と忍容性について調べたMANGAスタディにて、レクサプロは忍容性で1位、有効性で2位と他を圧倒している。他のSSRIにありがちなCYP450阻害作用も弱いことから、使いやすさは抜群である。製薬業界の激シブ企業、持田製薬の先見の明が光る良薬である。

●お薬一口メモ●　MANGAスタディとは？
　MANGA（Meta-Analysis of New Generation Antidepressants）Study。117の比較試験データをメタ解析して12の抗うつ薬の有効性と忍容性（飲み続けられたか？）について比較した。臨床の効果は似たり寄ったりの新規抗うつ薬に、一応統計的な順番付けがなされたことで、低めなメーカー側としてはかなり焦った論文。新規抗うつ薬のみ解析対象だったのでトフラニールやトリプタノールは対象外。解析対象にしたら有効性で1位2位、忍容性で最下位になったことでしょう。そういえばやらなくても分かっていましたね。

エスシタロプラム — escitalopram

日本での発売年　2011年
日本でのメーカー　持田製薬

SSRI（ASRI）

海外での販売名

- アメリカ　Lexapro
- カナダ　Cipralex
- イギリス　Cipralex
- ドイツ　Cipralex
- フランス　Seroplex
- 中国　Lexapro
- 韓国　Lexapro
- タイ　Lexapro
- 豪州　Lexapro
- ブラジル　Lexapro

2011年3月時点で世界96ヶ国にて販売。

ジェネリック

新薬特許期間中のためジェネリック無し

化学構造図

escitalopram／エスシタロプラム

Tmax=3.8-4.3h　T1/2=24.6-27.7h

等価換算

10mg（トフラニール150mg換算）
等価換算係数× 15

用量(mg/日)

10 ～ 20

CYP

代謝　2C19
代謝阻害　2D6　代謝　2D6

薬理プロフィール / 特徴

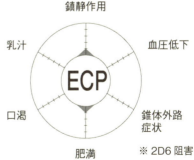

※ 2D6阻害は弱い

●お薬一口メモ●　メタ解析とは？

　乱暴に表現すれば薬同士の偏差値みたいなもの。MANGAでいえば、諸条件入り乱れる117のデータのうち、薬を飲み続けられたか（忍容性）と効果があったのか（有効性）の2つだけ注目して解析。メーカーバイアスが多少ともなりかかった公表されているRCTを元にしているので、新しい薬が相対的に良しとされ、当然のことながら比較された古い薬（プロザックなど）はネガティブになる。私見では、風邪に一番よく効く総合感冒薬を探しているようなもの。薬に順位はつけることは数学的に可能だけど、臨床的には殆ど差が無い。そもそも抗うつ薬ってあまり効果に違いないです。

南仏生まれのマイルドSNRI、急がず焦らずまったり抗うつ薬

49 トレドミン　　　　　　　　　Toledomin

開発国：	フランス	開発会社：	ピエール・ファーブル・メディカメン
初販売国：	フランス	国際誕生年：	1997年

薬剤添付文書の適応症　[JP]日本での適応　[USA]アメリカでの適応　[ETC]その他処方例

[JPN]　◎うつ病・うつ状態
[USA]　○線維筋痛症
[ETC]　△MDD　△神経障害性疼痛　△慢性疼痛

抗うつ薬

統合失調症		気分安定薬		うつ病（MDD）		神経症/不安障害		睡眠薬	
急性期		躁鬱期		難治性		PD		入眠障害	
陽性症状		うつ鬱期		PMDD		GAD		中途覚醒	
陰性症状		躁再発防止		強迫性障害(OCD)		SAD		早朝覚醒	
維持療法		うつ再発防止				PTSD		日中不安軽減	
難治性		摂食障害		ADHD		ASD		心身症		ナルコ

　トレドミンは南フランス、アベンヌ村のピエール・ファーブル社が開発したSNRI。ピエール・ファーブル社はアベンヌ温泉水の化粧品ブランドとホメオパシーが主力製品のユニークな企業で、トレドミンの原型は化粧品の基剤シクロプロパン化合物。殆どの抗うつ薬は原型となった薬があるが、トレドミンは何が原型なのか皆目不明。

　アメリカ進出はFDAのハードルの高さから諦め、欧州・中南米・中東・アジアで地道に地歩を固めた地方巡業旅芸人のような薬である。アメリカ発売は2009年、適応は線維筋痛症（いわゆる疼痛）のみ。

　日本での推奨最大用量は100mg/日と欧米に比べ半分。適宜増減可能だが、いまいち効き目の弱い抗うつ薬と思われている。しかしマイルドさと使い勝手の良さゆえに人気が高く、かつてのドグマチール的なマイルド抗うつ薬ポジションに評価が収まりつつある。軽症～中程度のうつ病と、疼痛・不定愁訴・婦人科領域など非精神科領域に処方されるケースが多い。CYP450を用いずグルクロン酸抱合体で排泄されるため、他薬との併用が容易。セロトニンとノルアドレナリンの再吸収バランスはほぼ同じである。なぜかPMS（市販後調査）で口渇・便秘・排尿困難の副作用報告が3倍以上増えた。普通、PMSだと減るのですけどもね。個人差が大きく抗うつ薬としての評価はわかれる。

●お薬一口メモ●　トレドミンの由来とホメオパシーについて

　Tolerance is dominant（忍容性が優れている）からトレドミンと名付けられた。確かに飲みやすさは抗うつ薬随一。ピエール・ファーブルの主力製品レメディとはホメオパシーに用いる製剤。ホメオパシーとは極度に薄めた薬物を摂取することで自然治癒を促すという代用医療。日本医師会と日本医学会は「科学的根拠はない」と医療現場からの排除を呼びかけている。などと書くとホメオパシーで治った人にいい顔されないが、個人的に治った体験としての事実と、科学的検証に耐えられる事実かどうかは別問題。だからRCTが生まれた。そもそも抗うつ薬の試験では4割くらいプラセボでも治ってしまうのですから。

ミルナシプラン / milnacipran

日本での発売年　2000年
日本でのメーカー　旭化成ファーマ

SNRI

海外での販売名

国	販売名
アメリカ	Savella
カナダ	-
イギリス	-
ドイツ	-
フランス	Ixel
中国	-
韓国	Ixel
タイ	Ixel
豪州	Ixel
ブラジル	Ixel

2013年3月時点で世界45ヶ国にて販売。

ジェネリック

- ミルナシプラン錠「アメル」（共和薬品工業）
- 〃「NP」（ニプロ）
- 〃「TYK」（大正薬品工業）
- 〃「タイヨー」（テバ製薬）
- 〃「サワイ」（沢井製薬）
- 〃「トーワ」（東和薬品）
- 〃「JG」（日本ジェネリック）
- 〃「日医工」（日医工）
- 〃「AFP」（アルフレッサファーマ）
- 〃「マイラン」（マイラン製薬）

化学構造図

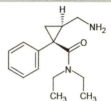

Tmax=2.6h T1/2=8.0h

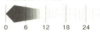

等価換算

100mg(トフラニール150mg換算)
等価換算係数× 1.5

用量(mg/日)

25 ～ 100

CYP

薬理プロフィール

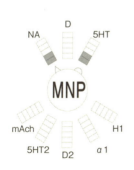

特徴

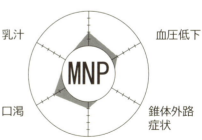

●お薬一口メモ●　**抗うつ薬が無くなる日**

　おそらくだけど2、30年後DSM-Ⅶが出るころには抗うつ薬というジャンル自体が無くなっているかもしれない。理由はうつ病の適応拡大しすぎで、薬の効果がプラセボと大差ないこと。長期的に見て、抗うつ薬を飲み続けることが果たして患者の利益なのか不確かなため。でも、かつてローランド・クーンがトフラニールを発見したときに対象としたような、難治性で長期入院を要するうつ病患者向けにトフラニールは生き残っていると思う。

noCYP

用量でSSRI→SNRI→SNDRIへと変化する。SNRIの世界標準薬

50 エフェクサー　Effexor

開発国：	アメリカ	開発会社：	ワイス（現・ファイザー）
初販売国：	アメリカ	国際誕生年：	1994年

薬剤添付文書の適応症　[JP]日本での適応　[USA]アメリカでの適応　[ETC]その他処方例

[JPN] -
[USA] ○MDD　○GAD　○SAD　○PD
[ETC] △PD　△PTSD　△PMDD
イギリスではMDD、うつ病再発防止、GAD、SAD、PDに適応

抗うつ薬／抗不安薬

統合失調症		気分安定薬		うつ病（MDD）		神経症/不安障害		睡眠薬	
急性期		躁急性期		難治性	△	PD	△	入眠障害	
陽性症状		うつ急性期		PMDD	△	GAD	△	中途覚醒	
陰性症状		躁再発防止		強迫性障害(OCD)		SAD	△	早朝覚醒	
維持療法		うつ再発防止	△			PTSD	△	日中不安軽減	
難治性									
		摂食障害		ADHD		ASD		心身症		ナルコ

　エフェクサーは事実上SNRIの世界標準薬である。少量でSSRI、中用量でSNRI、高用量でドパミン系にも作用するというトリプルアクション抗うつ薬。1990年発売のパキシルがSSRIと銘打って好評なのを真似して、エフェクサーは世界初のSNRI（セロトニン・ノルアドレナリン再吸収阻害薬）と銘打ってブランド化、大ヒットした。ただし元々はSSRIとして開発していた薬であり、再吸収阻害作用の強さでみると、プロザックやジェイゾロフトのセロトニン作用を1ランク弱めた感じ。

　デュアル・トリプル作用ゆえ薬効は高く、海外での比較試験ではトフラニールに勝るデータもある。正直効果はいまいちな感のSSRIより評価が高い。さらに効かぬなら増量が容易で難治例にも用いられる。うつ病のみならず、不安障害全般へも効果がある。作用時間が短いのが玉に傷だが、徐放薬エフェクサーXRにて対応している。

　効きが良い反面、SSRI・SNRIの自殺誘発問題において高リスクである。また断薬減薬時に離脱症状が起こりやすい。日本ではワイス社が第Ⅲ相試験終了し申請していたが、セレクサ同様、プラセボコントロールスタディを要求され2007年開発断念。しかしファイザーが再度治験を行っている（2014年12月第Ⅱ/Ⅲ相）。ファイザーはジェイゾロフトの治験で辛酸を舐めた経験があるので、きっと上手に治験をデザインしクリアするだろう。

●お薬一口メモ●　旭化成ファーマ

　1992年、東洋醸造と旭化成工業が合併し設立。東洋醸造は1918年、伊豆大仁の酒屋店主だった脇田信吾が創設。同年、合成日本酒力正宗を発売し、大ヒット。戦後は医薬品部門へ進出しペニシリン製造、抗生物質開発で地歩を固める。代表的製品として缶酎ハイのハイリキ、第2世代抗ヒスタミン薬ゼスラン。旭化成は1931年、宮崎県延岡市にて創業した延岡アンモニア絹糸が原型。代表的製品としてコエンザイムQ10。両社は1958年から資本提携していた。

ベンラファキシン / venlafaxine

日本での発売年　開発中
日本でのメーカー　ファイザー

SNRI

海外での販売名

アメリカ	Effexor XR
カナダ	Effexor
イギリス	Efexor XL
ドイツ	Trevilor
フランス	Effexor
中国	Efexor XR
韓国	Efexor
タイ	Efexor
豪州	Efexor XR
ブラジル	Efexor

全世界で販売。エフェクサーは作用時間が短いため、徐放薬のエフェクサーXRが広く用いられている。

ジェネリック

日本未発売

化学構造図

Tmax=2h(7h)　T1/2=3-7h(9-13h)

等価換算

150mg(トフラニール150mg換算)
等価換算係数× 1

用量(mg/日)

75　～　375

CYP

代謝 2D6
代謝 3A4

薬理プロフィール

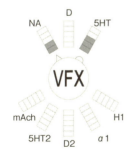

特徴

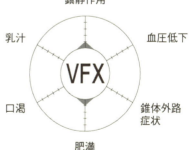

●お薬一口メモ●　プラセボ・コントロール・スタディ

　真薬とプラセボを混ぜて行うRCT（84頁下参照）。プラセボの場合、治験ボランティアに不利益が生じる。例えば抗うつ薬だとうつ病患者が自殺してしまったらどうするんだ！という倫理上の問題とケア体制の面倒臭さと、実は有効率は対して変わらない可能性から治験する側が嫌がる。故に昔はプラセボを用いず、同じ効能の薬と比べる試験が主流だった。アメリカでは退役軍人病院が積極的にプラセボ・コントロール・スタディに協力し、向精神薬の効果判定に貢献している。まさに治験ボランティア（義勇軍）である。

エフェクサーの活性代謝物、エフェクサーライト

51 プリスティク　　Pristiq

開発国：	アメリカ	開発会社：	ワイス（現・ファイザー）
初販売国：	アメリカ	国際誕生年：	2008年

薬剤添付文書の適応症　[JP]日本での適応　[USA]アメリカでの適応　[ETC]その他処方例

[JPN]　-
[USA]　○MDD
[ETC]　△血管運動性症状　△線維筋痛症　△GAD　△SAD　△PD　△PTSD　△PMDD　△更年期障害

抗うつ薬 / 抗不安薬

統合失調症		気分安定薬		うつ病（MDD）		神経症/不安障害		睡眠薬	
急性期		躁病性期		難治性		PD	△	入眠障害	
陽性症状		うつ急性期		PMDD	△	GAD	△	中途覚醒	
陰性症状		躁再発防止		強迫性障害(OCD)		SAD	△	早朝覚醒	
維持療法		うつ再発防止				PTSD	△	日中不安緊張	
難治性									
		摂食障害		ADHD		ASD		心身症	△	ナルコ	

　エフェクサーの活性代謝物である。腸から吸収されたエフェクサーは肝臓で約70％が代謝され、プリスティックになるためエフェクサーから変更しても有効なケースが多い。エフェクサーは低用量でSSRI的な薬だが、プリスティックは1ランク、ノルアドレナリン作用が強まり、SNRI的な性格が強くなる。アメリカFDA承認の適応はうつ病のみで、不安障害は省かれている。

　血中濃度半減期がエフェクサー以上に短いことから、最初から徐放薬として発売されている。血中濃度は個人差が少なく安定している。アメリカを中心に南北アメリカ諸国、豪州、インドなどで発売されている。ワイス社はEUでの一括承認を目指していたが、2009年うつ病での申請を断念した。2012年に国別承認にてスペインで発売されたが、ヨーロッパ進出は出遅れている。どうもEUはエフェクサーとの差異を認めなかったようである。日本では2009年からファイザーが治験を開始していたが、第Ⅰ相で止まっている。ファイザーは前頁のエフェクサー開発を優先している。

●お薬一口メモ●　ファイザー
　ドイツ系移民の薬剤師チャールズ・ファイザーと従兄弟で、菓子職人のチャールズ・エアハルトが1849年ニューヨーク、ブルックリンにて創業。苦かった駆虫剤サントニンをアーモンドトフィーしたキャンディにして売り出し大ヒット。1919年クエン酸の合成に成功。1942年、クエン酸合成プロセスを応用してペニシリン大量生産に成功。第2次世界大戦時連合国の使用するペニシリンの殆どはファイザー製だったという。戦後、土壌細菌から抗生物質を次々発見し、抗生物質のトップメーカーとして今も君臨している。2000年ワーナーランバート、03年ファルマシア、09年ワイスを吸収。世界最大の製薬会社である。

デスベンラファキシン

desvenlafaxine

日本での発売年　開発中
日本でのメーカー　ファイザー

SNRI

海外での販売名

- アメリカ　Pristiq
- カナダ　Pristiq
- イギリス　-
- ドイツ　-
- フランス　-
- 中国　-
- 韓国　Pristiq
- タイ　-
- 豪州　Pristiq
- ブラジル　-

ジェネリック

日本未発売

化学構造図

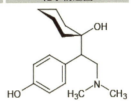

desvenlafaxine/デスベンラファキシン

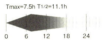

Tmax=7.5h T1/2=11.1h

等価換算

100mg(トフラニール150mg換算)

等価換算係数× 1.5

用量(mg/日)

50 ～ (400)

CYP

代謝 2D6

代謝 3A4

薬理プロフィール / 特徴

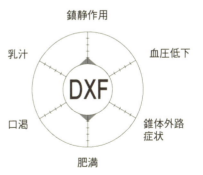

●お薬一口メモ●　**力価と等価換算はパルスイートで考えれば分かりやすい。**

　力価とは薬の強さの指標、というと力価が高いほど良く効くような気がするが、実際の処方では高力価な薬は少用量、低力価な薬は大用量処方している。身近な例でいえば、砂糖は低力価、人工甘味料のアスパルテームは高力価な甘味料である。例えばアスパルテームを含む味の素の低カロリー甘味料パルスイート1さじは、砂糖3さじに相当する甘さがある。これを本書の等価換算で記述すると、パルスイート1さじ（砂糖3さじ換算）　パルスイートの等価換算係数は×3となる。

「いい薬なんやろう、やったらええやないか」社長の決断が産んだ世界薬

52 サインバルタ　　　Cymbalta

開発国：	アメリカ	開発会社：	イーライリリー
初販売国：	アメリカ	国際誕生年：	2004年

薬剤添付文書の適応症　[JP]日本での適応　[USA]アメリカでの適応　[ETC]その他処方例

[JPN]　◎うつ病・うつ状態　◎糖尿病性神経障害に伴う疼痛
[USA]　◎MDD　○GAD　○糖尿病性末梢神経障害性疼痛　○線維筋痛症　○慢性的な筋骨格痛
[ETC]　△緊張性尿失禁　△神経障害性疼痛　△慢性疼痛　△他の不安障害

抗うつ薬／抗不安薬

統合失調症		気分安定薬		うつ病（MDD）		神経症/不安障害		睡眠薬	
急性期		躁病期		難治性		PD		入眠障害	
陽性症状		うつ急性期		PMDD		GAD	○	中途覚醒	
陰性症状		躁再発防止		強迫性障害(OCD)		SAD		早朝覚醒	
維持療法		うつ再発防止				PTSD		日中不安軽減	
難治性									
摂食障害		ADHD		ASD		心身症	○	ナルコ	

　エフェクサーの独走を阻むSNRIの真打が、一時はデッドドラッグとイーライリリーがサジを投げたサインバルタである。他のSNRIがセロトニンに偏った再吸収阻害作用を示し、低用量でSSRI、中〜高用量でSNRIになるのに対し、サインバルタはほぼ同等のデュアル作用で低用量からSNRI、高用量でドパミンを含めたトリプル作用となる。エフェクサー無き日本市場において、SNRIの事実上標準薬として人気が高い。

　1990年代アメリカ、イーライリリーが20〜30mg/日で治験を行っていたが、効果が認められず94年開発を中断した。しかし同時期、日本で治験を行なっていた塩野義製薬のデータは良好だったため、当時の社長が「いい薬なんやろう。いい薬やったら、やったらええやないか」と日本独自に開発続行。1999年用量設定ミスに気付いたリリーが倍増し、開発再開した経緯がある。比較的小柄な日本人は、低用量で良反応を示したのが幸いしたようだ。2013年全米抗うつ薬売上1位52億ドル。イーライリリーを支える大ヒット抗うつ薬である。

●お薬一口メモ●　サインバルタの初期用量設定ミス

　1992年サインバルタは日米同時発売を目指し、日本では塩野義と日本リリーが共同で治験を開始した。当初20〜30mg/日で試験が行われたがアメリカでは効果が出ず、日本人には好成績だった。1994年アメリカのリリー社は開発を断念した。日本リリー社も開発から撤退したため、塩野義の単独開発となった。用量設定ミスに気付いたリリー社が用量を2倍にし、治験を再開したのは1999年である。開発者はプロザックを発見したデビッド・T・王博士。ちなみに日本ではじめて新聞1面広告で治験ボランティアを公募し話題となったが、応募者に大きなバイアスがかかってしまい、試験としては失敗したという。

デュロキセチン duloxetine

日本での発売年　2010年
日本でのメーカー　塩野義製薬

SNRI

海外での販売名

国	販売名
アメリカ	Cymbalta
カナダ	Cymbalta
イギリス	Cymbalta
ドイツ	Cymbalta
フランス	Cymbalta
中国	Cymbalta
韓国	Cymbalta
タイ	Cymbalta
豪州	Cymbalta
ブラジル	Cymbalta

世界101ヶ国にて販売。

ジェネリック

新薬特許期間中のためジェネリック無し

化学構造図

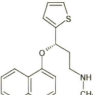

duloxetine／デュロキセチン

Tmax=6.9-7.5h T1/2=10.6-15.3h

等価換算

40mg(トフラニール150mg換算)
等価換算係数× 3.75

用量(mg/日)

20 ～ 40（60）

CYP

代謝　1A2

薬理プロフィール

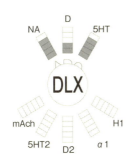

特徴

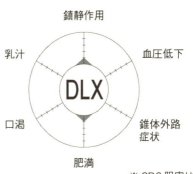

※ 2D6 阻害は中程度

代謝阻害　2D6

●お薬一口メモ●　エミール・クレペリンの言葉

「彼は生物学的精神医学の妥当性は否定しなかったが、ただ自分にはそれが分からないとして、「原因に基いて疾患をグループに分け、類似点のない原因を分離することが臨床的にできない限り、原因論に関するわれわれの観点は必然的に不明瞭かつ矛盾したままであろう」と述べた」（エドワード・ショーター　木村定訳『精神医学の歴史』青土社、1999年、135頁より引用）

ドパミンも増やしたれ！SSRI、SNRIの次はNDRI

53 ウェルバトリン　　Wellbutrin

開発国：	アメリカ	開発会社：	バロウズ・ウエルカム（現・GSK）
初販売国：	アメリカ	国際誕生年：	1985年

薬剤添付文書の適応症　[JP]日本での適応　[USA]アメリカでの適応　[ETC]その他処方例

[JPN] －
[USA] ○MDD　　○禁煙治療補助剤
[ETC] △双極性うつ病　△ADHD　△性機能障害

抗うつ薬

統合失調症		気分安定薬		うつ病（MDD）		神経症/不安障害		睡眠薬	
					○				
急性期		躁状態		難治性		PD		入眠障害	
陽性症状		うつ状態	△	PMDD		GAD		中途覚醒	
陰性症状		躁病予防		強迫性障害(OCD)		SAD		早朝覚醒	
維持療法		うつ病予防				PTSD		日中不安軽減	
難治性		摂食障害		ADHD	△	ASD		心身症		ナルコ	

　NDRI＝ノルアドレナリン・ドパミン再取込阻害薬。かなり癖の強い抗うつ薬である。発売当初は用量設定が多すぎ、てんかん・けいれん発作が頻発したことで市場から一時撤退、最大用量を450mg/日に減らして再販された。

　ドパミンへの作用が強いため、アンフェタミン・メタンフェタミン離脱症状の軽減に用いられるほど。日本でいえばリタリンのうつ病適応での危なさに似ている。医師はよほどのことがないと処方しないが、患者からの人気は絶大な点もかつてのリタリン人気を彷彿させる。SSRIで効果が無いケースに追加することで、トリプルアクション効果が得られる。

　低中用量でニコチン依存の離脱症状に効果があり、禁煙補助薬としても用いられている。日本ではGSKが発売に向けて治験を行っていたが、第Ⅲ相試験に失敗している。

●お薬一口メモ●　バロウズ・ウエルカム
　アメリカ人薬剤師サイラス・バロウズがワイスの医薬品販売のため、1878年ロンドンにて創業したバロウズカンパニーが原型。1880年に友人のヘンリー・ウエルカムとバロウズ・ウェルカムを創業。後にウェルカムに社名変更。1995年グラクソと合併し、グラクソ・ウェルカム。2000年にスミスクライン・ビーチャムと合併し、現在のグラクソ・スミスクライン（GSK）となった。ちなみにウェルカム最初の製品は16歳の時に販売した見えないインクだが、中身はレモン汁だったという。

ブプロピオン / bupropion

日本での発売年	開発断念
日本でのメーカー	グラクソ・スミスクライン

NDRI

海外での販売名

- アメリカ　Wellbutrin
- カナダ　Zyban
- イギリス　Zyban
- ドイツ　Zyban
- フランス　Zyban
- 中国　YueTing
- 韓国　Wellbutrin
- タイ　Quomem
- 豪州　Zyban
- ブラジル　Zyban

ジェネリック

日本未発売

化学構造図

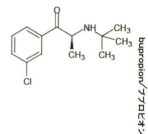

bupropion/ブプロピオン

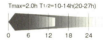

Tmax=2.0h T1/2=10-14h(20-27h)

0　6　12　18　24

等価換算

200mg(トフラニール150mg換算)

等価換算係数× 0.75

用量(mg/日)

100　～　300(450)

CYP

薬理プロフィール

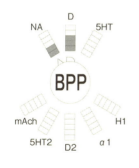

特徴

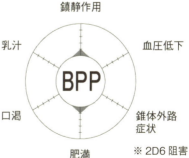

※ 2D6 阻害は強い

2D6 阻害

● お薬一口メモ ●　**クレペリンの分類**

　1836年、ドイツの精神科医エミール・クレペリン Emil Kraepelin (1856-1926) は、内因性精神疾患を特異的に早発性痴呆と躁うつ病に2分類した。この2つの疾患を分類した最も大きな根拠は予後。早発性痴呆は不治、躁うつ病は治ることだった（実際には当時早発性痴呆と診断された人の1/4は治っていたが）。クレペリンは躁うつ病には躁病・躁うつ病・うつ病に相当するエピソードの存在があることを認めつつも、その境は明確ではなく予後の良好さから単一の病的過程とした。この思想は現在の双極性スペクトラム障害概念へ強い影響を与えたが、予後は総じて良かった点だけは引き継がれなかった。

禁断の抗うつ薬MAOIの安全版RIMAトホホ……

54 オーロリックス　　　　　　　　　Aurorix

開発国：	スイス	開発会社：	F・ホフマン=ラ・ロシュ
初販売国：	スウェーデン	国際誕生年：	1989年

薬剤添付文書の適応症　[JP]日本での適応　[USA]アメリカでの適応　[ETC]その他処方例

[JPN] -
[USA] -
[ETC] △MDD　△SAD　△高齢者のうつ病　△高齢者の認知症　カナダではMDD、SADに適応

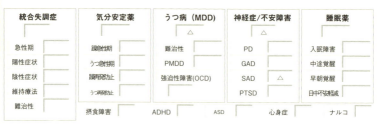

1950年代に実用化されたMAOI（MonoAmine Oxidase Inhibitor モノアミン酸化酵素阻害薬）は禁断の抗うつ薬だった。MAOIは用済みのモノアミンを分解してくれる酵素MAOの働きを妨害することで、シナプス間隙にセロトニン・ノルアドレナリン・ドパミンを増やす。いわばトリプルアクションの抗うつ薬であり、抗うつ作用は極めて高い。

60年代後半、MAOIはチーズ効果と呼ばれる致死的な血圧上昇副作用が判明し、殆ど用いられなくなった。しかしMAOIの強烈な賦活作用は難例例に有効なケースが多かった。MAOIは食事管理が可能な入院患者への処方は可能であり、海外では根強い人気がある。

RIMA（Reversible inhibitors of monoamine oxidase type-A）はMAOIのチーズ効果を克服した安全な薬といわれている。メーカーはベンズアミドを原型に創薬したと主張しているが、化学構造は初期のMAOI**イプロニアジド**に類似しており、余計な装飾を施すことでMAOへの結合度を弱くしていると推測される。安全性は確かに高いものの、かつてMAOIにあったシャープな抗うつ作用は無い。メーカーはアメリカで抗うつ薬として治験を行っていたがエビデンスが集まらず販売を断念し、欧州で各種不安障害の薬として発売している。日本では1980年代抗痴呆薬として治験を行ったが頓挫。1996年大日本製薬が抗うつ薬で治験を行っていたが、第Ⅱ相試験で開発断念している。

●お薬一口メモ●　最初に疑うべきは

　昔は内科や産婦人科で原因が分からないと精神科へ行くパターンが多かったが、2000年代からのサイコバブルで、まずは精神科というパターンが多くなっている。しかし多くの病気が精神症状を伴う。とくに糖尿病などの内分泌疾患は専門医でないと判別付け難く、治療機会を逸してしまうケースが多い。40代以降でうつ病が長引いている人は、一度人間ドックにかかったほうがいいのではないかと著者は考える。

モクロベミド

moclobemide

日本での発売年　開発断念
日本でのメーカー　大日本製薬（現・大日本住友製薬）

RIMA

海外での販売名

- アメリカ　-
- カナダ　Manerix
- イギリス　Manerix
- ドイツ　Aurorix
- フランス　Moclamine
- 中国　Aurorix
- 韓国　Aurorix
- タイ　-
- 豪州　Aurorix
- ブラジル　Aurorix

ジェネリック

日本未発売

化学構造図

moclobemide／モクロベミド

Tmax=1.0h T1/2=3.0h

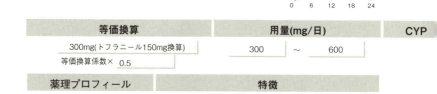

等価換算	用量(mg/日)	CYP
300mg（トフラニール150mg換算） 等価換算係数× 0.5	300 ～ 600	代謝 2C19 代謝 2D6

薬理プロフィール

特徴

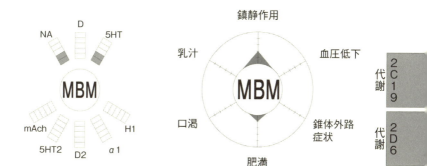

●お薬一口メモ●　クレペリン分類への反発

　無数に症候群があるとされた、それまでの精神医学説を2分類化するクレペリンの主張は、当然反発を呼んだ。当時ウィーンの高名な精神科医コンスタンチン・フォン・エコノモはクレペリンを「大袈裟なことを書く北方ドイツの村の校長」と批判。ウォルニッケは「浅薄である」と述べた。クレペリンの学説は、当時勃興してきた顕微鏡レベルで脳病変を探す神経病理学が、精神医学へ向かうのを終わらせる契機となったが、神経衰弱など各種症候群を飯の種にしていた当時の精神医学界はクレペリンを受け入れず、この分類は殆ど用いられることはなかった。

抗うつ薬　等価換算計算表

等価換算基準薬はトフラニール（一般名：イミプラミン）です。

No.	薬名	処方量(mg/日)		等価換算係数		等価換算量(mg/日)
29	トフラニール		×	1	=	
30	アナフラニール		×	1.25	=	
31	トリプタノール		×	1	=	
32	スルモンチール		×	1	=	
33	ノリトレン		×	2	=	
34	アンプリット		×	1	=	
35	プロチアデン		×	1	=	
36	アモキサン		×	1	=	
37	ルジオミール		×	1	=	
38	テトラミド		×	2.5	=	
39	テシプール		×	25	=	
40	レメロン		×	5	=	
41	デジレル		×	0.5	=	
42	サーゾーン		×	0.5	=	
43	プロザック		×	3.75	=	
44	ルボックス		×	1	=	
45	ジェイゾロフト		×	1.5	=	
46	パキシル		×	3.75	=	
47	セレクサ		×	3.75	=	
48	レクサプロ		×	15	=	
49	トレドミン		×	1.5	=	
50	エフェクサー		×	1	=	
51	プリスティク		×	1.5	=	
52	サインバルタ		×	3.75	=	
53	ウェルバトリン		×	0.75	=	
54	オーロリックス		×	0.5	=	
12	ドグマチール		×	0.5	=	
				合計		

※通常のうつ病治療における平均的な処方量はトフラニール（一般名：イミプラミン）等価換算量100～200mg/日くらいです。しかし個人差、薬による差が大きく、目安にすぎません。

ココロピルブック

抗不安薬

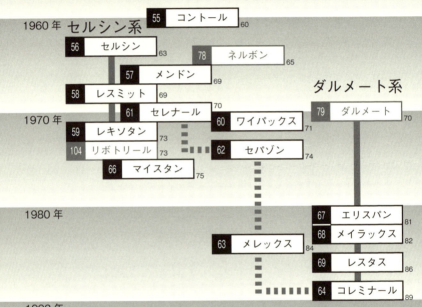

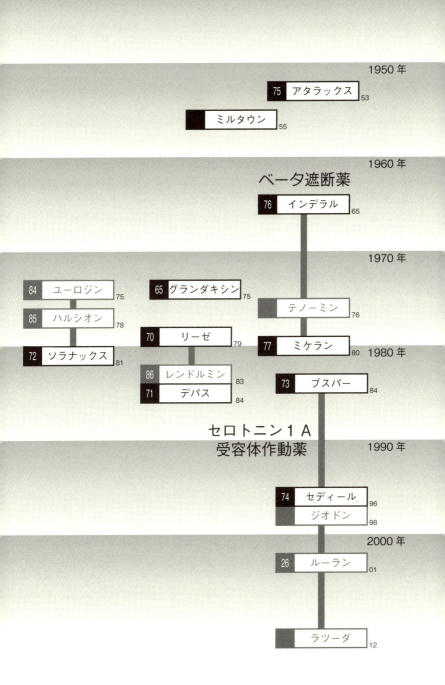

棚からぼた餅で生まれた抗不安薬

55 コントール　　　　Contol

開発国：	スイス	開発会社：	F・ホフマン=ラ・ロシュ
初販売国：	アメリカ	国際誕生年：	1960年

薬剤添付文書の適応症　[JP]日本での適応　[USA]アメリカでの適応　[ETC]その他処方例

[JPN]　◎神経症における不安・緊張・抑うつ　◎うつ病における不安・緊張　◎心身症（胃・十二指腸潰瘍、高血圧症）における身体症候並びに不安・緊張・抑うつ
[USA]　◎不安障害　◎不安の症状　◎術前の不安軽減　◎急性のアルコール離脱症状
[ETC]　-

統合失調症		気分安定薬		うつ病（MDD）		神経症/不安障害		睡眠薬	
急性期		躁病期		難治性		PD		入眠障害	
陽性症状		うつ病期		PMDD		GAD		中途覚醒	
陰性症状		躁病防止		強迫性障害(OCD)		SAD		早朝覚醒	
維持療法		うつ再発防止				PTSD		日中不安軽減	
難治性									
		摂食障害		ADHD		ASD		心身症	◎	ナルコ	

　コントールは世界初のベンゾジアゼピン系抗不安薬である。1961年発売から1971年に規制されるまで普通に薬局で買えた。当時の新聞広告には「モリモリ　ファイト！　バリバリ　仕事！」（同成分のバランス）と高度成長時代のサラリーマン向けにストレス解消エナジードリンクのようなコピーが添えられてる。発売翌年の国内鎮静剤売上の50％がコントールと、バランスが占めるほど大ヒット。戦前生まれの人にはデパス以上に知名度が高い。

　最初に発見された薬だけあって、抗不安作用、鎮静化作用は強い。初めて飲んだ時は強烈に効く。しかし、作用時間が実質1週間と極めて長いため、連用しているといまいち効果がわかりにくくなってしまう。現在、処方例は少ない。筋弛緩作用や抗けいれん作用が少なくマイルドな効き目のため、心身症患者向けで命脈を保っている。また、作用時間の長さゆえに離脱症状が生じにくい長所もある。

　なお、後継薬セルシンは当初、コントールと同じく市販薬として発売されるはずだったが、サリドマイド事件の影響で、鎮静薬・睡眠薬の市販が厳しくなり、処方箋薬となった。

●お薬一口メモ●　FDA
　Food and Drug Administration アメリカ食品薬物管理局の略称。アメリカ合衆国のHHS（Department of Health and Human Service）保険福祉省の一支局で日本で言う厚生労働省薬務局にあたる。薬や食品添加物、健康食品などの認可、管理指導を行っている。

クロルジアゼポキシド

chlordiazepoxide

日本での発売年　1961年
日本でのメーカー　武田薬品工業

ベンゾジアゼピン系抗不安薬

海外での販売名

- アメリカ　chlordiazepoxide
- カナダ　-
- イギリス　Librium
- ドイツ　Librium
- フランス
- 中国　chlordiazepoxide
- 韓国　Liberty
- タイ　Benpine
- 豪州　-
- ブラジル　Psicosedin

ジェネリック

- ●バランス（丸石製薬）
- ・コンスーン（鶴原製薬）

（●は先行同時発売品）

化学構造図

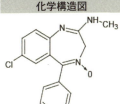

chlordiazepoxide／クロルジアゼポキシド

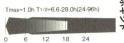

Tmax=1.0h T1/2=6.6-28.0h(24-96h)
0　6　12　18　24

等価換算

10mg(セルシン5mg換算)
等価換算係数× 0.5

用量(mg/日)

20　～　60

CYP

3A4　代謝

薬理プロフィール

D, 5HT, NA, CDP, mAch, H1, 5HT2, D2, α1

特徴

鎮静作用、抗不安作用、抗けいれん作用、筋弛緩作用　CDP

●お薬一口メモ●　シュナイダーの分類

　エミール・クレペリンと同時代、ドイツで活躍したハイデルベルグ大学の医師クルト・シュナイダーは躁うつ病と統合失調症をほぼ同じ概念で捉え、病気の特徴による分類を試みた。クレペリンが長期的な予後を重視したのに対し、シュナイダーは臨床で即応出来る現実的な分類だったことから、広く受け入れられた。シュナイダーは気分障害については各個人の性質が大きいと考え、抑うつ反応とかうつ病という概念を否定した。シュナイダーの影響は今もドイツに残っている。ドイツはうつ病治療の抗うつ薬使用に、極めて慎重な時代が2000年頃まで続いた。

棚からぼた餅で生まれた抗不安薬

55 コントール　　　Contol

■染料科学者だった発見者レオ・ステルンバッハ

　コントールは、棚からぼた餅で発見された抗不安薬である。開発者はF・ホフマン＝ラ・ロシュ社のアメリカ・ニュージャージー州ナットリー研究所所属のユダヤ人薬理学者レオ・ステルンバッハ（Leo Sternbach）。

　ステルンバッハは1907年、オーストリア＝ハンガリー帝国のオパティア（現・クロアチア）で薬局を営む家に生まれた。一家は第1次世界大戦後ポーランドに移住、ステルンバッハは南部クラクフにあるヤギェウォ大学（Jagiellonian University）薬学部へ進学した。ヤギェウォ大学は14世紀創設のポーランドで1番古い大学であり、地動説のコペルニクス、第264代ローマ教皇ヨハネ・パウロ2世を輩出した名門である。

　ステルンバッハが博士課程で選んだテーマは染料だった。当時の化学産業の華は薬ではなく染料だった。ステルンバッハは新しい染料を次々に開発し、多くの特許をとった。

■スイス亡命、アメリカ亡命

　ところがドイツでナチスが政権をとり、ヨーロッパに不穏な空気が広がり始めた。ステルンバッハはスイスのバーゼルへと移住した。

　1939年9月、ドイツ軍はポーランドへ侵攻、第2次世界大戦がはじまった。ヤギェウォ大学に残っていたユダヤ人研究者はクラクフ近郊アウシュビッツ収容所へ送られた。1940年ステルンバッハはポーランド帰国を諦め、バーゼルのF・ホフマン＝ラ・ロシュ社製薬部門の研究員となった。しかし、永世中立国スイスにもドイツ軍侵攻が噂された。ロシュ社は不測の事態に備えてユダヤ人研究員を全員アメリカ、ニュージャージー州ナットリーの研究所へと亡命させた。戦後、ステルンバッハはアメリカ市民権を得て、ナットリーで研究を続けた。

抗不安薬

●お薬一口メモ●　DSM
　DSM＝Diagnostic Statistical Manual of mental disorders 『精神疾患の診断統計マニュアル』の略称、現在の最新版は2013年の第5版でDSM-V。アメリカの精神科医必携のマニュアル本。簡単なイエス・ノーテストで精神疾患を分類特定できる簡便さがあるが、多くの病気には精神的症状があらわれる点を見過ごすと誤診となる危うさがある。また、人格障害の分類などアメリカの文化的社会的な不適応を障害とするなど問題も多いが、統計的にサンプルを標準化する意味ではとても有意。ある意味アメリカ合理主義の象徴。

クロルジアゼポキシド　　　　　　　　　　　　　　　　　　　chlordiazepoxide

日本での発売年　1961年
日本でのメーカー　武田薬品工業

ベンゾジアゼピン系抗不安薬

■トランキライザーの登場

　1952年、フランスで統合失調症患者に優れた鎮静作用をもつラーガチル（一般名：**クロルプロマジン**）、1955年アメリカで精神安定剤ミルタウン（一般名：**メプロバメート**）が発売され、大ヒットした。当時は薬が脳にどう作用しているのか分からなかったので両薬は分かりやすい鎮静作用で一括りにされ、トランキライザーと呼ばれた。それまでの鎮静薬はバルビツール酸系睡眠薬のように危険な薬ばかりだったので、比較的安全な薬の発見はアメリカ精神医療の大衆化に貢献した。

■スプートニクショックとミルタウンの成功

　当時は核戦争間近といわれた米ソ冷戦時代だった。例えば1957年10月4日、ソ連は人工衛星スプートニク1号打ち上げに成功した。それは大陸間弾道ミサイルが可能になったことを意味していた。その日、アメリカでは核ミサイルが飛んでくるのではとパニックになった人で、メンタルクリニックに行列が出来たという。

　ミルタウンはマイナー（穏和な）トランキライザーと呼ばれ爆発的に売れた。薬局の前には「ミルタウンは品切れ」「ミルタウン○○日に入荷」といった紙が貼りだされるほど異常な人気ぶりだった。初年度売り上げは1億ドルを超え、雑誌タイムはミルタウン特集記事「処方された幸せ」を掲載し、テレビの人気コメディ番組司会者ミルトン・バールはミルタウン・バールと戯称した。トランキライザー（精神安定剤）ブームの到来である。

■半ば諦めていた新薬開発

　1955年ロシュ社は、ステルンバッハにミルタウンに代わる新しいト

●お薬一口メモ●　アドルフ・マイヤーの何でもあり
　アメリカ、ジョンズ・ホプキンス大学のアドルフ・マイヤーは、アメリカにクレペリンの分類を広めたが後年は反クレペリン主義となった。シュナイダーのうつ病否定、クレペリン疾患モデルを否定し、患者が訴える多様な感情表現を重視した。結果、アメリカの精神医療は何でもありとなり、神経衰弱とか抑うつ神経症、フロイトの精神分析、各種心理療法の勃興、外来クリニックの流行とアメリカ精神医療にダイナミズムを生み出すことになった。結果、アメリカではクレペリンって誰？状態が1970年代まで続いた。戦後アメリカ精神医学の影響を大きく受けた日本も、概ね似たような状態だった。

棚からぼた餅で生まれた抗不安薬

55 コントール　　　　　　　　　　　　Contol

ランキライザーの開発を命じた。ステルンバッハが着目したのは 7 員環系のベンゾヘプトキシジアジンだった。ベンゾヘプトキシジアジンは 19 世紀後半に発見されたが、生物活性に関するデータが無く、パテント的に手付かずの薬だった。ステルンバッハはこの誘導体を約 30 合成したが、トランキライザーは開発出来なかった。そして、合成途中で今までベンゾヘプトキシジアジンと思っていたものが、実は 6 員環系のキナゾリンであることに気付いた。

1955 年 10 月、ステルンバッハは会社から抗生物質開発を命じられた。その時、ステルンバッハはトランキライザー開発を半ば諦めていたという。そして合成中だった薬を薬理試験に回すことなく、薬瓶に「R05-0690、白色結晶、水溶性塩化物」とラベルして棚の奥へとしまった。

■本当に棚ボタだったコントール

1 年半後の 1957 年 4 月、研究室の大掃除中、助手の一人がベンチを片づけていたとき、棚の奥にある薬瓶 R05-0690 に気付いた。助手はステルンバッハに捨てていいか尋ねた。ステルンバッハは瓶を手にとり、しばらく眺め、この薬を薬理試験にまわすよう命じた。

R05-0690 は従来の鎮静薬とは違う不思議な作用を示した。大量投与しても動物は眠らなかった。凶暴な猿は機敏さを失うこと無くおとなしくなり、マウスは指でつつくと歩き始めた。意識ははっきりと保たれ、運動機能への影響が見られなかったのである。鎮静作用とは違う、不安だけを選択的に和らげる薬、抗不安薬の発見だった。

この薬は、ステルンバッハが当初つくろうとしたベンゾヘプトキシジアジンでもキナゾリンでもなく、ベンゾジアゼピンと呼ばれる化合物だった。実は間違えて作っていたのである。

●お薬一口メモ●　ミルタウンのその後
世界初の精神安定剤ミルタウンのその後だが、バルビツール酸系薬剤に代わる安全な鎮静薬として鮮烈なデビューを果たしたものの、実は従来型の弱い鎮静・睡眠薬にすぎず、副作用も思いの外多い薬だった。コントールの発売後、販売量は激減し、今では処方薬のリストから姿を消している。

| クロルジアゼポキシド | chlordiazepoxide |

日本での発売年　1961年
日本でのメーカー　武田薬品工業

ベンゾジアゼピン系抗不安薬

■診断はなんであれリブリウム

　1960年3月、R05-0690はアメリカでリブリウム（Librium　解放の意）の名で発売された。ミルタウンの依存性が問題視され始めたこともあり、リブリウムはマイナートランキライザー市場を席巻した。副作用の少ないリブリウムは精神科以外でも気軽に用いられるようになった。当時のリブリウムの広告には「診断はなんであれリブリウム」と、今にして思えばとんでもないコピーが記されている。

　リブリウムは作用時間からいって、けして使い勝手の良い薬では無かったが発売開始から1968年まで9年間、アメリカの全薬剤で処方量ナンバー1の座を維持し続けた。1969年にリブリウムから王座を奪い取った薬は、次頁で紹介する同じロシュ社抗不安薬第2弾セルシン（アメリカ商品名：ヴァリウム）である。

　昔のロシュ社は、ビタミン剤をドラム缶単位でバルク売りして糊口をしのいでいたマイナーな製薬会社だった。しかしベンゾジアゼピンの成功により世界的な製薬企業へと大躍進を遂げた。毎年、クリスマスになるとロシュのスイス本社からアメリカ、ナットリー研究所の職員たちへ「リブリウムを開発してくれてありがとう」と、スイスチョコレートが贈られていたという。

　日本では1960年、OTC薬として武田薬品工業からコントロール、山之内製薬からバランスの名で市販された。当時の新聞広告をみると、アメリカでの広告同様のコピーが掲載されている。両薬は1971年に規制されるまで薬局で気軽に買えた。ゆえに今も高齢者に人気が高い。

●お薬一口メモ●　ネオクレペリン学派

　マイヤーの何でもあり政策でアメリカでは何が何でも神経症となり、全米精神分析医だらけになったのを危惧した精神科医が、反フロイトのカウンターとしてクレペリンの疾病分類概念を復権させた。彼らはネオクレペリン学派と呼ばれ1980年DSM-Ⅲ作成に多大な影響を与えた。クレペリンの2分類に対応して抗精神病薬と抗うつ薬があるように、生物学精神医学を標榜している。ただしクレペリンの医療哲学の継承者というわけではない。

『マザーズ・リトル・ヘルパー』抗不安薬永遠のスタンダード

56 セルシン　　　　　　　　　　　　　　Cercine

開発国：	スイス	開発会社：	F・ホフマン＝ラ・ロシュ
初販売国：	アメリカ	国際誕生年：	1963年

薬剤添付文書の適応症　[JP]日本での適応　[USA]アメリカでの適応　[ETC]その他処方例

[JPN]　◎神経症における不安・緊張・抑うつ◎うつ病における不安・緊張　◎心身症における身体症候並びに不安・緊張・抑うつ　◎脳脊髄疾患に伴う筋痙攣・疼痛における筋緊張の軽減　◎麻酔前投薬
[USA]　○不安障害　○短期の不安症状　○急性のアルコール離脱症状　○けいれん重積状態の初回治療
[ETC]　△不眠

統合失調症	気分安定薬	うつ病（MDD）	神経症/不安障害 ◎	睡眠薬 △
急性期	躁病期	難治性	PD	入眠障害
陽性症状	うつ急性期	PMDD	GAD	中途覚醒
陰性症状	躁再発防止	強迫性障害（OCD）	SAD	早朝覚醒
維持療法	うつ再発防止		PTSD	日中不安軽減
難治性				
	摂食障害	ADHD　　ASD	心身症 ◎	ナルコ

抗不安薬

　ローリング・ストーンズが1966年4月発表した『マザーズ・リトル・ヘルパー』で歌った、イマドキの母親が本当は病気じゃないのに服用する小さな黄色いピルとはこの薬（ヴァリウム）。世界初の抗不安薬コントールを開発したロシュ社が開発した、汎用抗不安薬。不安にヨシ、増量して睡眠薬にヨシ、てんかんにヨシ、筋弛緩作用で肩こりにも、とにかくオールマイティに使える。かつてはセルシンしかベンゾジアゼピンを処方しない医師もいたほど。

　特に鎮静作用、筋弛緩作用が強く独特のダウナー感から根強いファンがいる。パニック障害の頓服として処方される場合もある。抗けいれん作用は正直いまいちだが、安全性の高さからてんかん発作やアル中の離脱症状、ベンゾジアゼピンの離脱症状の緩和に注射薬として用いられる。子供のひきつけ用にシロップ薬もある。

睡眠薬

　薬効の主体は活性代謝物ノルジアゼパムであり、実質的な作用時間は1日以上。作用時間が長すぎるため、今ではデパスやレキソタンといった短〜中時間作用型抗不安薬に人気は移っている。しかし豊富な臨床データ、安全性ゆえに世界中の病院、歯科医院に常備してある。

抗てんかん薬

●お薬一口メモ●　ストーンズとヴァリウム

　1966年発売ローリング・ストーンズの4thアルバム『Aftermath』は米英で曲目が違う。『マザーズ・リトル・ヘルパー』は先行して発売されたイギリス盤ではA面1曲めに収録されているが、アメリカ盤には収録されていない。曲目が多すぎるためにカットしたとのことだが、アメリカ生まれのヴァリウム人気を揶揄する曲なので反発を恐れたような気もする。

ジアゼパム

diazepam

日本での発売年　1964年
日本でのメーカー　武田薬品工業

ベンゾジアゼピン系抗不安薬

海外での販売名

アメリカ	Valium
カナダ	Novo-Valium
イギリス	Stesolid
ドイツ	Valium
フランス	Valium
中国	diazepam
韓国	Valium
タイ	Valium
豪州	Valium
ブラジル	Valium

全世界で販売。WHO必須医薬品。

ジェネリック

- ●ホリゾン（丸石製薬）
- ・ジアゼパム錠「アメル」（共和薬品工業）
- ・〃「サワイ」（沢井製薬）
- ・〃「ツルハラ」（鶴原製薬）
- ・〃「トーワ」（東和薬品）
- ・ジアパックス（大鵬薬品工業）
- ・セレナミン（旭化成ファーマ）

（●は先行同時発売品）

化学構造図

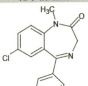

diazepam/ジアゼパム

Tmax=0.9-1.3h T1/2=27-28h(50-100h)

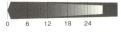

等価換算	用量(mg/日)	CYP
5mg(セルシン5mg換算) 等価換算係数× 1	2 ～ 5 (15)	

薬理プロフィール　　特徴

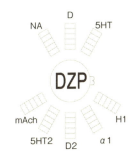

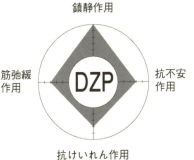

代謝 2C19

代謝 3A4

●お薬一口メモ●　オシェロフ裁判（1）

　バージニア州アレキサンドリア市の医師ラファエル・オシェロフ博士が、不当なうつ病治療で損害を被ったと病院を訴えた裁判。1979 年オショロフ博士は精神病的抑うつ症状で私立チェスナットロッジ病院に7ヶ月間入院した。病院は彼を自己愛人格障害を背景にしたうつ病と診断し、最初の心的外傷が起こった子供時代に退行させ、組み立てなおす精神療法を週4回実施した。オシェロフは以前薬で良くなったことから薬物治療を要求したが、病院は拒否した。

セルシンに続け！フランス生まれのロングタイム・セルシン

57 メンドン　　　　　　　　　　　　　　　Mendon

開発国：	フランス	開発会社：	クリンバイヤ（現・サノフィ）
初販売国：	フランス	国際誕生年：	1969年

薬剤添付文書の適応症　[JP]日本での適応　[USA]アメリカでの適応　[ETC]その他処方例

- [JPN]　◎神経症における不安・緊張・焦燥・抑うつ
- [USA]　○不安障害　○不安の症状　○急性のアルコール離脱症状
- [ETC]　△てんかんの部分発作

統合失調症		気分安定薬		うつ病（MDD）		神経症/不安障害		睡眠薬	
急性期		躁性期		難治性		PD		入眠障害	
陽性症状		うつ急性期		PMDD		GAD		中途覚醒	
陰性症状		躁再発防止		強迫性障害(OCD)		SAD	◎	早朝覚醒	
維持療法		うつ再発防止				PTSD		日中不安軽減	
難治性		摂食障害		ADHD		ASD		心身症		ナルコ	

抗不安薬

　メンドンはロシュ社以外で初めて開発に成功したベンゾジアゼピン系抗不安薬である。1964年フランスの薬理学者シュミットが合成、1969年、フランス、クリンバイヤ社が発売した。名前の由来はMental（心）のdon（指導者）で心の疾患に使用される薬の指導的存在から命名。

　セルシンの化学構造の右側を長く装飾しているのがポイントで、メンドン自体は不活性のプロドラッグ、体内でセルシンの活性代謝物であるノルジアゼパムへと代謝し、薬効を発揮する。効果もセルシンに類似していることが予想されるが、なぜかメーカーは適応を神経症のみにしている。アメリカでは急性のアルコール離脱症状にも用いられている。

　欧州では不安障害のみならず、抗けいれん薬、PDなどにも処方され、根強い人気がある。アメリカではアボット社が打倒ヴァリウムと販売したが、似ている薬なのでいまいち差別化が出来ず売れなかったようだ。

抗てんかん薬

●お薬一口メモ●　ベンゾジアゼピンの筋肉注射は気休め
　パニック障害をおこした患者に医師がセルシンを筋注することがある。注射だと素早く効く気がするのだが、筋肉は血液のダムのようなものであり、注射された薬は徐々に血流に乗るため効果が出るのが遅い。セルシンに限っていえば錠剤を服用した方が早く効く。一番早く効くのは静脈注射である。

クロラゼプ酸　　　　　　　　　　　　　　　　　　　clorazepate

日本での発売年　1979年
日本でのメーカー　アボットジャパン

ベンゾジアゼピン系抗不安薬

海外での販売名

国	販売名
アメリカ	Tranxene
カナダ	Novo-Clopate
イギリス	-
ドイツ	Tranxilium
フランス	Tranxene
中国	-
韓国	-
タイ	Tranxene
豪州	-
ブラジル	Tranxilene

ジェネリック

なし

化学構造図

clorazepate／クロラゼプ酸

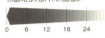

Tmax=0.5-1.0h T1/2=30.0h>

0　6　12　18　24

等価換算

7.5mg(セルシン5mg換算)
等価換算係数× 0.67

用量(mg／日)

9　〜　30

CYP

3A4　代謝

薬理プロフィール　　　　　特徴

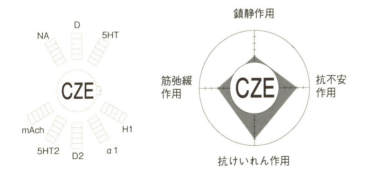

●お薬ーロメモ●　オシェロフ裁判（2）

　7ヶ月後オシェロフの体重は18キロ減少し病状は改善しなかった。オシェロフは別の病院に転院し薬物療法を行ったところ、3週間で改善し3ヶ月後退院した。オシェロフはチェスナットロッジ病院に対し有効な治療法があるのに精神療法に固執した医療過誤について、25万ドルの損害賠償訴訟を起こした。1987年、裁判は病院側が賠償金を支払う形で法定外決着した。この裁判を通じてアメリカにおける精神分析の信頼は失墜した。この裁判は「フロイトからプロザックへ」といわれるアメリカ精神医学の大転機となった。

ロシュが開発した眠くならないセルシン改　デイタイム・トランキライザー

58 レスミット　　　Resmit

開発国：	スイス	開発会社：	F・ホフマン＝ラ・ロシュ
初販売国：	西ドイツ	国際誕生年：	1969年

薬剤添付文書の適応症　[JP]日本での適応　[USA]アメリカでの適応　[ETC]その他処方例

[JPN]　◎神経症における不安・緊張・抑うつ　◎心身症（消化器疾患、循環器疾患、内分泌系疾患、自律神経失調症）における身体症候並びに不安・緊張・抑うつ
[USA]　-
[ETC]　-

統合失調症		気分安定薬		うつ病（MDD）		神経症/不安障害		睡眠薬	
急性期		躁病期		難治性		PD	◎	入眠障害	
陽性症状		うつ病期		PMDD		GAD		中途覚醒	
陰性症状		躁再発予防		強迫性障害(OCD)		SAD		早朝覚醒	
維持療法		うつ再発予防				PTSD		日中不安軽減	
難治性									
		摂食障害		ADHD		ASD		心身症 ◎	ナルコ

抗不安薬

　一見地味な抗不安薬だが、後の抗不安薬の多くがレスミットに準じるくらい、歴史的に重要な抗不安薬である。セルシンを開発したロシュ社が、活性代謝物ノルジアゼパムの存在に恐らく気付いて創薬した万能薬。抗不安作用はセルシンより弱いが、眠くなりにくい特色があり、アメリカではデイタイム・トランキライザーと呼ばれていた。

　血中濃度半減期は1～2時間と一見短時間作用だが、薬効の主体は活性代謝物ノルジアゼパムであり、実質的に長時間作用である。

　過度の鎮静を起こさないことから、精神科以外での人気が高い。特に消化器症状の心身症に効果を発揮するようだ。また、ノルジアゼパムのプロドラッグとして、ベンゾジアゼピン系抗不安薬の減薬時に代替薬として用いられる。

●お薬一口メモ●　塩野義製薬
　薬種問屋の息子、塩野義三郎が1878年に分家して設立した塩野義三郎商店が原型。かつては吉富製薬、大日本製薬と共に向精神薬御三家と呼ばれていた。製法特許の時代、吉富製薬が自社製造でコントミンを作り大儲けしていたのに対し、律儀にローヌ・プーランと契約し純正品を売っていたのがなんとも真面目な塩野義らしいエピソードである。代表的製品としてクレストール、セデス、PL顆粒、ポポン。

メダゼパム / medazepam

日本での発売年　1971年
日本でのメーカー　塩野義製薬

ベンゾジアゼピン系抗不安薬

海外での販売名

- アメリカ　-
- カナダ　-
- イギリス　-
- ドイツ　Rudotel
- フランス　-
- 中国　-
- 韓国　-
- タイ　-
- 豪州　-
- ブラジル　-

ブルガリア、ハンガリー、ルーマニア、チェコ等なぜか東欧で根強い人気。

ジェネリック

・メダゼパム錠「ツルハラ」（鶴原製薬）

化学構造図

Tmax=0.5-1.5h T1/2=1-2h(51-120h)

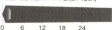

等価換算

10mg(セルシン5mg換算)
等価換算係数× 0.5

用量(mg/日)

10 ～ 30

CYP

3A4

代謝

薬理プロフィール

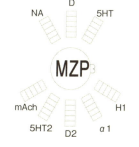

特徴

鎮静作用／抗不安作用／抗けいれん作用／筋弛緩作用（MZP）

●お薬一口メモ●　昔うつ病は稀な病気だった？

　トフラニールを開発したガイギー社が抗うつ薬の発売に躊躇したのは、当時うつ病は稀な病気と思われていたからである。1968年アメリカ国立精神医学研究所のシャーケット・シルバーマンは1930、40年代に全米で実施した調査結果を疫学的にまとめ、臨床的なうつ病エピソードを経験するのは毎年千人に1人未満、しかもその大半に入院の必要性が無かったと報告している。1955年アメリカの精神病院のうつ病患者総数は約38,200人、当時のアメリカ国民の4345人に1人の割合だった。しかもクレペリンが述べたとおり、昔の躁うつ病（うつ病含む）の予後は極めて良かった。

サラリーマンの内ポケットにいつもレキソタン。ロシュ汎用抗不安薬の最高傑作

59 レキソタン　　　Lexotan

開発国：	スイス	開発会社：	F・ホフマン=ラ・ロシュ
初販売国：	スイス	国際誕生年：	1973年

薬剤添付文書の適応症　[JP]日本での適応　[USA]アメリカでの適応　[ETC]その他処方例

[JPN] ◎神経症における不安・緊張・抑うつ及び強迫・恐怖　◎うつ病における不安・緊張　◎心身症（高血圧症、消化器疾患、自律神経失調症）における身体症候並びに不安・緊張・抑うつ及び睡眠障害　他
[USA] -
[ETC] △OCD　カナダでは不安神経症の短期治療に適応

統合失調症		気分安定薬		うつ病（MDD）		神経症/不安障害		睡眠薬	
						◎			
急性期		躁鬱期		難治性		PD	△	入眠障害	
陽性症状		うつ急性期		PMDD		GAD	△	中途覚醒	
陰性症状		躁鬱予防止		強迫性障害(OCD)		SAD	△	早朝覚醒	
維持療法		うつ再発防止			△	PTSD		日中不安軽減	
難治性									
		摂食障害		ADHD		ASD		心身症 ◎	ナルコ

抗不安薬／睡眠薬

セルシンの長すぎる作用時間を短縮し、より強力にデザインされたロシュの汎用抗不安薬最高傑作がレキソタンである。より強い抗不安作用と、幅広い薬効、増量すれば睡眠薬として使える（海外の事例）ほどの鎮静作用、効き目の速さで強迫性障害やパニックディスオーダー、恐怖症への効果が著明。作用時間は約一日弱、連用しても効果がボヤけない。添付文書的には副作用発現率（主に眠気）が抗不安薬でずば抜けて多い点が気にかかるが、これは開発当初、海外では睡眠薬として用いられる6mg錠に近い、5mg錠主体で治験をおこなったためであり、用量設定ミスが原因。今では1mg,2mg錠処方が主流。用量に応じて心身症（特に高血圧）からちょっとウツウツな患者、PDの頓服、睡眠薬と使い分けの出来る汎用抗不安薬として人気が高い。

●お薬一口メモ●　**ロシュの自信作**
　レキソタンの錠剤には社名のROCHEと用量（mg）の1,2,5しか刻印されていない。ロシュの自信のほどがうかがえる薬だ。なおレキソタンはアメリカでは発売されていない。FDA申請時、丁度1975年に起こったベンゾジアゼピンバッシングに遭遇してしまい、鎮静作用の強さゆえに承認がおりなかった。しかしロシュ社の自信作だけあってアメリカ以外では大人気。特にブラジルでは日本におけるデパスに似た国民薬となっている。世界的には抗不安薬として3mg錠、睡眠目的には6mg錠を使用している。

ブロマゼパム　　　　bromazepam

日本での発売年　1977年
日本でのメーカー　エーザイ

ベンゾジアゼピン系抗不安薬

海外での販売名

国	販売名
アメリカ	-
カナダ	Lectopam
イギリス	-
ドイツ	Lexotanil
フランス	Lexomil
中国	-
韓国	Lectopam
タイ	Lexotan
豪州	Lexotan
ブラジル	Lexotan

ジェネリック

● セニラン（サンド）

（●は先行同時発売品）

化学構造図

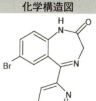

Tmax=1.5h T1/2=20.0h

等価換算

2.5mg(セルシン5mg換算)
等価換算係数× 2

用量(mg/日)

6 ～ 15

CYP

代謝 3A4

薬理プロフィール　　特徴

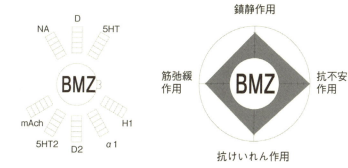

●お薬一口メモ●　うつ病楽観論

　1970年代までアメリカ国立精神医学研究所の研究者らは総じてうつ病を楽観視していた。「ほとんどのうつ病は自然に治るものだ（ジョナサン・コール　1964年）」「多くの症例では、どんな治療をするかに関係なく、患者は最終的に改善に向かうだろう（ネイサン・クライン　1964年）」「うつ病の自然回復率は高く、特定の薬、電気ショック、心理療法の有効性を判断するのは難しい（ディーン・シュイラー、1974年）」しかし、この楽観論は1980年症状さえ当てはまれば、誰でもうつ病のDSM-Ⅲと、同年代発売されたSSRIの大流行で一変してしまった。

強烈な抗不安作用、noCYP代謝で切れ味スッキリ

60 ワイパックス　　　Wypax

開発国：	アメリカ	開発会社：	ワイス（現・ファイザー）
初販売国：	ブラジル	国際誕生年：	1971年

薬剤添付文書の適応症　[JP]日本での適応　[USA]アメリカでの適応　[ETC]その他処方例

[JPN]　◎神経症における不安・緊張・抑うつ　◎心身症における身体症候並びに不安・緊張・抑うつ
[USA]　○不安障害　○抑うつ症状を伴う不安　○けいれん重積状態の初回治療　○術前の不安軽減
[ETC]　△不眠症　△筋れん縮　△アルコール離脱性精神病　△頭痛　△PD　△急性躁病（補助薬）
　　　　△急性の精神病（補助薬）　△せん妄（セレネースと併用）

統合失調症		気分安定薬		うつ病（MDD）		神経症/不安障害		睡眠薬	
									△
急性期	△	躁性期	△	難治性		PD	△	入眠障害	
陽性症状		うつ性期		PMDD		GAD		中途覚醒	
陰性症状		躁発防止		強迫性障害(OCD)		SAD		早朝覚醒	
維持療法		うつ再発防止				PTSD		日中不安軽減	
難治性									
摂食障害		ADHD		ASD		心身症	◎	ナルコ	

抗不安薬／睡眠薬／抗てんかん薬

　ワイパックスはアメリカのワイスが開発し、1971年ブラジルで発売した切れ味鋭い汎用抗不安薬である。筋弛緩作用の弱さゆえの安全性、セルシン以上の抗不安・鎮静作用、作用時間の短さ、CYP450を用いず分解される点、個人差の少なさから、最も使い勝手のよい抗不安薬である。日本ではデパス人気の影でいまいちマイナーな存在であるが、欧米では汎用性の高さゆえに全ての病院に常備してある。特に注射薬（日本未発売）が薬物中毒やアル中の離脱症状、抗精神病薬による悪性症候群、てんかん発作の第1選択薬として不動の地位を築いている。日本でもてんかん重積状態への適応を目指して治験実施中である（2014年12月第Ⅱ/Ⅲ相）。

　鎮静作用は抗不安薬屈指の強さを誇り、躁病の興奮状態、人格障害の焦燥感や攻撃性を抑えるのに効果的である。最近ではハードな不安障害、特にパニック時のとん服として処方される場合が多い。

●お薬一口メモ●　抗てんかん薬としてのワイパックス
　ワイパックスは日本では適応外だが、海外では抗てんかん薬として広く利用されている。また、悪性症候群のカタトニア治療第1選択薬でもある。ワイパックスは肝臓においてグルクロン酸抱合という、最も単純な作用一つで分解される。肝臓に殆ど負担をかけないため、他の薬と代謝が干渉せず、薬の作用の個人差が少ない。最も汎用性が高いベンゾジアゼピンである。

ロラゼパム　　　　　　　　　　　　　　　　　　　　lorazepam

日本での発売年　1978年
日本でのメーカー　ファイザー

ベンゾジアゼピン系抗不安薬

海外での販売名

- アメリカ　Ativan
- カナダ　Ativan
- イギリス　Ativan
- ドイツ　Tavor
- フランス　Témesta
- 中国　Lora
- 韓国　Ativan
- タイ　Lora
- 豪州　Ativan
- ブラジル　Lorax

2012年12月時点で世界約38ヶ国にて販売。

ジェネリック

・ロラゼパム錠「サワイ」（沢井製薬）

化学構造図

lorazepam/ロラゼパム

Tmax=2.0h T1/2=12.0h

等価換算	用量(mg/日)	CYP
1.2mg(セルシン5mg換算) 等価換算係数× 4.2	1 ～ 3	

薬理プロフィール

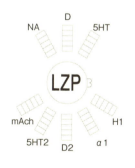

特徴

鎮静作用／筋弛緩作用／抗不安作用／抗けいれん作用

●お薬一口メモ●　うつ病無治療の場合

　2006年、アメリカ、ブラウン大学のポスターナックらは再発したうつ病患者130人の追跡調査を行った。46人が薬物療法を選び回復期間の中央値は23週間、84名の無投薬選択者は13週間だった。そして無投薬の85%が1年以内に回復した。ポスターナックは1年以内に85%以上の自然治癒をもたらす症例に、他治療法の医療的価値を見出すのは難しいと主張している。

noCYP

セパゾンの原型となった三共オキサゾロベンゾジアゼピン

61 セレナール　　　　　　　　　　　Serenal

開発国:	日本	開発会社:	三共（現・第一三共）
初販売国:	日本	国際誕生年:	1970年

薬剤添付文書の適応症　[JP]日本での適応　[USA]アメリカでの適応　[ETC]その他処方例

[JPN]◎神経症における不安・緊張・抑うつ・睡眠障害　◎心身症（消化器疾患、循環器疾患、内分泌系疾患、自律神経失調症）における身体症候ならびに不安・緊張・抑うつ　◎麻酔前投薬
[USA] -
[ETC] -

統合失調症	気分安定薬	うつ病（MDD）	神経症/不安障害	睡眠薬
			◎	
急性期	躁病期	難治性	PD	入眠障害
陽性症状	うつ病期	PMDD	GAD	中途覚醒
陰性症状	躁再発防止	強迫性障害(OCD)	SAD	早朝覚醒
維持療法	うつ再発防止		PTSD	日中不安軽減
難治性				
摂食障害		ADHD	ASD	心身症 ◎	ナルコ

抗不安薬

　セレナールは三共（現・第一三共）が開発した国産初のベンゾジアゼピン系抗不安薬である。通常のベンゾジアゼピンとは違い、オキサゾロ環がぶら下がっているのが特色。

　セレナール自体には薬効はなく、体内で代謝され、オキサゾロ環が外れて、セルシンの活性代謝物であるノルジアゼパムへと変化することで薬効を生じる。つまりノルジアゼパムのプロドラッグである。

　今となっては、かなりトホホな薬理作用だが、これが判明したのは発売から10年後であり、何も分からない中、独自のオキサゾロベンゾジアゼピンを開発した三共の技術陣には敬意を表したい。

　即効性は無く、連用するにつれセルシンに類似した効果が得られる。ダウナーな作用の少ないセルシンライクな長時間作用抗不安薬として、自律神経失調症に用いられることが多い。名前の由来はSERENE（穏やかな、平和な）に語感の良いALを加えたもの。

●お薬一口メモ●　プロドラッグとノルジアゼパム
　プロドラッグとはその薬自体には薬効が無い、ないし弱いが、体内で変化し薬効を生じる薬のこと。セレナールの活性代謝物ノルジアゼパムとは別名N−デスメチルジアゼパム。セルシン、メンドン、レスミット、セレナールの活性代謝物である。これらの薬は連用すると薬効が似通ってくる。

オキサゾラム oxazolam

日本での発売年　1970年
日本でのメーカー　第一三共

ベンゾジアゼピン系抗不安薬

海外での販売名

アメリカ　-
カナダ　-
イギリス　-
ドイツ　-
フランス　-
中国　-
韓国　Serenal
タイ　-
豪州　-
ブラジル　-

日本、韓国、台湾でのみ発売。
なぜか台湾で人気。

ジェネリック

・オキサゾラム
「イセイ」（イセイ）

化学構造図

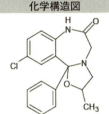

oxazolam/オキサゾラム

Tmax=8.2h T1/2=55.9h

等価換算

20mg(セルシン5mg換算)

等価換算係数× 0.25

用量(mg/日)

30 ～ 60

CYP

3A4

代謝

薬理プロフィール

特徴

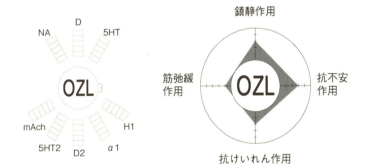

●お薬一口メモ●　活性プラセボ
　通常のプラセボは薬理作用がないことから不活性プラセボと呼ぶ。しかし薬効の中心となる作用はないが、付随した副作用があるプラセボを活性プラセボと呼ぶ。1970年代イギリスで3環系抗うつ薬とアトロピンの比較対照試験が7例行われた。アトロピンは古典的な抗コリン薬であり、口渇や目のかすみといった3環系抗うつ薬と同じ副作用があるが、再吸収阻害作用は無い。結果、7例中6例で有効性に差が無かった。

三共オキサゾロベンゾジアゼピンの最高傑作、最強の持続性抗不安薬

62　セパゾン　　　　　　　　　　　Sepazon

開発国：	日本	開発会社：	三共（現・第一三共）
初販売国：	日本	国際誕生年：	1974年

薬剤添付文書の適応症　　[JP]日本での適応　[USA]アメリカでの適応　[ETC]その他処方例

[JPN]　◎神経症における不安・緊張・抑うつ・強迫・恐怖・睡眠障害　◎心身症（消化器疾患、循環器疾患、更年期障害、自律神経失調症）における身体症候ならびに不安・緊張・抑うつ　◎術前の不安除去
[USA]　-
[ETC]　-

統合失調症		気分安定薬		うつ病（MDD）		神経症/不安障害		睡眠薬	
							◎		
急性期		躁病期		難治性		PD	△	入眠障害	
陽性症状		うつ急性期		PMDD		GAD		中途覚醒	
陰性症状		躁再発防止		強迫性障害(OCD)		SAD		早朝覚醒	
維持療法		うつ再発防止	△			PTSD		日中不安軽減	
難治性									
摂食障害		ADHD		ASD		心身症	◎	ナルコ	

抗不安薬

　セレナールに塩素をくっつけ（ハロゲン化）高力価した薬。適応の広さ、強烈な抗不安作用が特色である。セパゾン自体には薬効は無く、体内で代謝されオキサゾロ環が外れて、クロルノルジアゼパム、一部はワイパックスへと変化することで効果を発揮する。つまりワイパックスの強化薬であり最も強力な持続性抗不安薬である。

　活性代謝物クロルノルジアゼパムの抗不安作用はノルジアゼパムより強力であり、開発当時は一歩抜きん出た抗不安作用で人気だった。持続する不安への効果は極めて高く、強迫性障害にも有効。重度の不安障害、PDや恐怖症に処方されていた。

　治験時、産婦人科で不定愁訴に有効であったことからか、女性への処方例が多いように見受けられる。私見では女性のリストカッターへの処方例が多いように思える。名前の由来はセレナール（SERENAL）の姉妹品であることのイメージを考えたセ（SE-）、あるいはSEPA（Sankyo's Extensive Powerful Anxiolytica）に-ZONで命名。

●お薬一口メモ●　睡眠薬ハイミナールはキナゾリン系
　ステルンバッハが当初目指したキナゾリン・ベンゾヘプトキシシアジン系の鎮静薬は、1951年インドの製薬会社が抗マラリヤ薬開発中、偶然発見している。1960年代睡眠薬ブームを巻き起こしたハイミナール（一般名：メタカロン）である。

クロキサゾラム / cloxazolam

日本での発売年　1974年
日本でのメーカー　第一三共

ベンゾジアゼピン系抗不安薬

海外での販売名

アメリカ　-
カナダ　-
イギリス　-
ドイツ　-
フランス　-
中国　-
韓国　-
タイ　-
豪州　-
ブラジル　Olcadil

他にベルギー、ポルトガル、アルゼンチンにて販売。

ジェネリック

なし

化学構造図

Tmax=2.0-4.0h T1/2=11.0-21.0h

等価換算

2mg(セルシン5mg換算)
等価換算係数× 2.5

用量(mg/日)

3 ～ 12

CYP

代謝　3A4

薬理プロフィール

NA　D　5HT
CZL
mAch　　H1
5HT2　D2　α1

特徴

鎮静作用／抗不安作用／抗けいれん作用／筋弛緩作用

●お薬一口メモ●　うつ病再発率の上昇

抗うつ薬の登場後起こった不思議な現象に患者の再発率の高さがある。ニューヨーク州立大学のG・ファバは2003年、抗うつ薬による長期治療について、薬による躁うつサイクルの発生と頻発化、耐性の形成による治療抵抗性うつ病への変化の可能性について指摘している。抗精神病薬の退薬症状（43頁下参照）と同じことが起こっている可能性が高い。

心身症向けに長時間作用させた持続性セパゾン

63 メレックス　　　　　　　　　Melex

開発国:	日本	開発会社:	三共（現・第一三共）
初販売国:	日本	国際誕生年:	1984年

薬剤添付文書の適応症　[JP]日本での適応　[USA]アメリカでの適応　[ETC]その他処方例

[JPN]　◎神経症における不安・緊張・抑うつ、易疲労性、強迫・恐怖・睡眠障害　◎心身症における
　　　　身体症候ならびに不安・緊張・抑うつ・易疲労性・睡眠障害
[USA]　-
[ETC]　-

統合失調症		気分安定薬		うつ病（MDD）		神経症/不安障害		睡眠薬	
急性期		躁創期		難治性		PD		入眠障害	
陽性症状		うつ創期		PMDD		GAD		中途覚醒	
陰性症状		躁再発防止		強迫性障害(OCD)		SAD		早朝覚醒	
維持療法		うつ再発防止				PTSD		日中不安軽減	
難治性									
摂食障害		ADHD		ASD		心身症	◎	ナルコ	

抗不安薬

　セパゾンを更に持続性にした薬である。メレックス自体には薬効は無く、活性代謝物クロルノルジアゼパム、一部はワイパックスへと変化するのはセパゾンと同じだが、クロルノルジアゼパムの血中濃度半減期がセパゾンより長く長時間作用となっている。

　また、用量を低く抑えることで、ダウナーな副作用を減らし、セパゾンの持つ心身症への高い効果を発揮するようにデザインされた薬といえる。とくに胃腸の症状によく効く。

　じゃあセパゾンを減量して使えば？という意見もあるけど、当時はいまいち薬の体の中でどう作用しているのか分からない時代ですので、あまり追求してはいけません。

　おおまかに、不安にはセパゾン、心身症にはメレックスということで兄弟薬のようなものです。

●お薬一口メモ●　オキサゾロ環が外れることに気付いたのは1980年代

　三共オキサゾロベンゾジアゼピンのインタビューフォームで、体内でオキサゾロ環が外れて薬効を生じる記述があるのはメレックスだけ。三共はセレナール発売から約10年後に、オキサゾロ環がはずれてノルジアゼパム、クロルノルジアゼパムに変化することに気付いたらしい。でも、分からずとも創薬したチャレンジ精神はスゴイと思う。

メキサゾラム / mexazolam

日本での発売年　1984年
日本でのメーカー　第一三共

ベンゾジアゼピン系抗不安薬

海外での販売名

国	販売名
アメリカ	-
カナダ	-
イギリス	-
ドイツ	-
フランス	-
中国	-
韓国	Melium
タイ	-
豪州	-
ブラジル	-

他にポルトガルにて販売。

ジェネリック

なし

化学構造図

(mexazolam/メキサゾラム)

Tmax=1.0-2.0h T1/2=60.0-150h

等価換算

1.67mg(セルシン5mg換算)
等価換算係数× 3

用量(mg/日)

1.5 ～ 3

CYP

代謝 3A4

薬理プロフィール

NA / D / 5HT / mAch / 5HT2 / D2 / α1 / H1
MZL

特徴

鎮静作用 / 抗不安作用 / 抗けいれん作用 / 筋弛緩作用
MZL

●お薬一口メモ●　うつ病はこころの靴ずれ説
　うつ病はこころの風邪と言われて久しいが、たかが風邪で何ヶ月、何年も医者にいくことなどない。うつ病も風邪も、無投薬で大抵治ってしまうのは同じだが、この比喩は変である。著者が考えるもっともよく似たものは"靴ずれ"である。合わない靴ははかない、無理して歩かない（環境を良くする）、傷を消毒する、絆創膏を貼る（対症療法）、治るのを待つ（治癒には時間が必要）、酷くなったら医者に行く。ただし現在のうつ病はDSMで裾野が広がりすぎて靴ずれというより、裸足で野外を歩いて怪我しているものまで含まれている。環境に適応するツールが靴である。病院では消毒薬を塗ったり、包帯を巻いてくれるけど、靴は売っていない。

原因不明の食欲不振にコレミナールでよくな〜る

64 コレミナール　　Coreminal

開発国：	スイス	開発会社：	F・ホフマン＝ラ・ロシュ
初販売国：	日本	国際誕生年：	1989年

薬剤添付文書の適応症　[JP]日本での適応　[USA]アメリカでの適応　[ETC]その他処方例

[JPN]　◎心身症（過敏性腸症候群、慢性胃炎、胃・十二指腸潰瘍）における身体症候ならびに不安・緊張・抑うつ
[USA]　-
[ETC]　-

統合失調症		気分安定薬		うつ病（MDD）		神経症/不安障害		睡眠薬	
急性期		躁病期		難治性		PD	◎	入眠障害	
陽性症状		うつ急性期		PMDD		GAD		中途覚醒	
陰性症状		躁再発防止		強迫性障害(OCD)		SAD		早朝覚醒	
維持療法		うつ再発防止				PTSD		日中不安軽減	
難治性									
		摂食障害		ADHD		ASD		心身症	◎	ナルコ	

（抗不安薬）

　三共のオキサゾロ・ベンゾジアゼピン開発を名門ロシュが黙って見過ごすわけがない。セレナール登場と同時にオキサゾロ・ベンゾジアゼピンの開発を始めたが、途中でオキサゾロ環が外れることに気付いたのか結局世に出たのはライセンスを受けた三井製薬工業（現・バイエル薬品）のコレミナールだけだった。
　一見、エリスパンによく似た化学構造だが、活性代謝物はダルメートと同じ、デスアルキルフルラゼパムで作用はかなり長めでだらららら〜ん。臨床用量の幅が広く、特に心身症の胃腸症状に効果の高い長時間作用型の抗不安薬である。
　名前は胃腸症状を調整（CORRECT）するminor tranquilizerから命名。ダウナーな副作用は少なく、とても使いやすい。心療内科といえばコレミナールである。

●お薬一口メモ●　もいっちょ環をくっつけてみようから出来たオキサゾロ

　原型はベンゾジアゼピンかと思ったら、意外なことに原型はフェノチアジンの基本骨格改造から。当時の製薬業界はベンゾジアゼピン基本構造にこだわり、セルシンを超える薬を創薬出来なかった。なので、もう一個環をつけてみればと作ったのがオキサゾロ・ベンゾジアゼピン。なお、武田薬品工業も同時期に環プラス1の発想でトリアゾロ・ベンゾジアゼピンを開発している。

フルタゾラム / flutazolam

日本での発売年　1989年
日本でのメーカー　沢井製薬

ベンゾジアゼピン系抗不安薬

海外での販売名

- アメリカ -
- カナダ -
- イギリス -
- ドイツ -
- フランス -
- 中国 -
- 韓国 -
- タイ -
- 豪州 -
- ブラジル -

日本でのみ販売。

ジェネリック

なし

化学構造図

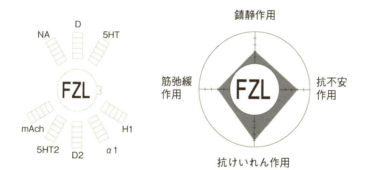

Tmax=1.0h T1/2=3.5h(24.0h)

等価換算

15mg(セルシン5mg換算)
等価換算係数× 0.3

用量(mg/日)

- ～ 12

CYP

薬理プロフィール

NA　D　5HT
FZL
mAch　　H1
5HT2　D2　α1

特徴

鎮静作用
筋弛緩作用　FZL　抗不安作用
抗けいれん作用

●お薬一口メモ●　社会的不適応問題と精神医学

　最近の精神医学は何かと新しい病名（もどき？）を発明するが治せるわけではない。特に大人の社会不適応問題（新型うつ病など）は病気ゆえの不適応ではないケースが含まれ、精神医学の介入により泥沼にはまるケースを散見する。コメディカルの活用が提言されているが、その中心に精神科医がいる必然性は無い。精神医学は本来の生理学・医学に立ち戻らないと、どんどん胡散臭くなり、かつてのフロイト派精神分析療法のような没落の道を辿ってしまうのではないだろうか？

? 不明

共産主義体制下のハンガリーで生まれた自律神経失調症薬

65　グランダキシン　　　　　　　　　　Grandaxin

開発国：	ハンガリー	開発会社：	イジット（現・イージス）
初販売国：	ハンガリー	国際誕生年：	1975年

薬剤添付文書の適応症　　[JP]日本での適応　　[USA]アメリカでの適応　　[ETC]その他処方例

[JPN]　◎自律神経失調症、頭痛・頸部損傷、更年期障害・卵巣欠落症状における頭痛・頭重、倦怠感、心悸亢進、発汗等の自律神経症状
[USA]　-
[ETC]　-

統合失調症		気分安定薬		うつ病（MDD）		神経症/不安障害		睡眠薬	
							△		
急性期		躁病期		難治性		PD		入眠障害	
陽性症状		うつ病期		PMDD	△	GAD		中途覚醒	
陰性症状		躁転予防止		強迫性障害(OCD)		SAD		早朝覚醒	
維持療法		うつ転予防止				PTSD		日中不安軽減	
難治性		摂食障害		ADHD		ASD		心身症	◎	ナルコ	

抗不安薬

　グランダキシンは抗不安作用が殆どなく、もっぱら自律神経失調症に用いられる。抗不安薬は大抵、自律神経失調症に代表される"不定愁訴"に有効である。しかし抗不安薬には鎮静作用や眠気、筋弛緩作用といったダウナーな副作用がある。グランダキシンは脳内移行性が低く、ダウナーな副作用問題を克服した薬である。

　グランダキシンは殆どが血液脳関門ではじかれ、僅かな量が脳内に移行する。かろうじて脳内に入った薬も、通常の抗不安薬が作用する大脳辺縁系へは到達出来ず、近くの視床下部付近に集中して作用し、視床下部から伸びる自律神経系の過剰な働きを抑制することで効果を発揮する。副作用は抗不安薬で一番少なく、依存の問題も殆ど生じないという。日本では認められていないが、開発国ハンガリーでは筋無力症患者への投与、服用後の自動車運転すらOKである。

　抗不安・鎮静作用が弱すぎることから精神科で処方されることは少なく、内科・産婦人科での人気が高い。特に更年期障害・卵巣欠落症状に効果的なことから産婦人科での処方が多い。

●お薬一口メモ●　持田製薬
　薬剤師持田良吉が1913年本郷で開業した持田商会薬局が原型。創業してすぐに薬の自社開発に乗り出す。中堅メーカーながら開発力が高く、産婦人科領域を中心に地歩を固める。四谷の本社ビル前にひと目で岡本太郎と分かる彫刻が展示されている。代表的製品として赤ちゃんの沐浴剤スキナベーブ。財務状態が抜群に良く、数年前、雑誌『AERA』の超優良企業ランキングで1位になったほどである。株価はリーマンショック時も下げなかったくらい堅実。海外から引っ張ってくる薬のチョイスも良い激シブ製薬会社。

トフィソパム

tofisopam

日本での発売年　1985年
日本でのメーカー　持田製薬

ベンゾジアゼピン系抗不安薬

海外での販売名

- アメリカ　-
- カナダ　-
- イギリス　-
- ドイツ　-
- フランス　Grandaxin
- 中国　-
- 韓国　Grandaxin
- タイ　-
- 豪州　-
- ブラジル　-

他にブルガリア、ハンガリー、ベトナムにて販売。

ジェネリック

- トフィス（沢井製薬）
- トフィルシン（シオノケミカル）
- トルバナシン（大正薬品工業）
- エマンダキシン（長生堂製薬）
- グランパム（東和薬品）
- バイダキシン（ナガセ医薬品）
- トフィソパム「ツルハラ」（鶴原製薬）
- トフィソパム錠「オーハラ」（大原薬品工業）
- 〃「JG」（日本ジェネリック）
- 〃「日医工」（日医工）
- 〃「杏林」（キョーリンリメディオ）

化学構造図

tofisopam／トフィソパム

Tmax=1.0h T1/2=2.0h

0　6　12　18　24

等価換算	用量(mg／日)	CYP
125mg(セルシン5mg換算)	- ～ 150	
等価換算係数× 0.04		

薬理プロフィール

特徴

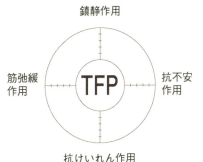

※グランダキシンの特徴評価は全て0単位です。

代謝阻害 3A4 / 3A4

●お薬一口メモ●　**不満分子の世界観**

「しばしば近視眼的な治療者の中にはクライアントに入れ込むあまり、家族・周囲・世間の「無理解」や受け入れ不十分を非難攻撃して、セラピストとクライアントで孤立した同盟を結んでしまうことがある。（中略）特に世間知らずのクライアントに「わるいのは周囲で、自分のほうから変化する必要はないのだ」といった居直りの保証を与えてしまうことさえある。広く世間を見れば、不適応に対して周囲が示す反応や処遇はリーズナブルであることのほうが遥かに多い。治療論といった特殊すぎる価値観を絶対と信じて社会を眺めると、不満分子の世界観に近づくだけである」（頼藤和寛、他『心理療法』朱鷺書房、1993年、239頁より引用）

抗てんかん薬だけど元は抗不安薬だったマイスタン

66 マイスタン　　　　　　　　　　Mystan

開発国：	イタリア	開発会社：	マエストリッチ（現・サノフィ）
初販売国：	フランス	国際誕生年：	1975年

薬剤添付文書の適応症　[JP]日本での適応　[USA]アメリカでの適応　[ETC]その他処方例

[JPN]　後述の難治性てんかんに併用　◎部分発作（単純部分発作、複雑部分発作、二次性全般化強直間代発作）◎全般発作（強直間代発作、強直発作、非定型欠神発作、ミオクロニー発作、脱力発作）
[USA]　◎レノックス・ガストー症候群に関連した発作治療
[ETC]　ドイツでは不安、緊張、焦燥、興奮、過敏、情動性睡眠障害、心身症、情緒不安定に適応

統合失調症	気分安定薬	うつ病（MDD）	神経症/不安障害	睡眠薬
急性期	躁病期	難治性	PD	入眠障害
陽性症状	うつ急性期	PMDD	GAD	中途覚醒
陰性症状	躁再発防止	強迫性障害(OCD)	SAD	早朝覚醒
維持療法	うつ再発防止		PTSD	日中不安軽減
難治性	摂食障害	ADHD	ASD　　　心身症	ナルコ

抗不安薬

マイスタンは1977年、西ドイツで発売された抗不安薬である。当時はセルシンに代わり、デパスやソラナックスなどの中時間〜短時間作用型の高力価抗不安薬が台頭してきた時代。マイスタンは時流に乗り遅れてしまった薬だったが、発売後低用量ですぐれた抗けいれん作用が発見されたことで、抗てんかん薬として生き残った。第一選択薬としては選ばれないが、難治性のてんかん発作に効果があるケースがある。またベンゾジアゼピン系抗てんかん薬共通の安全性の高さから、追加処方しやすい。抗てんかん薬治療においてイマイチ何か足りない場合に追加されるスパイスのような薬である。鎮静作用が弱いため、依存性のない抗不安薬として流用することがある。世界的には日本におけるグランダキシンないし、リーゼ的なポジションに位置している。

アメリカでの発売は遅く、2011年にレノックス・ガストー症候群に関連した発作治療で承認。商品名の由来はドイツ語で、マイストmeist＝大部分の発作に有効な抗てんかん薬から命名。

抗てんかん薬

●お薬一口メモ●　ベンゾジアゼピン系抗てんかん薬

ベンゾジアゼピンはてんかん治療では第1選択薬ではなく、併用薬として用いられる。もっとも安全性の高い薬のため、意識が無いてんかん患者など、緊急性を要する場合には第1選択薬である。日本でセルシン、海外ではワイパックスの注射薬がよく用いられる。

クロバザム / clobazam

日本での発売年　2000年
日本でのメーカー　大日本住友製薬

ベンゾジアゼピン系抗てんかん薬

海外での販売名

- アメリカ　Onfi
- カナダ　clobazam
- イギリス　Frisium
- ドイツ　Frisium
- フランス　Urbanyl
- 中国　-
- 韓国　Frisium
- タイ　Frisium
- 豪州　Frisium
- ブラジル　Frisium

ジェネリック

なし

化学構造図

Tmax=1.6h T1/2=22.0h

等価換算	用量(mg／日)	CYP
10mg(セルシン5mg換算) 等価換算係数× 0.5	10 ～ 30 (40)	代謝 2C19 代謝 3A4

薬理プロフィール

NA, D, 5HT, mAch, 5HT2, D2, α1, H1

特徴

鎮静作用／抗不安作用／抗けいれん作用／筋弛緩作用

●お薬一口メモ●　**ベンゾジアゼピンは危険なのか？**

本書のスタンスは「薬はツールに過ぎない、良きにつけ悪しきにつけ使い方次第」である。ベンゾジアゼピンの短期的な服用は患者に利益が大きいが、長期的な服用は依存や耐性が生じるために不利益が大きい。薬剤添付文書情報と患者の利益と不利益を、医師が判断して処方箋を書いているはずである……多分。

なぜか脳性麻痺、片麻痺によく効くダルメート系長時間作用型抗不安薬。

67 エリスパン　　　　　　　　　　Erispan

開発国：	日本	開発会社：	住友化学工業（現・大日本住友）
初販売国：	日本	国際誕生年：	1981年

薬剤添付文書の適応症　[JP]日本での適応　[USA]アメリカでの適応　[ETC]その他処方例

[JPN] ◎心身症（消化器疾患、高血圧症、心臓神経症、自律神経失調症）における身体症候並びに
　　不安・緊張・抑うつ及び焦躁、易疲労性、睡眠障害
[USA] -
[ETC] -

統合失調症		気分安定薬		うつ病（MDD）		神経症/不安障害		睡眠薬	
						◎			
急性期		躁状態期		難治性		PD		入眠障害	
陽性症状		うつ状態期		PMDD		GAD		中途覚醒	
陰性症状		躁転防止		強迫性障害(OCD)		SAD		早朝覚醒	
維持療法		うつ再燃防止				PTSD		日中不安軽減	
難治性									
		摂食障害		ADHD		ASD		心身症 ◎	ナルコ

　ダルメートという睡眠薬がある。ベンゾジアゼピンの名門ロシュが、より強い睡眠薬を目指して開発したが、活性代謝物デスメチルフルジアゼパムの作用時間が長すぎ翌朝起きられず、市場の人気はいまいちである。しかし少量だと持続性のある抗不安薬として用いることが出来る。

　エリスパンは活性代謝物デスメチルフルジアゼパムのプロドラッグ（182頁下参照）であり、用量を低く抑えることでダルメートの副作用を抑えた長時間作用型の抗不安薬である。

　発売当初はセルシン以上の抗不安効果が喧伝されていたが、今は心身症領域での処方が主である。脳性麻痺、片麻痺の約70％に治療効果が認められている。また離人症への治療効果も高く、エリスパンが効かない場合は統合失調症かもと判別する医師もいるという。

●お薬一口メモ●　ダルメート系抗不安薬
　エリスパン、メイラックス、レスタスは体内で睡眠薬ダルメートの活性代謝物デスメチルフルジアゼパムに変化するプロドラッグである。この3薬を連用すると、薬効に差は殆どなくなることが予想される。ちなみにベンゾジアゼピン系薬剤の差異について、作用時間以外、特徴は無いのではないかという意見もある。ω1、ω2受容体などと区別はあるものの、ほとんどのベンゾジアゼピン系薬剤は選択性無いベンゾジアゼピン受容体のフルアゴニストですからね。

フルジアゼパム　　　　　　　　　　　　　　　　　　　　fludiazepam

日本での発売年　1981年
日本でのメーカー　大日本住友

ベンゾジアゼピン系抗不安薬

海外での販売名

アメリカ　-
カナダ　-
イギリス　-
ドイツ　-
フランス　-
中国　-
韓国　Elispan
タイ　-
豪州　-
ブラジル　-

他に台湾にて販売。

ジェネリック

なし

化学構造図

fludiazepam／フルジアゼパム

Tmax=1.0h T1/2=23.0h

等価換算

0.5mg(セルシン5mg換算)
等価換算係数× 10

用量(mg/日)

-　～　0.75

CYP

3A4

代謝

薬理プロフィール

特徴

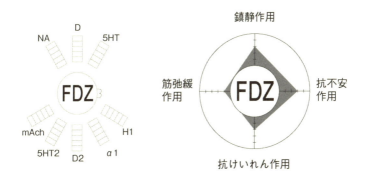

●お薬一口メモ●　ある座談会にて
「その薬をひょいと相手の前に出すと、相手の脳からこちらへ向かってくる邪気がスッと消えるので、「これ効くよ」と言って出したら、だんだん的中率が上がってきました。（中略）そのとき患者さんは待合室にいて姿見えませんけど、だいたい待合室の方向はわかりますから、その方向に向かって（同じようにサンプルをひとつずつあげながら）こうしてやって、当てるの（笑）、「今度（診察室に入って）来る人はデパケンだよ、君」とか陪席の人に言って、実際に当たるかどうか、それを練習しているんです。まだ的中率はそんなに高くないけど、5割は超えていますね。」（神田橋條治、他『精神科薬物治療を語ろう』2007年、日本評論社、63頁より引用）

もっとも長時間作用する持続性ダルメート系抗不安薬

68 メイラックス　　Meilax

開発国：	フランス	開発会社：	サノフィ
初販売国：	フランス	国際誕生年：	1982年

薬剤添付文書の適応症　[JP]日本での適応　[USA]アメリカでの適応　[ETC]その他処方例

[JPN]　◎神経症における不安・緊張・抑うつ・睡眠障害　◎心身症（胃・十二指腸潰瘍、慢性胃炎、過敏性腸症候群、自律神経失調症）における不安・緊張・抑うつ・睡眠障害
[USA]　-
[ETC]　△神経症患者の不安、緊張、抑うつ、睡眠障害　△心身症患者の不安、緊張、抑うつ、睡眠障害

統合失調症		気分安定薬		うつ病（MDD）		神経症/不安障害		睡眠薬	
							◎		
急性期		躁病期		難治性		PD		入眠障害	
陽性症状		うつ急性期		PMDD		GAD		中途覚醒	
陰性症状		躁再発防止		強迫性障害（OCD）		SAD		早朝覚醒	
維持療法		うつ再発防止				PTSD		日中不安軽減	
難治性		摂食障害		ADHD		ASD		心身症 ◎	ナルコ

抗不安薬

即効性と長時間作用を兼ねそろえた、のんびりまったり抗不安薬。体内でダルメートによく似た活性代謝物に変化し、実質的な作用半減期は5日以上という長さ。特に2つめの活性代謝物は、エリスパンの活性代謝物デスメチルフルジアゼパムである。

適応は神経症、抑うつ、心身症他と幅広いが、主に心身症の消化器症状に用いられている。

統合失調症にベンゾジアゼピン系薬剤を用いると奇異反応（228頁下参照）や症状が悪化するケースがあるが、メイラックスは生じにくい。

長すぎる作用時間故に依存が生じにくく、ベンゾジアゼピン減薬時の代替薬としても用いられる。副作用は主に眠気だが、筋弛緩作用や抗けいれん作用は弱く、使いやすい抗不安薬である。

●お薬一口メモ●　メイラックスでリラックス
　明治は製品にイメージキャラクターをつけることが多い。例えば抗うつ薬デプロメールはマンボウ、抗生物質メイアクトはクジラと動物が多いが、なぜかメイラックスはハニワがイメージキャラクター。メイラックスでリラックスという駄洒落コピー広告を20年以上続けている。なぜハニワなのか理由は不明だが、当時NHK教育テレビジョン（現・NHK Eテレ）で放送していたハニワが主人公の幼児番組おーい！はに丸（1983-1998）人気にあやかったような気がする。ちなみにメイラックス発売は1989年とかなり古いが、ベンゾジアゼピン抗不安薬としては最も新しい薬だったりする。

ロフラゼプ酸　　　　loflazepate

日本での発売年　1989年
日本でのメーカー　MeijiSeikaファルマ

ベンゾジアゼピン系抗不安薬

海外での販売名

アメリカ　-
カナダ　-
イギリス　-
ドイツ　-
フランス　Victan
中国　Meilax
韓国　Bigson
タイ　-
豪州　-
ブラジル　-

2014年4月時点で世界10ヶ国にて販売。

ジェネリック

・ロフラゼプ酸エチル錠「サワイ」（沢井製薬）
・〃「SN」（シオノケミカル）
・〃「トーワ」（東和薬品）
・ジメトックス（日医工）
・ロンラックス（シオノケミカル）

化学構造図

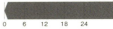

loflazepate／ロフラゼプ酸

Tmax=0.8h T1/2=122.0h

等価換算

1.67mg(セルシン5mg換算)
等価換算係数× 3

用量(mg/日)

\-　～　2

CYP

3A4

代謝

薬理プロフィール

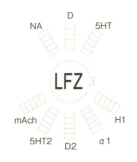

特徴

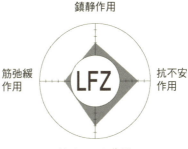

●お薬一口メモ●　沈殿

　一部の精神医療従事者が社会復帰が困難な長期入院患者を指す隠語。具体例としては佐藤秀峰『ブラックジャックによろしく』第11巻第108話「無抵抗という抵抗」（著作権フリー、全巻無料でウェブ閲覧可能）を参照。使用例：「また精神病を心理療法で完治させたと報告したセシュエー女史にしても本人が死んだと、問題の症例「分裂病少女ルネ」はどこかの病院に「沈殿」したという風聞がある」　（頼藤和寛、他『心理療法』朱鷺書房、1993年、20-21頁より引用）

不安多めの心身症に強力抗不安作用のお休み薬レスタス

69 レスタス　　　　　　　　　　　　Restas

開発国：	日本	開発会社：	カネボウ（現・クラシエ製薬）
初販売国：	日本	国際誕生年：	1986年

薬剤添付文書の適応症　[JP]日本での適応　[USA]アメリカでの適応　[ETC]その他処方例
[JPN]◎神経症における不安・緊張・抑うつ・易疲労性・睡眠障害　◎心身症（高血圧症、胃・十二指腸潰瘍、慢性胃炎、過敏性腸症候群）における身体症候ならびに不安・緊張・抑うつ・易疲労性・睡眠障害
[USA] -
[ETC] -

統合失調症		気分安定薬		うつ病（MDD）		神経症/不安障害		睡眠薬	
急性期		躁病期		難治性		PD	◎	入眠障害	
陽性症状		うつ急性期		PMDD		GAD		中途覚醒	
陰性症状		躁病予防		強迫性障害(OCD)		SAD		早朝覚醒	
維持療法		うつ再発予防				PTSD		日中不安軽減	
難治性									
		摂食障害		ADHD		ASD		心身症	◎	ナルコ	

抗不安薬

　エリスパンやコレミナール、メイラックスによく似た、ダルメート系統の抗不安薬である。体内で代謝されると、ダルメートの活性代謝物である*デスメチルフルジアゼパム*へと変化する。
　血液中にレスタスはほとんど検出されず、体内に吸収されるとほぼ全てがデスメチルフルジアゼパムへと代謝され、薬効を生じているようだ。
　セルシン比2〜3倍の抗不安作用を持ち、鎮静作用、抗けいれん作用も強い。適応は神経症、抑うつ、心身症と幅広く、強力な抗不安作用から不安障害・抑うつへの処方が期待されていたが、あまりに長時間作用すぎるためか、主に心身症領域で用いられている。
　統合失調症にベンゾジアゼピン系薬剤を用いると症状が悪化するケースや、奇異反応（228頁下参照）があるが、レスタスは生じにくいという。商品名の由来は休息（REST）の持続性心身安定剤だからレスタス。

●お薬一口メモ●　ベンゾジアゼピン拮抗薬アネキセート
　ベンゾジアゼピン系薬剤はすべてω受容体作動薬である。一時期は非ベンゾジアゼピン系の部分作動薬が開発されていたが、どれも販売には至らなかった。逆にベンゾジアゼピン系薬剤の働きに拮抗する薬剤として注射薬アネキセート（一般名*フルマゼニル*）がある。ベンゾジアゼピン系薬剤による鎮静の解除、及び呼吸抑制の改善に用いられる。なお単独でこの薬を注射すると凄まじい不安と恐怖を感じるという。

フルトプラゼパム / flutoprazepam

日本での発売年　1986年
日本でのメーカー　MSD

ベンゾジアゼピン系抗不安薬

海外での販売名

アメリカ　-
カナダ　-
イギリス　-
ドイツ　-
フランス　-
中国　-
韓国　-
タイ　-
豪州　-
ブラジル　-

日本でのみ販売。

ジェネリック

なし

化学構造図

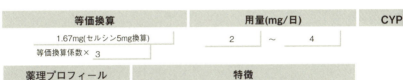

Tmax=4.0-8.0h T1/2=190.0h

等価換算

1.67mg(セルシン5mg換算)
等価換算係数× 3

用量(mg/日)

2 ～ 4

CYP

代謝 3A4

薬理プロフィール

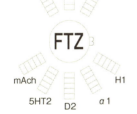

特徴

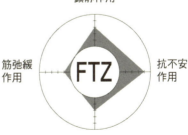

●お薬一口メモ●　ベルナールの「実験医学序説」について

「ベルナールにとって今や医学が決定的に哲学的・体系的医学を見捨て、物理・化学の領域で成功した実験的方法を導入して、科学的な医学の方向に進みつつあるのは明白であった。それにもかかわらず当時の医学はまだ病気の身体しか扱わない経験学で、宗教や超常自然現象に混じっており、医者もまた伝説、学説、個人的な臨床的才能の中に権威を求めているのを彼は見た。これが「序説」の書かれた時代の背景であり、実験医学の導入は、単なる観察と経験の医学や哲学的・体系的・学派的・権威的な医学から脱却するために不可欠の条件であった。」（八木剛平　他『精神病治療の開発思想史』1999年、星和書店　109頁より引用）

ニッポンが生んだ世界の抗不安薬。不定愁訴のご老輩に、自律神経失調症にリーゼ

70 リーゼ Rize

開発国:	日本	開発会社:	吉富製薬（現・田辺三菱製薬）
初販売国:	日本	国際誕生年:	1979年

薬剤添付文書の適応症　[JP]日本での適応　[USA]アメリカでの適応　[ETC]その他処方例

[JPN]　◎心身症（消化器疾患、循環器疾患）における身体症候ならびに不安・緊張・心気・抑うつ・睡眠障害　◎自律神経失調症におけるめまい・肩こり・食欲不振　◎麻酔前投薬
[USA]　-
[ETC]　-

抗不安薬

統合失調症		気分安定薬		うつ病（MDD）		神経症/不安障害		睡眠薬	
急性期		躁初期		難治性		PD	△	入眠障害	
陽性症状		うつ初期		PMDD	△	GAD		中途覚醒	
陰性症状		躁再発防止		強迫性障害(OCD)		SAD		早朝覚醒	
維持療法		うつ再発防止				PTSD		日中不安軽減	
難治性									
摂食障害		ADHD		ASD		心身症	◎	ナルコ	

　日本向精神薬開発の雄、吉富製薬がベンゾジアゼピン代替構造として開発したのがチエノジアゼピン系抗不安薬。製品化第1号がリーゼである。化学構造としては左側が硫黄分子を含む環（チオフェン環）になっているが、薬理的にはほとんど同じ。

　リーゼ最大の特色は鎮静作用のみ突出して弱い点である。とかくダウナー系抗不安薬好きが多いメンヘル業界では、人気はいまいちであるが、欧州の抗不安薬市場で唯一成功をおさめた国産抗不安薬であり、適応も不安障害から心身症と幅広い。大雑把にいえば眠くならないデパスである。

　なぜか運用しても依存の問題が起こりにくい。適応には無いが更年期障害の不定愁訴に効果が高く、産婦人科や内科で処方されることが多い。

●お薬一口メモ●　初の国産抗不安薬ヨーロッパ進出
　リーゼは国産抗不安薬として初めて国際展開に成功した薬である。1979年西ドイツにて商品名Trecamoで発売され、後にスペイン、フランス、イタリア、ベルギーにも展開した。ちなみにリーゼは1983年、日本の抗不安薬市場に永らく君臨したセルシンから売上1位の座を奪い取っている。しかしリーゼの天下は1年だけだった。翌1984年に発売されたデパスは30年以上、日本抗不安薬市場のトップ製剤として君臨し続けている。

クロチアゼパム / clotiazepam

日本での発売年　1979年
日本でのメーカー　田辺三菱製薬

チエノジアゼピン系抗不安薬

海外での販売名

アメリカ　-
カナダ　-
イギリス　-
ドイツ　-
フランス　Veratran
中国　-
韓国　Rize
タイ　-
豪州　-
ブラジル　-

他にベルギー、スペイン、イタリアにて販売。

ジェネリック

- クロチアゼパム錠「サワイ」（沢井製薬）
- 〃「トーワ」（東和薬品）
- 〃「ツルハラ」（鶴原製薬）
- 〃「日医工」（日医工）

化学構造図

Tmax=0.8h T1/2=6.0h

等価換算

1.67mg(セルシン5mg換算)
等価換算係数× 0.5

用量(mg/日)

15 ～ 30

CYP

代謝 2C19

代謝 3A4

薬理プロフィール

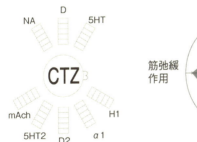

特徴

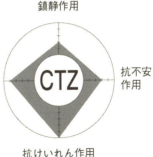

●お薬一口メモ●　スティグマとしての精神病と特別視される精神科医

「ある病気の人たちが特別に差別される対象になるものだから、これに仕えているプロ、この人たちを治しているっていう人たちは、特別地位の高い神秘的な存在であるかのごとく錯覚される。だから「私、精神科医」っていう奴らが、聞かれてもいない変なことに全部論評を加えている。国際紛争がなんでお前にわかるんだ、というような人が（中略）だけど彼らが崇められる分だけ、バランスとしては我ら「ただの病気」の患者である人たちは何やら特別視され、何やら差別されて、テレビの見てないところでは「シッシッ」と言われているに決まっていると、私はそう思っています。」（計見一雄『統合失調症あるいわ精神分裂病』講談社選書メチエ、2004年、32頁より引用）

今やニッポンの国民薬デパス

71 デパス　　　　　　　　　　　　　　　　　　　　　Depas

開発国：	日本	開発会社：	吉富製薬（現・田辺三菱製薬）
初販売国：	日本	国際誕生年：	1984年

薬剤添付文書の適応症　　[JP]日本での適応　　[USA]アメリカでの適応　　[ETC]その他処方例
[JPN] ◎神経症・うつ病・心身症（高血圧症、胃・十二指腸潰瘍）における各種障害　◎統合失調症における睡眠障害　◎頚椎症、腰痛症、筋収縮性頭痛における不安・緊張・抑うつおよび筋緊張
[USA] -
[ETC] △うつ病

抗うつ薬
抗不安薬
睡眠薬

統合失調症		気分安定薬		うつ病（MDD）		神経症/不安障害		睡眠薬	
					△				
急性期		躁性期		難治性		PD	△	入眠障害	
陽性症状		うつ急性期		PMDD	△	GAD	△	中途覚醒	
陰性症状		躁再発防止		強迫性障害(OCD)		SAD		早朝覚醒	
維持療法		うつ再発防止				PTSD		日中不安軽減	△
難治性									
		摂食障害		ADHD		ASD		心身症	◎	ナルコ	

　デパスは日本で大人気の汎用抗不安薬である。リーゼを原型に、ユーロジンのトリアゾロ環を取り入れ創薬された。以前の人気薬セルシンより強い鎮静作用・抗不安作用・筋弛緩作用、作用時間の程良い短さと切れ味の良さで使い勝手に優れ、日本におけるデファクトスタンダード抗不安薬として不動の地位を築いている。

　薬効のバランスに優れ、てんかん以外ほぼ全ての精神科領域をカバーしているマルチ薬である。特に抗不安作用はセルシン比3～5倍と強烈であり、過度の緊張を伴う神経症やパニックディスオーダーの頓服としても使用が可能。鎮静作用も強く睡眠薬として使用可能。統合失調症患者へ投与しても奇異反応（228頁下参照）を起こしにくい。抗うつ作用もあるらしい。

　心身症、自律神経失調症にも優れた効果を示す。特に頸椎症、腰痛、筋緊張性頭痛に効果がある。発売後の調査では肩こりに効く報告が多かったという。意外な効能として血小板凝固因子阻害作用があり、血栓が生じにくくなるという。国民薬の名に相応しい抗不安薬の大ベストセラーである。

●お薬一口メモ●　デパス命名の謎
　田辺三菱製薬の資料では、病的な状態からDE（離れる）、PAS（通り過ぎる）からデパスになったと記載されている。しかし開発者の一人はデプレッション（うつ病）をパスすることからデパスと名付けたと述懐している。なお2012年に0.25mg錠が追加されている。というのも今のデパス人気を支えているのは高齢者であり、デパス処方の半分は65歳以上のお婆ちゃん。0.5mg錠を割って飲む人が多いので、発売28年後に最小錠剤が追加承認された。

エチゾラム　etizolam

日本での発売年　1984年
日本でのメーカー　田辺三菱製薬

チエノジアゼピン系抗不安薬

海外での販売名

- アメリカ　-
- カナダ　-
- イギリス　-
- ドイツ　-
- フランス　-
- 中国　-
- 韓国　Depas
- タイ　-
- 豪州　-
- ブラジル　-

ジェネリック

- エチゾラム錠「NP」（ニプロ）
- 〃「KN」（小林化工）
- 〃「SW」（沢井製薬）
- 〃「ツルハラ」（鶴原製薬）
- 〃「アメル」（共和薬品工業）
- 〃「日医工」（日医工）
- 〃「日新」（日新製薬）
- 〃「トーワ」（東和薬品）
- 〃「TCK」（辰巳化学）
- 〃「オーハラ」（大原薬品工業）
- 〃「EMEC」（エルメッドエーザイ）
- デゾラム（大正薬品工業）
- セデコパン（長生堂製薬）
- ノンネルブ（日新製薬）
- パルギン（藤永製薬）

化学構造図

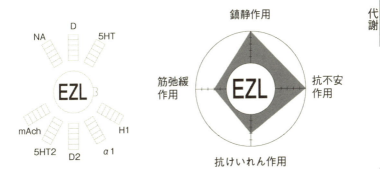

etizolam／エチゾラム

Tmax=3.3h T1/2=6.3h(16.0h)

等価換算	用量(mg/日)	CYP
1.5mg(セルシン5mg換算)　等価換算係数× 3.3	1 ～ 3	代謝 2C9 / 代謝 3A4

薬理プロフィール

NA, D, 5HT, β, H1, α1, D2, 5HT2, mAch — EZL

特徴

鎮静作用 / 抗不安作用 / 抗けいれん作用 / 筋弛緩作用 — EZL

●お薬一口メモ●　魔法医の条件

　文化人類学者レヴィ・ストロースの『構造主義人類学』にカナダインディアンの魔法医の話がある。1930年頃ケサリードという若者が魔法医に弟子入りし、師の施術トリック、血を含んだ綿を口からだして、これが病気の元だと患者に知らせる秘法を伝授される。ケサリードはインチキと確信するが、それで治る事例に度々遭遇し、他部族の魔法医との施術勝負に勝ち、魔法医として成長する。レヴィは多様な解釈の中で特定の解釈が受容されると客観的な分析でなく、個人的なぼんやりとした解釈と「集団の中に浮動する特定の図式」により社会の態度は決定するとした。もちろんそれは現在の精神医療における"脳内の化学的アンバランスの修正"という幻想についても当てはまるだろう。

ヴァリウムの牙城を突き崩したトリアゾロBZPの大ヒット抗不安薬

72 ソラナックス　　Solanax

開発国：	アメリカ	開発会社：	アップジョン（現・ファイザー）
初販売国：	アメリカ	国際誕生年：	1981年

薬剤添付文書の適応症　[JP]日本での適応　[USA]アメリカでの適応　[ETC]その他処方例

[JPN]　◎心身症（胃・十二指腸潰瘍、過敏性腸症候群、自律神経失調症）における身体症候ならびに
　　　　不安・緊張・抑うつ・睡眠障害
[USA]　○GAD　○PD
[ETC]　△PMDD　△急性躁病・精神病（補助薬）　△急性のアルコール離脱症状

統合失調症		気分安定薬		うつ病（MDD）		神経症/不安障害		睡眠薬	
急性期	△	躁初期	△	難治性		PD	○	入眠障害	
陽性症状		うつ初期		PMDD	△	GAD	○	中途覚醒	
陰性症状		躁再発防止		強迫性障害(OCD)		SAD		早朝覚醒	
維持療法		うつ再発防止				PTSD		日中不安軽減	
難治性									
		摂食障害		ADHD		ASD		心身症 ◎	ナルコ

　1980年代、パニック障害（PD）に効果の高い抗不安薬として一世を風靡したが、連用後に離脱症状が出やすく、SSRI登場後の今は頓服で処方されることの多いPDのお守り薬。強い抗不安作用と鎮静作用の反面、筋弛緩作用、抗けいれん作用は弱いため、服用時のダウナー感は弱い。

　1980年代アメリカでヴァリウム（日本名：セルシン）に代わる新しい抗不安薬として登場し、抗不安薬売上げトップ製剤となったが、後に依存の問題などでバッシングを受けて処方量が激減した。それでもベンゾジアゼピンではアメリカで一番処方されている。

　作用機序は不明ながらノルアドレナリンを増やす抗うつ薬的な効果があり、うつ病にも効果があるという。アップジョン社はソラナックスを元に*adinazolam*という抗うつ薬／PD薬を開発していたが頓挫している。

　ライバル薬はデパスとレキソタンだが、どちらも増量すると睡眠薬になるほど鎮静作用が強いのに対し、ソラナックスは弱め。筋弛緩作用も弱くデイタイム抗不安薬として見れば、抜きん出て優秀。しかし日本のメンヘル業界はダウナー系抗不安薬を好むので、デパ・レキに比べてダウナー感に劣るソラナックスはいまいち浸透していない。さらにアメリカでの悪評を知る精神科医も敬遠しがち。しかし、昼間働いている人の頓服薬としてみればベストの薬だろう。

●お薬一口メモ●　ソラナックスは離脱症状が起きやすい
　一般的に効きが早く、抜けが早く、少量で効く薬（高力価）を連用すると、耐性と身体的依存が生じ、退薬時に離脱症状が起こりやすい。ソラナックスは優れた薬効があるが、長期間連用した場合、急な断薬で離脱症状が起こるケースが比較的多いようだ。故に短期間の服用。慎重な減薬が推奨される。

アルプラゾラム / alprazolam

日本での発売年　1984年
日本でのメーカー　ファイザー

ベンゾジアゼピン系抗不安薬

海外での販売名

アメリカ	Xanax
カナダ	Xanax
イギリス	Xanax
ドイツ	Tafil
フランス	Xanax
中国	Xanax
韓国	Xanax
タイ	Xanax
豪州	Xanax
ブラジル	Frontal

世界約110ヶ国にて販売。

ジェネリック

- ●コンスタン（武田薬品工業）
- ・アルプラゾラム錠「トーワ」（東和薬品）
- ・〃「サワイ」（沢井製薬）
- ・カームダン（共和薬品工業）
- ・メデポリン（沢井製薬）

（●は先行同時発売品）

化学構造図

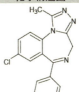

Tmax=2.0h T1/2=14.0h

等価換算

0.8mg（セルシン5mg換算）
等価換算係数× 6.25

用量(mg/日)

- 〜 1.2(2.4)

CYP

3A4　代謝

薬理プロフィール

NA　D　5HT
AZL
mAch　H1
5HT2　D2　α1

特徴

鎮静作用
筋弛緩作用　AZL　抗不安作用
抗けいれん作用

●お薬一口メモ●　DSMがインドで作られたら？

「もしDSM—Ⅲの草案がインドで作られたら、悪魔憑きの大きなセクションが含まれたであろう。（中略）『境界性人格障害は、アイオワ市やモービル市（アラバマ州西南部）ではほとんど見られず、またタンジールやブカレストでは、それらが認められないのは確かである』とある評論家が語っていた。二世紀の間に、文明は精神医学にとっての沼地になってしまった」（エドワード・ショーター　木村定訳『精神医学の歴史』青土社、1999年 360頁より引用）

ヴァリウムの牙城を突き崩したトリアゾロBZPの大ヒット抗不安薬

72 ソラナックス　　　　　　　　　　Solanax

■実は武田薬品工業が初めて合成していたソラナックス

　ソラナックスを開発したのはアメリカ、アップジョン社である。しかし、初めて合成したのは武田薬品工業だ。

　1968年9月6日、武田薬品工業は睡眠薬ユーロジンを合成した。つづけて近似化合物としてソラナックスやハルシオン他も合成し、11月5日、日本特許出願をした。まったくの偶然なのだがアップジョン社も1969年1月16日にソラナックス他を合成し、3月17日にアメリカ特許出願をしている。後に両社の間で国際特許紛争になったが、決着後は互いに紳士協定を結び、武田はユーロジン、アップジョン社はソラナックスを開発することになった。そしてソラナックスの日本での治験は両社合同で行うことになった。

■ベンゾジアゼピン・バッシング

　ソラナックスのアメリカでの開発は多難だった。1975年アメリカ上院議員エドワード・ケネディは上院聴聞会にてアメリカ国民の15%がヴァリウム（日本での販売名はセルシン）を服用し、150万人もの中毒者がいると報告した。アメリカFDAはベンゾジアゼピン系抗不安薬処方について厳しい規制を設けた。そしてベンゾジアゼピン系抗不安薬の依存や離脱症状が社会問題となった。バッシングは日増しに大きくなり、ベンゾジアゼピン系抗不安薬のブームは急速にしぼんでいった。5年間で抗不安薬市場は半減したが、それでもアメリカで一番売れていた薬がヴァリウムだったという。

　1977年、アメリカFDAはロシュの抗不安薬最高傑作と呼ばれる名薬レキソタンを鎮静作用の強さを理由に、承認却下した。ソラナックスもまた、強すぎる抗不安作用、鎮静作用ゆえに承認が危ぶまれた。アップ

●お薬一口メモ●　アップジョン
　1886年、医師ウィリアム・エラスト・アップジョン博士がアメリカ、ミシガン州にて創業。当時薬の主流は液剤で、錠剤は溶けにくいものばかりだった。アップジョン博士は自宅の屋根裏部屋で溶けやすい錠剤を開発し、1885年に特許取得。アップジョン社は莫大な特許利益で巨大製薬会社へと躍進した。代表的製品として育毛薬ロゲイン。ザナックス、ハルシオンのヒットで製薬業界の寵児となるが新薬開発に立て続けに失敗、1995年スウェーデンのファルマシアと合併し、ファルマシア・アップジョン。2000年にモンサントと合併しファルマシア。2003年ファイザーに吸収。

アルプラゾラム alprazolam

日本での発売年　1984年
日本でのメーカー　ファイザー

ベンゾジアゼピン系抗不安薬

ジョン社は、新薬に今までの抗不安薬とは違う付加価値を求めた。それはパニックディスオーダー（PD）という、当時あまり聞きなれない不安障害の一種に対応するエビデンスを集めることだった。

■ DSM-Ⅲとパニックディスオーダー

PD は 1968 年の DSM-Ⅱ では不安障害の一症状に過ぎなかった。有名になったのは、1980 年 DSM-Ⅲ に独立した障害名として分類されてからだ。

DSM に新しい障害名が生まれることはビジネスチャンスを意味していた。アメリカでは精神科医が医療保険会社に医療費請求をする際、必ず DSM の診断コード記載を求められる。日本は国民皆が何らかの健康保険に加入しているが、アメリカでは民間の医療保険が殆どであり、医療審査は厳しい。精神医療経済が DSM を元として成り立っていることは、DSM に新しい障害名が出来て、製薬会社がそれに対応する薬を発売すれば、大ヒット間違いなしということだ。

アップジョン社は国際パニック研究という PD 薬物療法研究プロジェクトを世界中で行い、支援した。ソラナックスが PD に優れた効き目を示す報告が相次いで発表された。

■ マーケティング抗不安薬ザナックス

アップジョン社は商品名にも拘った。ソラナックスのアメリカでの販売名はザナックス（Xanax）である。プロザック Prozac（134 頁参照）、パキシル Paxil（144 頁参照）、ゾロフト Zoloft（142 頁参照）など、抗うつ薬の商品名には濁音と X と Z が多用されている。濁音は音韻的に力強く、X と Z は最も使用頻度が少ないアルファベットだ。この為、印象が強く消費者にアピールする効果が高い。ソラナックス / ザナック

●お薬一口メモ●　抗うつ薬を目指したソラナックスの弟薬

アップジョン社はソラナックス開発後、世界初のベンゾジアゼピン系抗うつ薬を目指し、アディナゾラム開発を行なっていた。ジョン・フェイナーが行った試験ではかなり有望視されていたが、SSRI 時代に、かつてバッシングされたベンゾジアゼピン系薬剤の開発は難航し、パニック障害治療薬として FDA に申請したが却下されてしまった。1998 年 6 月、アディナゾラムの開発は断念された。

ヴァリウムの牙城を突き崩したトリアゾロBZPの大ヒット抗不安薬

72 ソラナックス　　　　　　　　　　Solanax

スは医者ではなく、消費者を意識して命名された最初の向精神薬なのである。

1981年、ザナックスはアメリカで発売された。適応症にPDと唯一記載された抗不安薬ザナックスは、翌1982年ヴァリウムの売り上げを超え、全米売上No.1抗不安薬となった。

■ソラナックスは抗ＰＤ薬というより優秀な抗不安薬である。

ソラナックス以前、PDに汎用されていたのは大ベストセラー薬セルシンである。しかしセルシンは連用すると長時間作用する活性代謝物デスメチルジアゼパムが体内に蓄積され、やがて定量状態になる。セルシンは最初に飲んだときは鋭い効き目を感じるが、連用時には効きがいまいちわかりにくい為、PD発作時に頓服で飲んだとしても効き目はいまいちに感じただろう。

ところがソラナックスの血中濃度半減時間は14時間と短かく、活性代謝物は無いため、体内に蓄積されない。加えて高力価であるため飲むと効いてくるのが実感出来る。日本ではデパスの圧倒的人気とレキソタンの影でいまいちな感のソラナックスであるが鎮静作用・筋弛緩作用・抗痙攣作用が弱めで安全性の高い、極めて優秀な抗不安薬である。

■マーケティングの嘘

アップジョン社は頓服ではなく、連用することでPDを防げるとマーケティングを行なった。アメリカ発売当時の医療広告には4週間服用後のPD改善率は50％、プラセボは28％と記載されていた。しかし……8週間後に同等となるデータは伏せられていた。これは連用による耐性形成を意味する。さらに、服用中止後にプラセボの倍以上のパニック発作を引き起こしていた。既に1975年のベンゾジアゼピン・バッシングにおいて、ベンゾジアゼピン系抗不安薬の連用による依存形成と、急な減薬・断薬による離脱症状が社会問題となっていた。ソラナックスは高

●お薬一口メモ●　レキソタンとソラナックス
世界的にみて、欧州・南米・アジアはレキソタン、北米はザナックス（日本ではソラナックス）、日本はデパスと人気が別れている。でも世界的に見ればレキソタンとザナックスの2強、続いてアティバン（日本ではワイパックス）。

アルプラゾラム　　　　　　　　　　　　　　　　　　　　　　　　　　alprazolam

日本での発売年　1984年
日本でのメーカー　ファイザー

ベンゾジアゼピン系抗不安薬

力価で作用時間が短いため、離脱症状が生じやすかった。PD治療薬がPDを誘発してしまう矛盾に世間が気付くのは早かった。

■パニック障害がアップジョン病と呼ばれるまで

　1980年代急にPD患者が増えたとは考えにくい。ベンゾジアゼピンバッシングを機に急に断薬した人が離脱症状に襲われたのを、PDと誤認したケースも相当数あっただろう。何より従来あった抗不安薬でもPDの発作を抑える効果がある。数あるベンゾジアゼピン系抗不安薬の中でソラナックスだけ特異的にPDに効くなどありえないことだ。

　しかし、コーネル大学のジェラルド・クラーマン教授はアップジョン社の資金援助の元、ソラナックスがパニック障害に特異的に効果のある薬であることを証明する試験を1990年代初頭まで続けた。そして、パニック障害はアメリカの精神科医の一部から、「アップジョン病」とまで揶揄されるようになってしまった。

■ソラナックスの落日と復活

　依存におちいりやすいソラナックスは、アメリカでベンゾジアゼピン・バッシングの矢面に立たされてしまった。

　1986年セロトニン1A受容体作動薬の抗不安薬ブスパー(210頁参照)が発売された。1988年ブスパーは全米売上No.1抗不安薬となった。更に不安障害にSSRIが用いられるようになり、ソラナックスの時代は終わったかに思われた。しかし1995年ソラナックスは奇跡的に復活をした。ブスパーの抗不安作用は分かりづらく徐々に敬遠され、不安障害の治療は抗うつ薬SSRIが担うようになった。そしてソラナックス本来の抗不安薬としての優秀さに気付いた医師・患者から再評価されるようになった。今、アメリカで最も人気のある抗不安薬はソラナックスである。

●お薬一口メモ●　**本当に違いはあるの？ベンゾジアゼピン**
　ベンゾジアゼピン系薬剤は作用点が一つで基本的にシンプルな薬である。作用の強弱や作用時間の短長はあろうが、特異的に効果を発揮するようなことは考えにくい。ゆえに昔、セルシンしか処方しなかった医師も実在した。現在の抗不安薬の効能書きにある各種適応は、一応治験でエビデンスが認められているものだが、さして違いが無いのが実情であろう。治験でやらない項目はけして適応症として認められないのだから。ベンゾジアゼピン系抗不安薬のエビデンスとはそんな程度のものなのである。

欧米でベンゾジアゼピン系抗不安薬の時代を終わらせた大ヒット薬

73　ブスパー　　　　BuSpar

開発国：	アメリカ	開発会社：	ミードジョンソン
初販売国：	西ドイツ	国際誕生年：	1984年

薬剤添付文書の適応症　[JP]日本での適応　[USA]アメリカでの適応　[ETC]その他処方例

[JPN] -
[USA] ○不安障害　○不安症状の短期治療　○GAD
[ETC] △混合性不安うつ病　△治療抵抗性うつ病（補助薬）

統合失調症		気分安定薬		うつ病（MDD）		神経症/不安障害		睡眠薬	
					△	○			
急性期		躁病期		難治性	△	PD		入眠障害	
陽性症状		うつ急性期		PMDD		GAD	△	中途覚醒	
陰性症状		躁病予防		強迫性障害（OCD）		SAD		早朝覚醒	
維持療法		うつ再発防止				PTSD		日中不安軽減	
難治性									
摂食障害		ADHD		ASD		心身症		ナルコ	

　ブスパーはセロトニン1A受容体に作用することで抗不安作用を発揮する、ベンゾジアゼピン系とは違う薬理作用の抗不安薬である。SSRIが不安障害に効果があるのもセロトニン1A受容体への作用が主。

　1969年、アメリカの粉ミルク会社、ミードジョンソンで合成され、当初は抗精神病薬として開発していたが、効果が弱く頓挫。試しに用量を1／40くらいにしたら抗不安作用が発見された。正確な薬理作用が何なのか不明のまま抗不安薬として開発を継続し、1984年西ドイツで発売した。ベンゾジアゼピンバッシングの影響もあり、欧米を中心に爆発的なヒットとなり、ベンゾジアゼピン系抗不安薬の時代を終わらせた抗不安薬のブロックバスターになった。ただし、最近では世界的にベンゾジアゼピン系抗不安薬人気が復活している。

　日本でも販売に向けて治験が行われたが、第Ⅲ相試験に失敗し開発が頓挫した。これは治療成績が悪かったというより、ブスパーの特性を踏まえた治験デザインがされていなかったことが原因である。

抗不安薬

●お薬一口メモ●　MeijiSeikaファルマ
　チョコレイトは明治♪の明治製菓の製薬会社。製薬部門の始まりは46年、GHQからの技術援助を元にシロップ瓶でペニシリン製造に着手したのが始まり。50年ストレプトマイシン、58年カナマイシン発売で日本の抗生物質トップメーカーとなる。2011年医療用医薬品部門が独立しMeijiSeikaファルマ。代表的製品としてメイアクト、イソジン。製品にイメージキャラクター（主に動物）をつけて広告の伝統がある。

ブスピロン / buspirone

日本での発売年　開発断念
日本でのメーカー　明治製菓（現・meijiseikaファルマ）＋BMS

セロトニン作動型抗不安薬

海外での販売名

アメリカ	buspirone
カナダ	buspirone
イギリス	buspirone
ドイツ	Busp
フランス	buspirone
中国	buspirone
韓国	BuSpar
タイ	-
豪州	BuSpar
ブラジル	BuSpar

ジェネリック

日本未発売

化学構造図

buspirone／ブスピロン

Tmax=1.1h T1/2=2.4h

等価換算

25mg(セルシン5mg換算)
等価換算係数× 0.2

用量(mg/日)

20 〜 30 (60)

CYP

3A4　代謝

薬理プロフィール

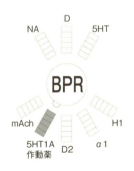

特徴

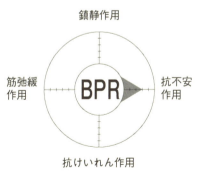

●お薬一口メモ●　**ブスパー実は売れてない**

アメリカでベンゾジアゼピン系抗不安薬の時代を終わらせたといわれているブスパーだが、ベンゾジアゼピン系抗不安薬の代替となったのはSSRIだった。薬理作用がSSRIとかぶるブスパーは徐々に使われなくなり、90年代後半にはベンゾジアゼピン人気が復活している。日本のセディールも似たような経緯をたどっている。

セロトニン1A受容体作動薬セディールは応用範囲の広さが強み、併用が吉

74　セディール　　　　　　　　　Sediel

開発国：	日本	開発会社：	住友製薬（現・大日本住友製薬）
初販売国：	日本	国際誕生年：	1996年

薬剤添付文書の適応症　[JP]日本での適応　[USA]アメリカでの適応　[ETC]その他処方例

[JPN]　◎心身症（自律神経失調症、本態性高血圧症、消化性潰瘍）における身体症候ならびに抑うつ、不安、焦躁、睡眠障害　◎神経症における抑うつ、恐怖
[USA]　-
[ETC]　△うつ病　△認知機能の改善　△難治性うつ病の補助薬　中国ではGADに適応

統合失調症		気分安定薬		うつ病（MDD）		神経症/不安障害		睡眠薬	
					△		◎		
急性期		躁病期		難治性	△	PD		入眠障害	
陽性症状		うつ病期		PMDD		GAD	△	中途覚醒	
陰性症状		躁再発防止		強迫性障害(OCD)		SAD		早朝覚醒	
維持療法		うつ再発防止				PTSD		日中不安軽減	
難治性		摂食障害		ADHD	ASD	心身症	◎	ナルコ	

抗不安薬

　セディールは、1999年住友製薬が開発した日本初のセロトニン1A受容体作動型の抗不安薬である。ベンゾジアゼピンに代わる新世代の抗不安薬として、一時期話題になったが、世界一ベンゾジアゼピンを消費しているデパス大好き国・日本の壁は厚く、いまいち売れていない。

　セディールはブスパー同様に、全般性不安障害、特に心配性な人、びくついてしまう人といった認知的過覚醒に効果が高い。心身症や抑うつにも効果を発揮する。しかし強い焦燥感を伴う不安障害、例えばPDには効果が弱い。また効果がでるまで2〜4週間かかるため、途中で薬を飲まなくなるケースも多い。特にベンゾジアゼピン系抗不安薬の服薬経験のある人は、即効性のないセディールを効かない薬と見限ってしまう傾向がある。同系統のブスパーはアルコールとの交叉耐性が無く、世界的に定評のある薬であるだけに、日本でのセディールの低評価は残念である。

●お薬一口メモ●　セディールの由来とアムロジン
　セディールの名の由来はラテン語で「安静」の意味。初の海外展開は2000年9月に中国で発売。なお、1987年アメリカのファイザーは、セディールのアメリカ発売に向けて住友製薬とクロスライセンス契約を結んだ。住友製薬がもらったのが持続性カルシウム拮抗薬の大ヒット薬アムロジン。アムロジンは2008年の特許切れまで毎年600億円を売りあげる、大ヒット薬だった。なお、ファイザーはセディール開発を91年に断念している。

タンドスピロン / tandospirone

日本での発売年　1996年
日本でのメーカー　大日本住友製薬

セロトニン作動型抗不安薬

海外での販売名

アメリカ　-
カナダ　-
イギリス　-
ドイツ　-
フランス　-
中国　Lvkang
韓国　Sediel
タイ　-
豪州　-
ブラジル　-

日本、韓国、中国にて販売。

ジェネリック

- タンドロスピン錠「トーワ」（東和薬品）
- 〃「アメル」（共和薬品工業）
- 〃「日医工」（日医工）
- 〃「サワイ」（沢井製薬）

化学構造図

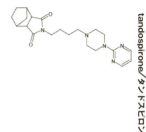

Tmax=0.8h T1/2=1.2h

等価換算

25mg(セルシン5mg換算)
等価換算係数× 0.2

用量(mg/日)

-　～　30（60）

CYP

代謝　2D6
代謝　3A4

薬理プロフィール

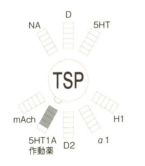

5HT1A作動薬

特徴

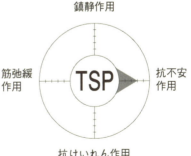

●お薬一口メモ●　心理療法が1980年代に400以上に増えたこと

「しかし、この事実はどの流派も流儀としては決定的でないことを意味する。どれかが抜群ならそれひとつにまとまってしまうだろうからである。そうなると一派一派に凝り固まる治療家には不都合な現実だろう。もちろん、この困難から自分を救うことは可能である。あちらさんのやり方で効いたのかもしれないが、実は効いたメカニズムはわが流派でも説明できる、という苦しい悪あがきである。もっとひどいのになると、他の治療で治ったように見えるのは軽症だったか偶然のいずれかで、自分の治療の効果はどんな場合にも確実で必然、という見方さえある。このようにして専門家たちは自分の信仰を補強していく。」（頼藤和寛、他『心理療法』朱鷺書房、1993年、7頁より引用）

抗ヒスタミン鎮静薬の古典、通称アタピー

75 アタラックス－P　　Atarax-P

開発国：	ベルギー	開発会社：	UCB
初販売国：	ベルギー	国際誕生年：	1953年

薬剤添付文書の適応症　[JP]日本での適応　[USA]アメリカでの適応　[ETC]その他処方例

[JPN] ◎神経症における不安・緊張・抑うつ　◎蕁麻疹、皮膚疾患に伴うそう痒（湿疹・皮膚炎、他）
[USA] ○神経症に伴う不安や緊張　○不安を示す心身症　○術前の不安軽減　○急性の不安・ヒステリー
　　　○アルコール依存症の不安・離脱症状　○悪心嘔吐
[ETC] △不眠

統合失調症		気分安定薬		うつ病（MDD）		神経症/不安障害		睡眠薬	
							◎		△
急性期		躁状態		難治性		PD		入眠障害	
陽性症状		うつ状態		PMDD		GAD		中途覚醒	
陰性症状		躁再発防止		強迫性障害(OCD)		SAD		早朝覚醒	
維持療法		うつ再発防止				PTSD		日中不安軽減	
難治性		摂食障害		ADHD		ASD		心身症	○	ナルコ	

抗不安薬

睡眠薬

　アタラックス－Pは鎮静薬、睡眠薬、制吐薬、痒み止め薬として用いられている古典的な抗ヒスタミン薬である。鎮静作用はヒスタミン1受容体遮断作用によるもので、その強さは抗精神病薬レボトミン、抗うつ薬トリプタノールに匹敵する。抗ヒスタミン作用による鎮静作用は耐性も形成されやすく、連用で減じる傾向がある。血中濃度半減期が20時間と長いため、睡眠薬として用いる例はほとんどない。

　ベンゾジアゼピン系抗不安薬と交叉耐性が無いため、ベンゾジアゼピン減薬時の不安に用いることがある。意外なことに抗コリン作用の強さがある。最大用量255mg/日はアキネトン換算4.6mgに相当する。コントミン換算では約660mgと思いの外強い。長期連用は避け、少量を一時的に使用するのが良いようだ。名の由来はギリシャ語で（心に）平穏を与える　から命名。

●お薬一口メモ●　UCB（Union Chimique Belge）
　ベルギーの実業家、エマニュエル・ヤンセンが1928年、ブリュッセルで創業。ユニオン・シミック・ベルジュの頭文字をとってUCB。代表的製品としてスマートドラッグとして有名なヌートロピル（一般名ピラセタム）。

ヒドロキシジン / hydroxyzine

日本での発売年　1958年
日本でのメーカー　ファイザー

抗ヒスタミン薬

海外での販売名

- アメリカ　Atarax
- カナダ　Apo-Hydroxyzine
- イギリス　Atarax
- ドイツ　Atarax
- フランス　Atarax
- 中国　-
- 韓国　Atarax
- タイ　Atarax
- 豪州　-
- ブラジル　Hixizine

ジェネリック

- アタラックス（ファイザー）
- ヒドロキシジンパモ酸塩錠「日新」（日新製薬）

化学構造図

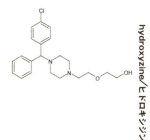

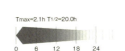

Tmax=2.1h　T1/2=20.0h
0　6　12　18　24

等価換算

250mg(セルシン5mg換算)
等価換算係数× 0.02

用量(mg/日)

128　～　255

CYP

阻害　2D6

代謝　3A4

薬理プロフィール

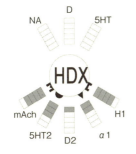

特徴

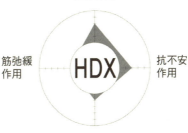

●お薬一口メモ●　**ひょっとするとバカなのかもしれない。**
「誰かが本当のところ（あるいは、それに近いところ）をぶちまけて、若い世代や一般の読者に新しい方向を模索してもらうのがフェアなことではあるまいか。さらに、なぜ効くのか、どうして効かないのか、さらに「そもそも、効くというのはどういうことか」について超党派的な観点を提供することも必要ではないか。ただし、これをやると四面楚歌になる可能性がある。　（中略）つまり超党派的立場で心理治療を語ることは貧乏くじなのかもしれない。しかし、それを引くつもりが筆者たちにはある。ひょっとすると、筆者らはバカなのかもしれない」（頼藤和寛、他『心理療法』朱鷺書房、1993年、7-8頁より引用）

バイオリニストが緊張緩和に用いた裏ワザ抗不安薬

76 インデラル　　　　　　　　　　　Inderal

開発国：	イギリス	開発会社：	ICI（現・アストラゼネカ）
初販売国：	イギリス	国際誕生年：	1965年

薬剤添付文書の適応症　[JP]日本での適応　[USA]アメリカでの適応　[ETC]その他処方例

[JPN]　◎本態性高血圧症（軽症～中等症）　◎狭心症　◎期外収縮（上室性、心室性）、発作性頻拍の予防、頻拍性心房細動（徐脈効果）、洞性頻脈、新鮮心房細動、発作性心房細動の予防　◎片頭痛予防　他
[USA]　○高血圧
[ETC]　△不安

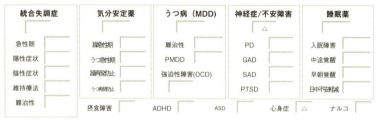

不整脈の頓服で古くから用いられているβ（ベータ）遮断薬のクラシックである。鎮静作用が弱く依存が起こらない抗不安薬として用いることが出来る。いわば裏技抗不安薬。β遮断薬とは交感神経のβ受容体を遮断する薬でベータブロッカーとも呼ばれている。ベータ受容体にはβ1とβ2があり、おおまかに心臓にはβ1、気管支、小腸にはβ2、血管にはα1、β2受容体が存在する。インデラルはβ1とβ2を遮断することで、心臓の過剰なドキドキを抑え、血管を拡張させ、血圧を低下させる作用がある。重要な副作用として気管支の働きを抑制することで気管支喘息を誘発する。

いわば暴走気味の交感神経の働きを抑制することで、不安障害のうち身体症状が目立つ症例に効果を発揮する。特にベータ受容体が関係する心身症、高血圧や胃腸症状、動悸、手先の震えに効果が高い。錐体外路症状の対症療法にも用いられる。また片頭痛予防の第1選択薬である。

インデラルの改良薬が、β1受容体を選択的に遮断するテノーミンであり、β遮断薬の世界標準薬となっているが、脳内への移行性が悪く抗不安効果は殆どない。

●お薬一口メモ●　ICI（Imperial Chemical Industries）

ICIはアメリカのデュポン、ドイツのIGファルベンに代表される化学工業のコンビナート化に刺激され、イギリスの化学会社4社が合同して1926年に設立した国策化学会社。インペリアル・ケミカル・インダストリーの頭文字をとってICI。代表的製品としてアクリル樹脂の開発がある。1993年医薬品部門が分社化し、ゼネカとなるが、1999年スウェーデンのアストラと合併、現在はアストラゼネカ。

プロプラノロール propranolol

日本での発売年　1966年
日本でのメーカー　アストラゼネカ

β遮断薬

海外での販売名

国	販売名
アメリカ	Inderal
カナダ	Inderal
イギリス	Inderal
ドイツ	Obsidan
フランス	Avlocardyl
中国	BaiErLuo
韓国	Indenol
タイ	Inderal
豪州	Inderal
ブラジル	Inderal

ジェネリック

- プロプラノロール錠「日医工」（日医工）
- 〃「ツルハラ」（鶴原製薬）
- プロプラノロール徐放カプセル「サワイ」（沢井製薬）
- アイデイトロール（鶴原製薬）
- ソラシロール（東和薬品）

化学構造図

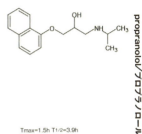

propranolol／プロプラノロール

Tmax=1.5h T1/2=3.9h

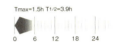

等価換算

不明
等価換算係数× 不明

用量(mg／日)

30 ～ 60（120）

CYP

代謝 1A2

代謝 2C19

代謝 2D6

薬理プロフィール

特徴

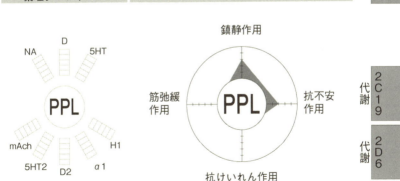

●お薬一口メモ●　バイオリニストの間で流行したインデラル

1970年代、英国の楽団のバイオリニストがインデラルを演奏前に飲むと、手先の震えが収まり、あがり症が克服することを発見した。そして欧州のバイオリニストたちにインデラルが流行した。他にもプロゴルファーや、ビリヤードのハスラーで愛用している人がいるとか。

β遮断薬で唯一心臓神経症に適応しているミケラン

77 ミケラン　　　　　　　　　　　　　　　　　　Mikelan

開発国：	日本	開発会社：	大塚製薬
初販売国：	日本	国際誕生年：	1980年

薬剤添付文書の適応症　[JP]日本での適応　[USA]アメリカでの適応　[ETC]その他処方例

[JPN]　◎本態性高血圧症（軽症～中等症）　◎心臓神経症　◎不整脈（洞性頻脈、頻脈型不整脈、上室性期外収縮、心室性期外収縮）　◎狭心症
[USA]　○点眼薬が眼圧低下に適応
[ETC]　-

統合失調症		気分安定薬		うつ病（MDD）		神経症/不安障害		睡眠薬	
急性期		躁病期		難治性		PD	△	入眠障害	
陽性症状		うつ病期		PMDD		GAD		中途覚醒	
陰性症状		躁再発防止		強迫性障害(OCD)		SAD		早朝覚醒	
維持療法		うつ再発防止				PTSD		日中不安軽減	
難治性		摂食障害		ADHD		ASD		心身症 ◎	ナルコ

抗不安薬

　ミケランは大塚製薬が開発した国産β（ベータ）遮断薬であり、β遮断薬で唯一、精神科領域の心臓神経症が適応症に含まれている。
　心臓神経症は心臓に痛みを感じたり、動悸、息切れ、目眩といった心臓病みたいな症状を示すが、検査しても心臓に異常が見られない病気である。心身症の一種だが、心臓止まると死ぬ恐怖から不安障害を併発するケースが多く、PDと重なるケースも多い。
　ミケランは不整脈には即効性があるが、抗不安効果が出るのは2～4週間かかるという。不安症状の強弱を考えて上手に処方すれば、依存が生じずQOLに影響が少ない優れた治療薬となるが、日本の医療現場では、いまいち特性を活かしきれていないのが現状のようである。
　なお、β遮断薬の標準薬はインデラル改良薬のテノーミンだが水溶性で脳内への移行性が悪く、抗不安薬的な効果は望めない。ただしβ1に選択的に作用するため気管支喘息リスクを抑えられる。
　作用時間が短いため、徐放剤のミケランLAが使われることが多い。

その他の薬

●お薬一口メモ●　ジェームス・ブラック Sir James Whyte Black (1924-2010年)
　インデラルを創薬したのはICIの薬理学者ジェームス・ブラックである。ブラックはその後、イギリスのスミスクライン＆フレンチ社にて世界初のH2ブロッカータガメット（シメチジン）を創薬、1988年にノーベル生理学・医学賞を受賞している。

カルテオロール / carteolol

日本での発売年　1980年
日本でのメーカー　大塚製薬

*β*遮断薬

海外での販売名

アメリカ	Ocupress
カナダ	-
イギリス	Teoptic
ドイツ	Arteoptic
フランス	Mikelan
中国	Mikelan
韓国	Mikelan
タイ	Arteoptic
豪州	-
ブラジル	-

ジェネリック

- カルテオロール錠
  「日医工」（日医工）
- 〃「サワイ」（沢井製薬）
- 〃「ツルハラ」（鶴原製薬）
- カルノノン（辰巳化学）
- チオグール（東和薬品）
- メルカトア（日新製薬）

化学構造図

carteolol／カルテオロール

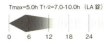

Tmax=5.0h T1/2=7.0-10.0h（LA錠）
0　6　12　18　24

等価換算

不明
等価換算係数× 不明

用量(mg/日)

10 ～ 15（30）

CYP

2D6　代謝

薬理プロフィール

CTL
NA　D　5HT
mAch　H1
5HT2　D2　α1

特徴

CTL
鎮静作用
抗不安作用
抗けいれん作用
筋弛緩作用

●お薬一口メモ●　治験ボランティア

　ボランティアとは元々義勇兵という意味である。新薬ボランティアというと、何か夢の新薬が処方されるようなバラ色のイメージを抱く人がいるが、実際は二重盲検、まれに三重盲検で、新薬の確率は1/2か1/3。中身は医師も分からない。文字通り医学の発展に寄与する義勇兵である。

抗不安薬　等価換算計算表

等価換算基準薬はセルシン（一般名：ジアゼパム）です。

No.	薬名	処方量(mg/日)		等価換算係数		等価換算量(mg/日)
55	コントール		×	0.5	=	
56	セルシン		×	1	=	
57	メンドン		×	0.67	=	
58	レスミット		×	0.5	=	
59	レキソタン		×	2	=	
60	ワイパックス		×	4.2	=	
61	セレナール		×	0.25	=	
62	セパゾン		×	2.5	=	
63	メレックス		×	3	=	
64	コレミナール		×	0.3	=	
65	グランダキシン		×	0.04	=	
66	マイスタン		×	0.5	=	
67	エリスパン		×	10	=	
68	メイラックス		×	3	=	
69	レスタス		×	3	=	
70	リーゼ		×	0.5	=	
71	デパス		×	3.3	=	
72	ソラナックス		×	6.25	=	
73	ブスパー		×	0.2	=	
74	セディール		×	0.2	=	
75	アタラックスP		×	0.02	=	
76	インデラル		×	不明	=	
77	ミケラン		×	不明	=	
104	リボトリール		×	20	=	
			×		=	
					合計	

※通常の治療における標準的な処方量はセルシン（ジアゼパム）等価換算量5〜15mg/日です。

ココロピルブック

睡眠薬

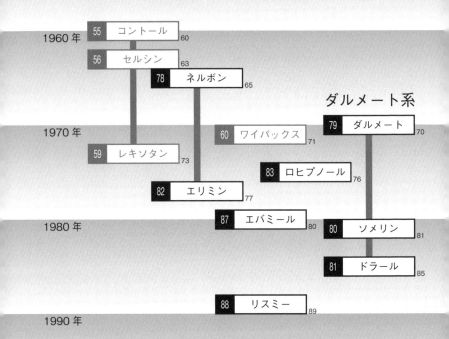

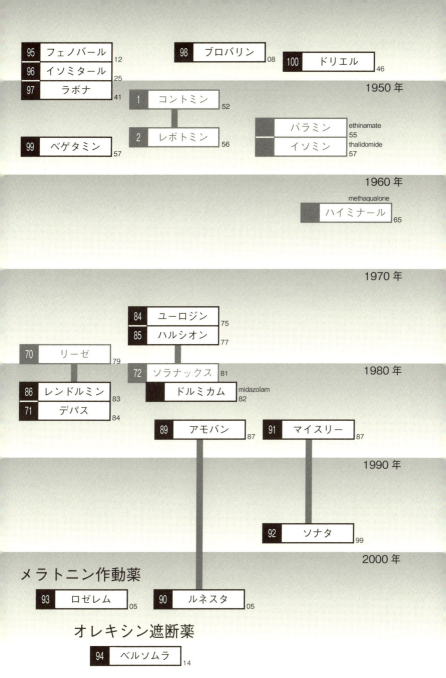

世界初のベンゾジアゼピン系睡眠薬はとにかく眠い

78　ネルボン　　　　Nelbon

開発国：	スイス	開発会社：	F・ホフマン=ラ・ロシュ
初販売国：	西ドイツ	国際誕生年：	1965年

薬剤添付文書の適応症　[JP]日本での適応　[USA]アメリカでの適応　[ETC]その他処方例

[JPN]　◎不眠症　◎麻酔前投薬　◎異型小発作群（点頭てんかん、ミオクロヌス発作、失立発作等）
　　　◎焦点性発作（焦点性けいれん発作、精神運動発作、自律神経発作等）
[USA]　-
[ETC]　-

統合失調症	気分安定薬	うつ病（MDD）	神経症/不安障害	睡眠薬 ◎
急性期	躁病期	難治性	PD	入眠障害
陽性症状	うつ病期	PMDD	GAD	中途覚醒　△
陰性症状	躁再発予防	強迫性障害(OCD)	SAD	早朝覚醒　△
維持療法	うつ再発予防		PTSD	日中不安軽減　△
難治性	摂食障害	ADHD	ASD	心身症　　ナルコ

　世界初のベンゾジアゼピン系睡眠薬だが人気はいまいち。というのも、開発当時はまだバルビツール系睡眠薬全盛時代であり、抗不安薬セルシンを増量して睡眠薬に使っていたような時代。とにかくハードな鎮静作用を目指して創薬されたネルボンは、強烈に眠れるけれども、朝起きられない作用時間長めの睡眠薬に仕上がってしまった。しかし開発された1960年代は精神科は外来より入院が主だったので、寝ててもいいやと大ヒットした。

　血中濃度半減期は19～33時間と長いが活性代謝物は無い。なので若くて肝臓の働きの良い人には中時間作用型の睡眠薬としてピッタリ合うケースもあるが、多くは薬効を翌日まで持ち越してしまうだろう。代謝分解にCYP450の関与が低いので併用する薬の影響を受けにくい利点がある。

　日本ではネルボン発売から8年、新しいベンゾジアゼピン系睡眠薬が生まれなかったこともあり、後の睡眠薬開発の治験においてアテ馬のようにネルボンが対照薬に選ばれた。ある意味、睡眠薬開発に貢献する薬である。名前の由来は寝る＋フランス語のbon＝良き　で「良き眠りを」からネルボン、駄洒落である。

睡眠薬

抗てんかん薬

●お薬一口メモ●　ω（オメガ）受容体

　かつては漠然とベンゾジアゼピン（BZP）受容体とよばれていたが、ベンゾジアゼピン以外も作用するため、近年はω受容体と呼んでいる。ω受容体はGABAで作動するクロール（塩素）チャネルの一部。このチャネルには他にバルビツール酸系薬剤が作用する部位や、アルコール作用部位、GABA作動部位などがある。

ニトラゼパム　　　　nitrazepam

日本での発売年　1967年
日本での メーカー　第一三共

ベンゾジアゼピン系睡眠薬・抗てんかん薬

海外での販売名

アメリカ	-
カナダ	Mogadon
イギリス	Mogadon
ドイツ	Radedorm
フランス	Mogadon
中国	nitrazepam
韓国	Razepam
タイ	-
豪州	Mogadon
ブラジル	Nitrazepol

ジェネリック

- ●ベンザリン（塩野義製薬）
- ・ニトラゼパム錠
  「ツルハラ」（鶴原製薬）
- ・〃「テバ」（テバ製薬）
- ・〃「トーワ」（東和薬品）
- ・〃「JG」（日本ジェネリック）
- ・〃「イセイ」（イセイ）
- ・ヒルスカミン（イセイ）
- ・ネルロレン（辰巳化学）

（●は先行同時発売品）

化学構造図

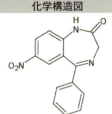

nitrazepam／ニトラゼパム

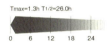

Tmax=1.3h T1/2=26.0h

等価換算	用量(mg/日)	CYP
5mg(セルシン5mg換算) 等価換算係数× 1	5 〜 10	3A4 代謝

薬理プロフィール　　特徴

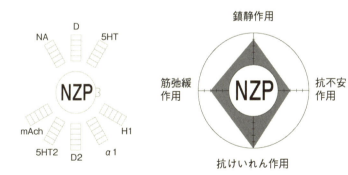

●お薬一口メモ●　原因論は棚上げにてOK

　「原因は脳にあるから心理社会的アプローチなど無意味だとは言えないと同時に、原因は過去にあるから薬物処方や電気ショックなどとんでもないとも言えない。ましてや、原因が脳と過去のからみにある大多数の不適応に対しては、原因論を棚上げにして、効きそうな手だてを次次繰り出せばよいのである。たまたま効いたから原因はこれこれに違いない、といった経験論の短絡思考は慎むのがよい。アスピリンを飲んで治ったからといって、風邪はアスピリン欠乏症なのではない。」（頼藤和寛著『精神科医とは何者であるか』PHP研究所、1999年、217頁より引用）

ω1受容体への作用が特色、筋弛緩作用の少ない熟睡できる睡眠薬

79 ダルメート　　　　Dalmate

開発国：	スイス	開発会社：	F・ホフマン＝ラ・ロシュ
初販売国：	アメリカ	国際誕生年：	1970年

薬剤添付文書の適応症　[JP]日本での適応　[USA]アメリカでの適応　[ETC]その他処方例

[JPN]　◎不眠症　◎麻酔前投薬
[USA]　◎入眠困難、夜間覚醒、早朝覚醒の不眠症　◎反復性不眠
[ETC]　-

統合失調症		気分安定薬		うつ病（MDD）		神経症/不安障害		睡眠薬	
								◎	
急性期		躁病期		難治性		PD		入眠障害	
陽性症状		うつ病期		PMDD		GAD		中途覚醒	△
陰性症状		躁再発予防		強迫性障害(OCD)		SAD		早朝覚醒	△
維持療法		うつ再発予防				PTSD		日中不安軽減	△
難治性		摂食障害		ADHD		ASD		心身症		ナルコ	

　ダルメートは中時間作用型睡眠薬＋持続性抗不安薬の合剤のような薬である。前薬ネルボンにあった強い筋弛緩作用、抗けいれん作用を低減し、血中濃度半減期約6時間と短くしたのはいいが、活性代謝物デスアルキルフルラゼパムの血中濃度半減期は約1日と長く、連用することで活性代謝物が定常状態となる。

　つまり同じ活性代謝物のプロドラッグである抗不安薬エリスパン、メイラックス、レスタスを連用するのと同じ効果が得られる。

　日中不安の強い患者ならばメリットになるが、純粋に睡眠障害の場合はデメリットとなる。発売当初は広く用いられたが、中〜短時間作用の睡眠薬がもてはやされるに従い人気が無くなった。

　のちにダルメートの筋弛緩作用の弱さは、選択的なω1受容体への作用によるものと判明した。2000年に発売されたドラールはほぼ同系統の睡眠薬である。

●お薬一口メモ●　フリッツ・ホフマン・ラ・ロシュ　Fritz Hoffmann-La Roche (1868-1920)
　ロシュ社は1894年、スイス、バーゼルにて実業家フリッツ・ホフマンが友人マックス・カール・トラウブと共同で設立したトラウブ商会が原型。1895年フリッツはアデル・ラ・ロシュと結婚しスイスの慣例でフリッツ・ホフマン＝ラ・ロシュと名乗るようになった。1896年トラウブが経営から抜け、社名をF・ホフマン・ラ・ロシュに変更した。ちなみにロシュは岩を意味するので日本で言えば嫁の名前はお岩さん。戦前はビタミンC（アスコルビン酸）の合成、戦後はヴァリウム、リブリウムのヒットで世界的な製薬メーカーへと発展した。最近の代表的製品としてタミフルがある。

フルラゼパム / flurazepam

日本での発売年　1975年
日本でのメーカー　共和薬品

ベンゾジアゼピン系睡眠薬

海外での販売名

アメリカ	flurazepam
カナダ	flurazepam
イギリス	Dalmane
ドイツ	Dalmadorm
フランス	-
中国	Dalmadorm
韓国	Dalmadorm
タイ	-
豪州	-
ブラジル	Dalmadorm

ジェネリック

・ベノジールカプセル
  （協和発酵キリン）

化学構造図

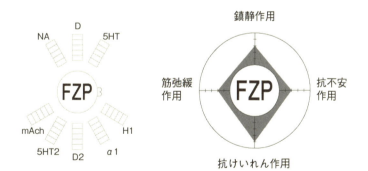

Tmax=1.0h T1/2=5.9h(23.6h)
0　6　12　18　24

等価換算

15mg(セルシン5mg換算)
等価換算係数× 0.33

用量(mg/日)

10　～　30

CYP

3A4

薬理プロフィール

NA　D　5HT
FZP
mAch　　H1
5HT2　D2　α1

特徴

鎮静作用
筋弛緩作用 — FZP — 抗不安作用
抗けいれん作用

代謝

●お薬一口メモ●　ベンゾジアゼピン系睡眠薬が効かなくなる理由

　初めて飲んだ時は吃驚する程良く眠れるベンゾジアゼピン系睡眠薬が効かなくなる理由は、耐性とω受容体の特性を知らないためである。ω受容体は抑制作用が普通10とすれば12くらい、ちょこっとアシストする小さなお手伝いである。それまでの睡眠薬は20や30にしてしまうので眠れるけど危険だった。そんなちょこっとお手伝い薬をずっと使い続けていれば、体は最初から12が普通と思ってしまう。そんなにいくら薬を継ぎ足しても12のままである。つまり効かないから増量は一定量で頭打ちとなり昼まで12を持越すだけだ。薬が効くようにリセットした状態を長く作ることこそが、睡眠薬を効かせる秘結である。

三共オキサゾロベンゾジアゼピンシリーズの最果てに生まれた睡眠薬

80 ソメリン　　Somelin

開発国：	日本	開発会社：	三共（現・第一三共）
初販売国：	日本	国際誕生年：	1981年

薬剤添付文書の適応症　[JP]日本での適応　[USA]アメリカでの適応　[ETC]その他処方例

[JPN]　◎不眠症
[USA]　-
[ETC]　-

統合失調症		気分安定薬		うつ病（MDD）		神経症/不安障害		睡眠薬	◎
急性期		躁性期		難治性		PD		入眠障害	
陽性症状		うつ急性期		PMDD		GAD		中途覚醒	△
陰性症状		躁再発防止		強迫性障害(OCD)		SAD		早朝覚醒	△
維持療法		うつ再発防止				PTSD		日中不安軽減	△
難治性		摂食障害		ADHD		ASD		心身症		ナルコ	

　三共がオキサゾロベンゾジアゼピン系抗不安薬、セレナール、セパゾン、に続いて開発したのがソメリン。最も持続性のある睡眠薬であり、活性代謝物の半減期は42〜123時間、とにかく強力強烈長時間作用の睡眠薬である。いったいどのような症例に処方されているのか……。筆者はこの薬が処方された人に出会ったことがない。

　『こころの治療薬ハンドブック』（星和書店）では、2000年の初版からずっと無視されている影の薄い睡眠薬であるが、不思議と販売が継続されている。

　一説では、睡眠薬としてでなく、持続性の鎮静薬として、ないし筋弛緩作用の強さゆえに、筋肉の収縮やジストニアなどの対症療法として用いられているらしい。名前の由来はフランス語で「睡眠」を表わすSommeil（ソメイユ）からソメリン。ちなみにSommeilの語源はローマ神話の眠りの神Somnus。

●お薬一口メモ●　奇異反応　Paradoxical reaction
　奇異反応とは本来の薬効とは逆の反応が生じる現象である。ベンゾジアゼピン系薬剤の場合は興奮したり落ち着きがなくなる。特に統合失調症患者に多く見られる。ベンゾジアゼピン系抗不安薬は不安を減少させるというが、おとなしくさせるというより、「ま、いっかー」と判断を鈍らせる薬である。似たような現象として、ダウナー系薬物である酒を飲んだ時の反応がある。簡単にいえば酒癖が悪い人。

ハロキサゾラム / haloxazolam

日本での発売年　1981年
日本でのメーカー　第一三共

ベンゾジアゼピン系睡眠薬

海外での販売名

アメリカ　-
カナダ　-
イギリス　-
ドイツ　-
フランス　-
中国　-
韓国　-
タイ　-
豪州　-
ブラジル　-

日本でのみ販売。

ジェネリック

なし

化学構造図

haloxazolam／ハロキサゾラム

Tmax=4.0h T1/2=43.0-123.0h

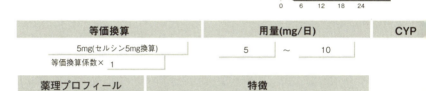

等価換算	用量(mg/日)	CYP
5mg(セルシン5mg換算) 等価換算係数× 1	5 ～ 10	

薬理プロフィール

特徴

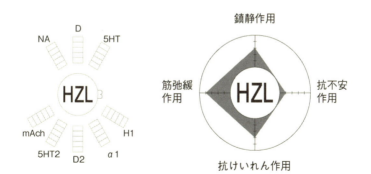

●お薬一口メモ●　向精神薬を個人輸入する価値はあるか？

　個人輸入する価値は無い。今の日本の病院にある薬で全て対処可能。日本で売られていない特効薬など存在しない。いずれも似たような薬である。そもそも殆どの向精神薬は非特異的な症状へ効果を発揮する。今用いられている向精神薬の分類は実際の臨床ではかなりルーズな適応となっている。ムードスタビライザーなど典型例。さらに副作用リスクを考えると個人輸入して服用するメリットは無きに等しくデメリットばかりである。

不明　？

ω1ブームに乗り遅れた長時間作用型膝かっくん睡眠薬

81　ドラール　　　　　　　　　　　　　　　　　　Doral

開発国：	アメリカ	開発会社：	シェリング・プラウ（現・米メルク）
初販売国：	アメリカ	国際誕生年：	1985年

薬剤添付文書の適応症　[JP]日本での適応　[USA]アメリカでの適応　[ETC]その他処方例
[JPN]　◎不眠症　◎麻酔前投薬
[USA]　○不眠の短期治療
[ETC]　-

統合失調症		気分安定薬		うつ病（MDD）		神経症/不安障害		睡眠薬	
								◎	
急性期		躁病期		難治性		PD		入眠障害	
陽性症状		うつ病期		PMDD		GAD		中途覚醒	△
陰性症状		躁病再発防止		強迫性障害(OCD)		SAD		早朝覚醒	△
維持療法		うつ再発防止				PTSD		日中不安軽減	△
難治性		摂食障害		ADHD		ASD		心身症		ナルコ	

　ドラールはダルメートによく似た長時間作用型睡眠薬である。血中濃度半減期は36時間、活性代謝物N—デスアルキル・クアゼパムの半減期は38〜107時間と長い。ドラールにはω1受容体サブタイプに選択的に作用する特性があり、1990年代以降の睡眠薬ω1ブームに乗る形で発売された。発売直後は処方例が多かったが、やがてパタっと聞かなくなった。短時間作用型睡眠薬全盛の今、いくらω1とはいえ、実質ダルメートなドラールの人気は低い。ただし入院患者への処方例は結構あるらしい。

　そもそものダルメート自体がω1選択性があり、筋弛緩作用の弱さから一部で好評だった。ちなみに半減期38〜107時間の活性代謝物N—デスアルキル・クアゼパムにはω1選択性が無い。

　作用時間の長さゆえに長期連用には向いていない。ダルメートに似すぎているためか、世界展開されていない。日本とアメリカ、韓国、スペインでのみ販売されている。あまりに遅すぎたダルメート改である。名前の由来は英語のdormant（＝眠っている）、dormancy（＝睡眠・休眠）、ラテン語のdormire（to sleep）からdor、睡眠のすべて（＝all）を改善するからdor + all でDoral

●お薬一口メモ●　シェリングプラウ

　1850年薬剤師エルンスト・クリスチャン・フリードリヒ・シェリングがドイツ、ベルリンにて開業した薬局が原型。1871年シェリングAG創設。シェリングのアメリカ資本が第2次世界大戦中に資産凍結され、競売され出来たのがアメリカのシェリング。1971年プラウ社と合併してシェリングプラウ。2007年にオルガノンを吸収合併。2009年米メルク社に買収され、消滅。なおドイツの元祖シェリングも06年にバイエルに買収され、消滅。代表的製品としてプラウ社が買収したコパトーンがある。

クアゼパム / quazepam

日本での発売年　1999年
日本でのメーカー　田辺三菱製薬

ベンゾジアゼピン系睡眠薬

海外での販売名

アメリカ	Doral
カナダ	-
イギリス	-
ドイツ	-
フランス	-
中国	-
韓国	Doral
タイ	-
豪州	-
ブラジル	-

他にスペインにて販売。

ジェネリック

- クアゼパム錠「アメル」（共和薬品工業）
- 〃「サワイ」（沢井製薬）
- 〃「トーワ」（東和薬品）
- 〃「日医工」（日医工）
- 〃「MNP」（日新製薬）
- 〃「YD」（陽進堂）

化学構造図

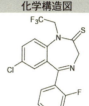

Tmax=3.4h T1/2=36.6h(38.0-107.0h)
0　6　12　18　24

等価換算

15mg(セルシン5mg換算)
等価換算係数× 0.33

用量(mg/日)

- ～ 20 (30)

CYP

代謝 2C9
代謝 3A4

薬理プロフィール

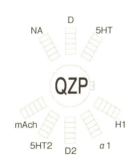

特徴

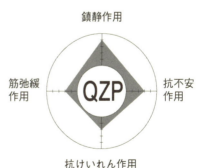

●お薬一口メモ●　ドラールなんじゃこりゃ伝説

1999年、短時間作用型の睡眠薬が主流の時代に突如登場したドラール。開発元のエスエス製薬は精神科領域のMRがいなかったので、精神科MR最強の吉富製薬に販売を委託した。ω1受容体だ、全ての睡眠を改善だと、吉富製薬の猛プッシュで一時的に処方が急伸したが……いかんせん、今の時代に長時間作用型睡眠薬を欲する患者は少なく、朝起きられないドラールはすぐに不人気となってしまった。当時、吉富製薬のMRの売り込みの上手もさることながら、何も考えずに新薬を外来患者に処方する駅前のなんちゃって心（以下自主規制）

実はネルボンのプロドラッグだったりする錠剤赤くないけど通称赤玉

82 エリミン　　　　　　　　　　Erimin

開発国：	日本	開発会社：	住友化学工業（現・大日本住友製薬）
初販売国：	日本	国際誕生年：	1977年

薬剤添付文書の適応症　　[JP]日本での適応　　[USA]アメリカでの適応　　[ETC]その他処方例

[JPN]　◎不眠症
[USA]　-
[ETC]　-

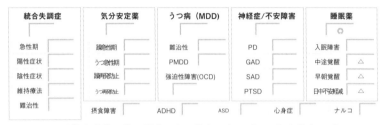

　エリミンは住友化学工業が開発した、体内でネルボンへと変化するプロドラッグ。血中濃度半減期は12時間と中時間作用ながら、活性代謝物ネルボンは21時間と長く、日の大半を寝ていたい人向けの睡眠薬である。当然翌朝持ち越しがあり、使い勝手は悪い。ネルボン以上に筋弛緩作用が強く長い作用のため、処方例は少ない。主に入院患者へ用いられている。

　1984年ピークの覚せい剤第2次乱用期に薬切れの落ちすぎへの対処薬「赤玉」としてアンダーグラウンドでセット販売されていたため、何か危ない薬と特別視されているが、中身はネルボンとほぼ同じである。ジェネリックも無く、日本以外では台湾とシンガポールでしか販売されていないことから分かるように、人気はいまいち睡眠薬。睡眠薬として用いるにも、リクエーショナルドラッグとして悪用するにも、もっといい薬があるように思う。アンダーグラウンドで人気というのは気分的な問題であろう。単にパッケージが毒々しい赤色だから効きそうに感じているだけではないだろうか？　ちなみに錠剤の色は赤ではなく、薄いオレンジ。なお、精神病院で赤玉とはベゲタミンAである。

●お薬一口メモ●　スティーヴン・M・ストール Stephen M. Stahl (1951-)
　精神科医、精神薬理学者、ビジュアルを多用した分かりやすい精神薬理学の本を多数執筆。薬物療法中心の現在ではカプラン&サドックの『カプラン臨床精神医学テキスト』以上にストール博士の『精神薬理学エセンシャルズ』が日本中の精神科医に親しまれている。日本では長年スタール博士として紹介されていたが、来日時に実は読み方がストールであることが判明したそうだ。なので訳書は古くはスタール、最近はストールとなっています。

ニメタゼパム

nimetazepam

日本での発売年　1977年
日本でのメーカー　大日本住友製薬

ベンゾジアゼピン系睡眠薬

海外での販売名

アメリカ　-
カナダ　-
イギリス　-
ドイツ　-
フランス　-
中国　-
韓国　-
タイ　-
豪州　-
ブラジル　-

日本以外では台湾とシンガポールにて販売。

ジェネリック

なし

化学構造図

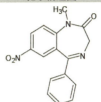

Tmax=2.0-4.0h T1/2=12.0(21.0h)
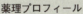
0　6　12　18　24

等価換算

5mg(セルシン5mg換算)
等価換算係数× 1

用量(mg/日)

3 ～ 5

CYP

3A4

代謝

薬理プロフィール

特徴

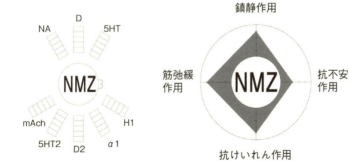

●お薬一口メモ●　エリミンの伝説について

　エリミンが赤玉と呼ばれアンダーグラウンドで人気云々についての初出は、1998年8月データハウスから発売されたムック『危ない28号』創刊号229頁「イケてる渋谷系ドラッグはコレだ！」。データハウスで薬といえば名著『危ない薬』の青山正明であるが、エリミンの記事は無記名で、青山正明の手によるものとは思えないクオリティの低さである。その後、ミリオン出版の月刊誌『GON！』1999年8月号でエリミンが紹介されている。当時の代表的サブカル誌に登場したことが、エリミン伝説を決定づけている。

ロシュ社の本気を感じる強力睡眠薬。中時間作用睡眠薬の最高傑作。

83 ロヒプノール　　　Rohypnol

開発国：	スイス	開発会社：	F・ホフマン=ラ・ロシュ
初販売国：	イタリア	国際誕生年：	1976年

薬剤添付文書の適応症　[JP]日本での適応　[USA]アメリカでの適応　[ETC]その他処方例

[JPN]　◎不眠症　◎麻酔前投薬
[USA]　-
[ETC]　△重度の不眠症

統合失調症		気分安定薬		うつ病（MDD）		神経症/不安障害		睡眠薬	
								◎	
急性期		躁病期		難治性		PD		入眠障害	△
陽性症状		うつ急性期		PMDD		GAD		中途覚醒	△
陰性症状		躁病防止		強迫性障害(OCD)		SAD		早朝覚醒	△
維持療法		うつ再発防止				PTSD		日中不安軽減	
難治性		摂食障害		ADHD		ASD		心身症		ナルコ	

ベンゾジアゼピン系睡眠薬は各薬、さほど強弱に差があるわけではない。患者が感じる強弱は吸収スピードに負うところが大きい。用量に応じて強くなるが、すぐに頭打ちとなる。それはω受容体作動薬としての限界と安全性ゆえだが、何故かロヒプノールには一歩抜きん出た強さがある。

ロシュ社のヒプノチック（睡眠薬）だからロヒプノールというド直球ネーミングの自信作。強烈な入眠作用、半減期6.8時間というライフサイクルに合った作用時間で中途覚醒・早朝覚醒にも対応。汎用睡眠薬の最高傑作といえよう。1975年にアメリカで発生したベンゾジアゼピンバッシング直後に登場した薬のため、FDAは睡眠作用の強さを嫌い、販売承認をしなかったほど。しかしFDAが忌避するほどの効き目ゆえに、世界中のハードな患者を抱える精神科医から絶大なる支持を得ている。

一部の本は2つの活性代謝物半減期を加味して、長時間作用の睡眠薬と分類しているが、活性代謝物の睡眠作用はロヒプノールの1／6、1／37と弱い。個人差はあるだろうが、中時間作用型に分類してよいだろう。

1990年代前半、アメリカ南部で乱用が社会問題となり、一部の州で麻薬と同じスケジュールⅠ規制が課せられている。1990年代中頃には、デートレイプドラッグとして社会問題になった。海外では作用の強さゆえに、処方は1mg錠が主流である。

●お薬一口メモ●　アメリカへ持っていってはいけません

1990年代前半、アメリカ南部のゲイバーでメキシコ製ロヒプノールが、ヘロインのかさ上げ薬として流行した。廉価なためテキサス州フロリダ州の10代に流行が広がり、大きな社会問題となった。そのため９つの州で麻薬と同じスケジュールⅠ規制がしかれている（他州は他のベンゾジアゼピンと同じⅣ）。1996年、アメリカは入国時にフルニトラゼパム100mg以上を所持していた場合、懲役3年以下の懲役を課すようになった。駐日アメリカ大使館のウェブページには「ロピフノール（中略）などの薬物乱用の可能性が高い麻薬や特定の薬物は米国に持込む事は出来ません」との記載がある。

フルニトラゼパム　　flunitrazepam

日本での発売年　1984年
日本でのメーカー　中外製薬

ベンゾジアゼピン系睡眠薬

海外での販売名

アメリカ　-
カナダ　-
イギリス　-
ドイツ　Rohypnol
フランス　Narcozep
中国　-
韓国　Razepam
タイ　Rohypnol
豪州　Rohypnol
ブラジル　Rohypnol

南米、欧州を中心に世界約60ヶ国にて販売。

ジェネリック

- ●サイレース（エーザイ）
- ・フルニトラゼパム錠「アメル」（共和）
- ・〃「JG」（日本ジェネリック）
- ・〃「SN」（シオノケミカル）
- ・フルトラース（シオノケミカル）
- ・ビビットエース（辰巳化学）

（●は先行同時発売品）

化学構造図

flunitrazepam / フルニトラゼパム

Tmax=1.3h T1/2=6.8h
0　6　12　18　24

等価換算

1mg(セルシン5mg換算)
等価換算係数× 5

用量(mg/日)

0.5　～　2

CYP

代謝　2C19

代謝　3A4

薬理プロフィール

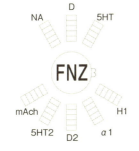

特徴

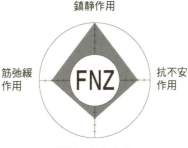

●お薬一口メモ●　デートレイプドラッグ　Roofies: The date-rape drug
　1996年『ニューズウィーク2月26日号』は「ロヒプノールはデートレイプドラッグ」という記事を掲載。一気に悪評が高まった。しかしアメリカでは処方されない薬であり、実際の被害例も全体の1%程度と他の薬物の方が圧倒的多数だった。しかし、既に麻薬関連（左頁下参照）で社会問題化していたため、危険な薬という評価が高まった。ロシュ社は欧州・中南米向け錠剤に飲み物に溶かすと分かるよう青い着色料を混ぜる対策をした。悪用はロヒプノールに特有のことではなく、ダウナー系ドラッグ全般に言えることである。薬はツールに過ぎず、良きにつけ悪しきにつけ使い方次第であることが分かる薬。なお、Roofiesとはアメリカでロヒプノールを指すスラング。

ハルシオンの原型だったトリアゾロベンゾジアゼピンの雄、ユーロジン

84 ユーロジン　　　Eurodin

開発国：	日本	開発会社：	武田薬品工業
初販売国：	日本	国際誕生年：	1975年

薬剤添付文書の適応症　[JP]日本での適応　[USA]アメリカでの適応　[ETC]その他処方例

[JPN]　◎不眠症　◎麻酔前投薬
[USA]　○入眠困難、夜間覚醒、早朝覚醒の不眠症
[ETC]　-

統合失調症		気分安定薬		うつ病（MDD）		神経症/不安障害		睡眠薬	
急性期		躁病期		難治性		PD		入眠障害	△
陽性症状		うつ病期		PMDD		GAD		中途覚醒	△
陰性症状		躁病予防		強迫性障害(OCD)		SAD		早朝覚醒	△
維持療法		うつ再発防止				PTSD		日中不安軽減	△
難治性		摂食障害		ADHD		ASD		心身症		ナルコ	

　ユーロジンは1968年9月、武田薬品工業が合成したトリアゾロベンゾジアゼピンというユニークな構造の睡眠薬であり、初めて世界展開に成功した日本が誇る国産睡眠薬でもある。ちなみに武田はユーロジン合成とほぼ同時にソラナックスとハルシオンまで合成し、国際特許申請している（206頁参照）。

　偶然アメリカのアップジョン社もトリアゾロベンゾジアゼピンのソラナックスとハルシオンを開発しており、一時は特許紛争になったが、互いの偉業を讃え合い、武田はユーロジン、アップジョン社はハルシオン、日本でのソラナックス開発は共同で行う紳士協定が結ばれたという。

　ユーロジンの薬剤添付情報にはTmax=5.0h、T1/2=24.0hと記載されている。そのためユーロジンは入眠作用がいまいちで長時間作用と紹介されがちだが、実際の臨床での使用感とかけ離れている。このデータは国内30-40歳代5例4mgのデータである。海外18-34歳17例1mg2mgのデータではTmax=1.6-1.9h、T1/2=14.3-14.9hであり、通常処方される1～2mg錠では、世間で言われているほど翌日持ち越しがある薬ではない。

　入眠作用はトリアゾロゆえ強烈で、朝までぐっすり眠りたい人向けの薬といえる。奇異反応（228頁下参照）を起こしにくい特徴があり、統合失調症患者へ処方しても安全性が高いことから、世界的に用いられている。

●お薬一口メモ●　ロシュ社も開発していた？トリアゾロベンゾジアゼピン

　武田薬品工業がユーロジンを創薬したきっかけは、セルシンの導入で蜜月関係にあると思っていたロシュ社が、ネルボンの日本発売時にシオノギと三共を選んだことだという。武田薬品工業は自社で睡眠薬開発を決断し、試行錯誤の結果、ベンゾジアゼピンの上にトリアゾロ環の乗った独自の構造を開発した。なおロシュ社も同時期に窒素原子一つだけ違う類似した化合物を合成し、特許取得している。イミダゾール環を持つイミダゾベンゾジアゼピン系薬物、麻酔時に用いられる注射薬ドルミカム（一般名：ミダゾラム）である。

エスタゾラム / estazolam

日本での発売年　1975年
日本でのメーカー　武田薬品工業

ベンゾジアゼピン系睡眠薬

海外での販売名

アメリカ	estazolam
カナダ	-
イギリス	-
ドイツ	-
フランス	Nuctalon
中国	estazolam
韓国	Esilgan
タイ	-
豪州	-
ブラジル	Noctal

ジェネリック

・エスタゾラム錠「アメル」（共和薬品）

化学構造図

Tmax=1.6-1.9h T1/2=14.3-14.9h

等価換算

2mg(セルシン5mg換算)
等価換算係数× 2.5

用量(mg/日)

1 ～ 4

CYP

3A4 代謝

薬理プロフィール

NA　D　5HT
ESL
mAch　H1
5HT2　D2　α1

特徴

鎮静作用
筋弛緩作用　ESL　抗不安作用
抗けいれん作用

●お薬一口メモ●　幻聴に効く？ユーロジン

　ユーロジンは動物実験で抗精神病作用があったという。これに着目した医師がノルウェーとデンマークで実施した58例の試験では結構効果的だったとか。日本でも1983年に外来患者30名へ抗精神病薬と併用で朝1mg昼1mg夜4mgを処方したところ、2／3に効果があったという。統合失調症患者へベンゾジアゼピン系睡眠薬を処方すると奇異反応（228頁下参照）を示すケースがあるが、ユーロジンは起こしにくいことから人気が高い。

患者人気ナンバー1、最強無比の超強力超短時間作用睡眠薬

85 ハルシオン　　　　　　　　　　　　　　　Halcion

開発国:	アメリカ	開発会社:	アップジョン（現・ファイザー）
初販売国:	ベルギー	国際誕生年:	1977年

薬剤添付文書の適応症　[JP]日本での適応　[USA]アメリカでの適応　[ETC]その他処方例

[JPN]　　◎不眠症　　◎麻酔前投薬
[USA]　　◎不眠の短期（一般的に7〜10日）治療
[ETC]　　-

統合失調症		気分安定薬		うつ病（MDD）		神経症/不安障害		睡眠薬	
									◎
急性期		躁病期		難治性		PD		入眠障害	△
陽性症状		うつ病期		PMDD		GAD		中途覚醒	
陰性症状		躁再発防止		強迫性障害(OCD)		SAD		早朝覚醒	
維持療法		うつ再発防止				PTSD		日中不安軽減	
難治性		摂食障害		ADHD		ASD		心身症		ナルコ

　ハルシオンは、それまでのベンゾジアゼピン系睡眠薬のいまいち弱い入眠作用を払拭する強烈さで大ヒットした、トリアゾロベンゾジアゼピン系睡眠薬である。アップジョン社が開発したが、ユーロジンを開発した武田薬品工業は類似したハルシオンを特許申請しており、欧州でパテントが認められている。そのため欧州ではハルシオンのロイヤリティが武田へ支払われていた。武田が開発を行わなかったのは、あまりに高力価すぎて何が起こるかわからない怖さがあったからという。

　血中濃度半減期は2.9時間と早く、翌朝の持ち越しは無い切れ味の良さが特徴。健忘や、早朝覚醒、日中の過覚醒といった問題はあるが、服み心地はダウナー感が強くファンが多い。

　高力価薬にありがちな初期用量設定ミスによる副作用問題でバッシングされ、一部では危ない薬と見る向きもあるが、通称銀ハル（青玉）0.25mg錠、金ハル（紫玉）0.125mgになってからは問題は鎮静化している。超短時間作用でライバルのマイスリーは統合失調症・うつ病適応外、アモバン・ルネスタは苦味で敬遠されるとなると、残るはやっぱりハルシオンである。

●お薬一口メモ●　ハルシオンデイズ
　ハルシオンの語源はハルシオン・デイズ。強風荒天が多い冬の地中海で、冬至前2週間ほど訪れる穏やかな日をギリシャ人はアルキュオネの日と呼ぶ、英語ではハルシオン・デイズ。

トリアゾラム / triazolam

日本での発売年　1983年
日本でのメーカー　ファイザー

ベンゾジアゼピン系睡眠薬

海外での販売名

アメリカ	Halcion
カナダ	Halcion
イギリス	-
ドイツ	Halcion
フランス	-
中国	Halcion
韓国	Halcion
タイ	Halcion
豪州	Halcion
ブラジル	Halcion

2012年3月時点で世界約47ヶ国にて販売。

ジェネリック

- アスコマーナ（日新製薬）
- ハルラック（共和薬品工業）
- カムリトン（寿製薬）
- トリアラム（小林化工）
- トリアゾラム錠
  「日医工」（日医工）
- 〃「CH」（長生堂製薬）
- 〃「タナベ」（長生堂製薬）
- 〃「JG」（日本ジェネリック）
- 〃「TCK」（辰巳化学）
- 〃「テバ」（テバ製薬）
- 〃「EMEC」
  （エルメッドエーザイ）

化学構造図

triazolam／トリアゾラム

Tmax=1.2h T1/2=2.9h

0　6　12　18　24

等価換算

0.25mg(セルシン5mg換算)

等価換算係数× 20

用量(mg/日)

0.125　～　0.25(0.5)

CYP

3A4

薬理プロフィール

NA　D　5HT

TZL

mAch　H1
5HT2　D2　α1

特徴

鎮静作用
筋弛緩作用　TZL　抗不安作用
抗けいれん作用

代謝

●お薬一口メモ●　アルキュオネ＝海カワセミ

　アルキュオネはギリシャ神話、風神アイオロスの娘。アルキュオネの夫ケユクスは神ゼウスの怒りに触れ、海で遭難死した。夫の帰りを待ち続けるアルキュオネをゼウスの妻ヘラは哀れみ、眠りの神ヒュプノスに頼み夢で夫の遭難死を知らせた。翌朝、アルキュオネは浜辺で夫の遺体を見つけ、悲しみのあまり海カワセミに姿を変えた。神々は夫婦を哀れみ、ケユクスを海カワセミの姿で生き返らせ、再び夫婦にした。風神アイオロスは海カワセミが営巣する冬前の7日間風を静めるようになった。それがアルキュオネの日。ハルシオンデイズ。アルキュオネに夢を見せた眠りの神ヒュプノスは睡眠薬（ヒュプノチック）の語源。ちなみに息子はモルフィウス、モルヒネの語源です。

患者人気ナンバー1、最強無比の超強力超短時間作用睡眠薬

85 ハルシオン　　　　　　　　　　　Halcion

■武田薬品工業が先に合成していたハルシオン

ハルシオンを開発したのはアメリカ、アップジョン社であるが、初めて合成したのは武田薬品工業である。両社は偶然、同じトリアゾロ環のあるベンゾジアゼピン＝トリアゾロベンゾジアゼピンを開発していた。武田はユーロジン、アップジョン社はソラナックスを数ヶ月違いで合成しており、近似化合物としてハルシオンも合成し、日米欧で特許出願していた。ヨーロッパ各国では武田の特許が認められ、ハルシオンのパテント代が武田に支払われている。

しかし武田はハルシオンの睡眠作用に気付きつつも強すぎる力価に、何が起こるのかわからない怖さがあると、開発に踏み切らなかったという。実際、ハルシオンは超短時間・超高力価薬ゆえに用量設定が難しかった。ハルシオンのネガティブな問題は、用量設定を間違えた初期の1mg錠・0.5mg錠時代に発生している。

■ハルシオン・デイズ

ハルシオンは、小春日和の穏やかな日を意味する「ハルシオンデイズ」から命名された。だが、ハルシオンデイズはギリシア人が昔、荒天続きの冬の地中海で冬至の前2週間ほど続く好天を指した言葉である。ハルシオンデイズの後、北極から寒波が南下し、海は荒れる。ハルシオンもまた出だしは順調だったが、後に困難に見舞われている。

ハルシオンは1977年ベルギー、アイルランド。1978年オランダ、1979年イギリスと欧州各国で1mg錠、0.5mg錠で発売された。ハルシオンはそれまでのベンゾジアゼピン系睡眠薬にない睡眠作用の強烈さと、切れ味の良さで大ヒットした。

■1979年第1次ハルシオンバッシング

1978年オランダ、ハーグの精神科医ヴァン・デル・クロエフはハル

●お薬一口メモ●　健忘
大酒を飲んだ時や、睡眠薬服用時によくある、寝る間際の記憶が無くなる短期記憶障害。長期記憶には影響を与えない。

| トリアゾラム | triazolam |

日本での発売年　1983年
日本でのメーカー　ファイザー

ベンゾジアゼピン系睡眠薬

シオン1mg錠を処方されていた53歳女性弁護士から、睡眠薬の中に幻覚剤LSDが入っているのでは？と質問された。彼女は徐々に妄想がひどくなった。クロエフは11人中4人に同様の症状を認めた。1979年7月クロエフはオランダの医学雑誌に『ハルシオンは無実の睡眠薬？』を発表した。テレビ局がこのレポートを事前に入手し、ハルシオン批判番組を制作、大ヒット薬のスキャンダルに新聞、週刊誌がこぞってバッシングを行った。8月オランダはハルシオンの販売を中止した。クロエフは医学雑誌ランセット同年9月号に「**トリアゾラムの反応**」を発表。ハルシオンの副作用は1つの症候群であると主張した。しかし、この主張はあまりに非科学的だと批判された。アップジョン社は全世界で1mg錠の販売を中止し、騒動は鎮静化した（なお、オランダは1990年、ハルシオンを再販している）。

■1991年第2次ハルシオンバッシング

1982年、ハルシオンは世界一厳しいFDAの審査をクリアし、アメリカで発売された。しかし超高力価かつ超短時間作用ゆえに、適切な使用量の幅が狭いことも徐々に分かってきた。

1988年アップジョン社は0.5mg錠販売を中止し、現在の0.25mg・0.125mg錠を販売するようになった。

1988年6月19日アメリカ、ユタ州のアイロ・グルンバーク当時57歳はハルシオン0.5mg錠服用後、拳銃でベッドで寝ている老母の頭に8発の弾丸を打ち込み、バースデーカードを枕元に置いた。しかし彼女は薬を理由に殺人罪を免れ、アップジョン社に2100万ドルの損害賠償訴

●お薬一口メモ●　本当の自分さがし
「「本当の自己」というのは単なる観念である。周囲と仲良く円満に生活することは、ある人にとって自然かつ容易であっても別の人にとって容易でもないし「その人にとって自然」でもない。こんな場合、それぞれの人が自分にとって最も自然かつ無理のない生き方をすることが「自己実現」ならば、もともと凶暴な人にとっての自己実現は殺戮の毎日ということになってしまう（中略）観念的な理想主義は現実に対する無知によってのみ成立する。われわれは自分の本性がいかなるものであれ、そこそこ世間に迎合しながら生きていかなければペナルティを蒙る社会的動物なのである。したがって治療の目的は文字通りの「自己」実現というより「社会性」の実現といえる。アードラーはこれを「共同体感覚」と名付けている」（頼藤和寛『心理療法』朱鷺書房、1993年、219-220頁より引用）。

患者人気ナンバー1、最強無比の超強力超短時間作用睡眠薬

85 ハルシオン　　　　　　　　　　　Halcion

訟をおこした。アップジョン社は和解を受け入れた。

1991年、ニューズウィーク8月19日号は特集『ハルシオン：安眠か悪夢か？』（日本語版は9月12日号）を掲載、アイロ・グルンバークとアップジョン社の裁判は大きな反響を呼んだ。

1991年10月2日、イギリスはハルシオンの発売を中止した。10月14日、英国放送協会（BBC）はドキュメンタリー番組『ハルシオンの悪夢』を放映した。ハルシオン開発時、囚人相手に行った試験でパラノイヤが誘発されたことや、アップジョン社のデータ隠し疑惑がレポートされた。同番組は日本でもNHK衛星第1テレビジョンで放映された。

■アップジョン社の逆襲

しかし、これらの問題は1mg・0.5mg錠時代に起こった問題だった。1988年以降、殆ど問題は発生しておらず、今も普通に用いられている。

アップジョン社はイギリスでバッシングの中心人物、エジンバラ大学のイアン・オズワルド博士、BBC放送、ロンドンデイリーエクスプレス新聞社を相手に名誉毀損と中傷行為の禁止を求める訴訟をおこした。ロンドンデイリーエクスプレス新聞社は和解し、謝罪広告を掲載した。1994年、イギリス高等法院はイアン・オズワルドとBBC放送側の主張を退け、アップジョン社の勝訴が確定した。

■日本でのハルシオン・バッシング

日本でもハルシオンのネガティブ報道の影響で、医者も患者もハルシオンを敬遠するようになった。

1980年代後半、ハルシオンはデパスより売上高の多い睡眠薬のトッ

●お薬一口メモ●　PET（positron emission tomography 陽電子断層映像法）
　簡単にいえば光らせる（電磁波を発する）細工をした薬を人に飲ませて、どの部分に集まって光っているかを探す機械のこと。この光（陽電子によるβ崩壊で発するガンマ線）は直角に同時に飛び出す特性があるので、体中ぐるりとセンサーを付けて仔細に観察すれば、3次元的にどの部分に光る薬があるのか分かる。PETの実用化により向精神薬が脳内で作用する場所、時間、大体の量が分かるようになった。

トリアゾラム   triazolam

日本での発売年　1983年
日本でのメーカー　ファイザー

ベンゾジアゼピン系睡眠薬

プ製剤だった。ピークは1991年120億円、ジェネリックも多く、今のマイスリーのように精神科以外でも気軽に処方されていた。しかし第2次ハルシオンバッシングの影響により翌1992年80億、1993年50億と急減。1995年には40億と売上が3分の1まで落ち込んだ。ハルシオンに代わって睡眠薬トップ製剤となったのがレンドルミンである。

相次ぐネガティブな報道に、何か特別な薬のように勘違いした一部の若者たちが乱用するようになった。バブル景気末期、繁華街でハルシオンは青玉と呼ばれた0.25mg10錠ワンシートが1万円で取り引きされ、リクエーショナルドラッグとして悪用された。

1999年には「アルコールといっしょに服用すると幻覚症状に陥るため若者たちが「トリップ遊び」と呼びながら乱用し、社会問題にもなった」（朝日新聞1999年1月8日朝刊）などというトンデモナイ記事が全国紙に堂々掲載された。幻覚など見られるわけがない。記憶障害起こして眠りこむぐらいが関の山である。ちなみにハルシオンの日本での治験データは0.5mg錠で行われたが、他の睡眠薬に比べて副作用報告は低めであり、販売後の再審査でも問題は生じていない。

●お薬一口メモ●　お相撲さんに睡眠薬を飲ませたら
　相撲取りが睡眠薬を飲んだ場合、効果は薄いだろう。薬は脂溶性が高く体中の脂肪へ移動し、薬物血中濃度は上がりにくい。更に鍛え上げた筋肉が一種のダムの役割を果たし、血中濃度半減期は長めになる。故に相撲取りは酒に強い。もし睡眠薬を選ぶとすれば短時間作用型を多めとなるだろう。相撲取りが飲酒後運動しないのは、筋肉を動かすと血中アルコール濃度が急上昇してしまうため。酒を飲んだ後、風呂に入って倒れてしまうのも同じ理由。終戦直後の酒が貴重な時代、少量の酒で深く酔おうと息を止めて全力疾走する人がいたそうだが、理にかなった方法である。

とりあえずレンドルミン。ファーストチョイスに最適なマイルド睡眠薬

86 レンドルミン　　Lendormin

開発国:	ドイツ	開発会社:	ベーリンガーインゲルハイム
初販売国:	スイス	国際誕生年:	1983年

薬剤添付文書の適応症　[JP]日本での適応　[USA]アメリカでの適応　[ETC]その他処方例

[JPN] ◎不眠症　◎麻酔前投薬
[USA] -
[ETC] ドイツでは入眠障害及び熟眠障害

統合失調症		気分安定薬		うつ病（MDD）		神経症/不安障害		睡眠薬	◎
急性期		躁病期		難治性		PD		入眠障害	△
陽性症状		うつ急性期		PMDD		GAD		中途覚醒	△
陰性症状		躁再発予防		強迫性障害(OCD)		SAD		早朝覚醒	
維持療法		うつ再発予防				PTSD		日中不安軽減	
難治性		摂食障害		ADHD	ASD		心身症	ナルコ	

　1991年、欧米で勃発した第2次ハルシオンバッシングの影響を受け、日本でもハルシオンの処方量が激減したとき、もっとも売上を伸ばしたのがレンドルミンである。92年から2000年マイスリーの登場まで睡眠薬のトップ製剤だった。
　マイルドな作用ながら、血中濃度半減期が7時間と、平均的な睡眠時間に近く、入眠・中途覚醒・早朝覚醒とオールマイティに効果がある。ω1受容体への作用がω2比2.1倍あり、筋弛緩作用の弱さ・安全性に繋がっている。
　推奨用量は0.25mgのみ、増減可能だが殆どが0.25mg錠1つ処方。睡眠作用のマイルドさゆえに精神科領域ではいまいちな感を拭えないが、内科や産婦人科領域では副作用の少なさから、絶大なる人気を誇る。0.25mgでも眠気が強すぎてキツイと思う人がいるからか、ジェネリックのニプロファーマから0.125mg錠が発売されている。名前の由来は眠りにつくことを意味するフランス語 l'endormir から。

●お薬一口メモ●　ベーリンガーインゲルハイム
　アルベルト・ベーリンガーが1885年ドイツ、インゲルハイム・アム・ラインにて創業。乳酸、ベーキングパウダーの合成で成功。ちなみに98年にロシュに吸収されたベーリンガー・マンハイムは創業者のお兄さんが作った会社。ベーリンガー家はガイギー社の大株主でもあり、トフラニール（98頁参照）発売にも関係している。

ブロチゾラム / brotizolam

日本での発売年　1988年
日本でのメーカー　日本ベーリンガーインゲルハイム

チエノジアゼピン系睡眠薬

海外での販売名

- アメリカ　-
- カナダ　-
- イギリス　-
- ドイツ　Lendormin
- フランス　-
- 中国　Lendormin
- 韓国　Lendormin
- タイ　-
- 豪州　-
- ブラジル　-

他にオーストリア、ベルギー、オランダ、ルクセンブルグ、ポルトガル、台湾、メキシコ、イスラエル、南アフリカ等世界17カ国にて販売。

ジェネリック

- ソレントミン（大正薬品工業）
- ネストローム（辰巳化学）
- アムネゾン（日新製薬）
- グッドミン（田辺三菱製薬）
- ブロメトン（マイラン製薬）・ノクスタール（アルフレッサファーマ）
- ブロチゾラム錠として共和薬品工業、大原薬品工業、東和薬品、沢井製薬、日医工、日新製薬、長生堂製薬、陽進堂、ニプロ、日本ジェネリック、テバ製薬から発売
- ブロチゾラムOD錠として、共和薬品工業、沢井製薬、テバ製薬、日本ジェネリック、エルメッドエーザイから発売。

化学構造図

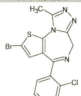

Tmax=1.5h T1/2=7.0h

brotizolam／ブロチゾラム

等価換算

0.25mg(セルシン5mg換算)

等価換算係数× 20

用量(mg/日)

-　～　0.25

CYP

3A4　代謝

薬理プロフィール

NA　D　5HT
BTL
mAch　H1
5HT2　D2　α1

特徴

鎮静作用
筋弛緩作用　BTL　抗不安作用
抗けいれん作用

●お薬一口メモ●　レンドルミン成功の秘訣はマイルドさ

　正直いってレンドルミンの睡眠作用は弱い。メンヘル業界での人気はいまいちである。しかし90年代、ハルシオンバッシング後の睡眠薬業界を制したのは穏和な睡眠薬レンドルミンだった。成功の秘訣は、短な作用時間と0.25mg処方一本のシンプルさもあるが、睡眠作用の弱さもプラスに作用している。ハルデロヒだ飲み慣れた患者には力不足に感じても、非精神科領域で初めての睡眠薬、短期間の処方としては充分な強さなのだ。メンヘル業界は何かと強い薬に憧れる傾向があるが、弱い薬で眠れるというのは幸せなことなのである。

睡眠薬唯一のｎｏCYP代謝

87 エバミール　　　　　　　　　　　　　　Evamyl

開発国：	アメリカ	開発会社：	ワイス（現・ファイザー）
初販売国：	西ドイツ	国際誕生年：	1980年

薬剤添付文書の適応症　　[JP]日本での適応　　[USA]アメリカでの適応　　[ETC]その他処方例

[JPN] ◎不眠症
[USA] -
[ETC] -

統合失調症		気分安定薬		うつ病（MDD）		神経症/不安障害		睡眠薬 ◎	
急性期		躁急性期		難治性		PD		入眠障害	
陽性症状		うつ急性期		PMDD		GAD		中途覚醒	△
陰性症状		躁再発防止		強迫性障害(OCD)		SAD		早朝覚醒	△
維持療法		うつ再発防止				PTSD		日中不安軽減	
難治性		摂食障害		ADHD		ASD		心身症		ナルコ	

　エバミールはベンゾジアゼピン系睡眠薬で唯一、CYP450の関与を必要とせずグルクロン酸抱合で排泄される薬である。活性代謝物は無く、血中濃度半減期は10時間と短いことからユーロジンでは朝辛く、レンドルミンでは寝足りない人に最適。特にSSRIルボックスなどのCYP45-3A4阻害作用のある薬で、他の睡眠薬が長く効きすぎて辛いケースに用いると良い。
　高齢者や肝臓の弱った人に処方しやすい。また、薬効に個人差が少なく、処方しやすさから医師の人気も高い。

睡眠薬

●お薬一口メモ●　ワイス
　薬剤師、ジョン・ワイスとフランク・ワイス兄弟が、1860年フィラデルフィアにて創業した薬局が原型。錠剤圧縮機械を考案し、錠剤薬の大量生産に成功。1926年持ち株会社アメリカンホームプロダクツに社名変更したが、ワイスブランドも併用した。戦後はワクチン製造で業績を拡大した。1994年アメリカンサイアナミッドとレダリーを吸収。2002年ワイスに社名変更。2009年ファイザーに吸収され、消滅。

ロルメタゼパム lormetazepam

日本での発売年　1990年
日本でのメーカー　バイエル薬品

ベンゾジアゼピン系睡眠薬

海外での販売名

国	販売名
アメリカ	-
カナダ	-
イギリス	-
ドイツ	Noctamid
フランス	Noctamide
中国	-
韓国	Ropam
タイ	-
豪州	-
ブラジル	-

2012年2月時点で世界17ヶ国にて販売。

ジェネリック

● ロラメット（あすか製薬）

（●は先行同時発売品）

化学構造図

lormetazepam/ロルメタゼパム

Tmax=1.0-2.0h T1/2=10.0h>

等価換算

1mg(セルシン5mg換算)
等価換算係数× 5

用量(mg/日)

1 ～ 2

CYP

薬理プロフィール

NA, D, 5HT, B, H1, α1, D2, 5HT2, mAch — LMZ

特徴

鎮静作用／抗不安作用／抗けいれん作用／筋弛緩作用 — LMZ

●お薬一口メモ●　プラセボの語源
　プラセボは旧約聖書の詩篇116章9節が元、「命あるものの地にある限り　私は主の御前に歩み続けよう」（新共同訳聖書　日本聖書協会）。ラテン語だと　Placebo domino in regione vivorum.詩篇116はプラセボと名付けられ、死者の為に唱えられる聖歌になった。しかし、死ぬことはけして喜ばしいことではないので、教会外でプラセボはおべっか、ご機嫌取りの俗語として用いられたという。

noCYP

ライバルはレンドルミン、個人差に泣いた国産ベンゾジアゼピン系睡眠薬。

88 リスミー   Rhythmy

開発国：	日本	開発会社：	塩野義製薬
初販売国：	日本	国際誕生年：	1989年

薬剤添付文書の適応症　　[JP]日本での適応　　[USA]アメリカでの適応　　[ETC]その他処方例

[JPN]　◎不眠症　◎麻酔前投薬
[USA]　-
[ETC]　-

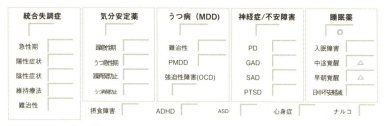

　リスミーは塩野義が開発した、ユニークな化学構造を持った睡眠薬である。そのままではベンゾジアゼピンではないが、体内で変化（閉鎖）し、薬効を生じる。代謝経路もユニークでCYP450-3A4で複数回代謝され、4つの活性代謝物へ次々と変化するが、3A4がSSRIなどで代謝阻害されていると、直接カルボキシエステラーゼで加水分解される。血中濃度半減期は順に1,6時間、2,6時間、7.2時間、13.3時間で全ての活性代謝物を積算し、中央値をとると約10時間であるが臨床での持続時間は個人差が大きいようだ。作用のマイルドさもあって、患者からの評価はいまいち。合う人には合うのですけどもね。

　1991年のハルシオンバッシングの後、ポスト・ハルシオンとして、同じ10時間半減期のエバミール、7時間のレンドルミンと競合したが、個人差の大きさからかリスミーは後塵を拝している。

●お薬一口メモ●　リスミーの由来
　自然の睡眠リズム（Rhythm）に近い眠りをもたらすことから，リスミー（Rhythmy）と命名された。4つの半減期の異なる活性代謝物によるハーモニーがリスミーの肝である。

リルマザホン / rilmazafone

日本での発売年　1989年
日本でのメーカー　塩野義製薬

ベンゾジアゼピン系睡眠薬

海外での販売名

- アメリカ　-
- カナダ　-
- イギリス　-
- ドイツ　-
- フランス　-
- 中国　-
- 韓国　-
- タイ　-
- 豪州　-
- ブラジル　-

日本でのみ販売。

ジェネリック

- リルマザホン錠「MEEK」（小林化工）

化学構造図

Tmax=3.0h T1/2=10.5h

等価換算

2mg(セルシン5mg換算)
等価換算係数× 2.5

用量(mg/日)

1 ～ 2

CYP

代謝 3A4

薬理プロフィール

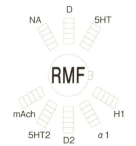

特徴

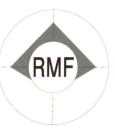

●お薬一口メモ●　**プラセボは偽薬ではない**

　プラセボは元々はラテン語で喜ばせるという意味だ。しかし日本に導入されたのは治験の二重盲検が始まりだったため、偽薬と訳され広まってしまった。しかしココロの薬は暗示やホーソン効果といった心理的なバイアスが大きく、抗うつ薬など4割がプラセボで治ってしまうほどである。ちなみに中国では「安慰薬」と絶妙な翻訳をしている。

良薬口に苦し。ハルシオンに代わる超短時間作用睡眠薬

89　アモバン　　　　　　　　　　Amoban

開発国：	フランス	開発会社：	ローヌ・プーラン（現・サノフィ）
初販売国：	フランス	国際誕生年：	1987年

薬剤添付文書の適応症　[JP]日本での適応　[USA]アメリカでの適応　[ETC]その他処方例

[JPN]　◎不眠症　◎麻酔前投薬
[USA]　-
[ETC]　△不眠の短期治療

統合失調症		気分安定薬		うつ病 (MDD)		神経症/不安障害		睡眠薬	
									◎
急性期		躁刺期		難治性		PD		入眠障害	△
陽性症状		うつ刺期		PMDD		GAD		中途覚醒	
陰性症状		躁再発防止		強迫性障害(OCD)		SAD		早朝覚醒	
維持療法		うつ再発防止				PTSD		日中不安軽減	
難治性									
		摂食障害		ADHD		ASD		心身症		ナルコ	

　1990年代ハルシオンバッシングの中、同じ超短時間作用型睡眠薬として台頭したのがアモバンである。入眠作用の強烈さはハルシオンに一歩及ばないものの、入眠作用発現の速さ、筋弛緩作用の弱さによる安全性、ハルシオンで問題になった健忘や、早朝覚醒、日中の過覚醒を起こしにくい優等生ぶりで販路を拡大した。

　アモバンの特異な作用は選択的なω1受容体への作用による。例えば短期記憶をつかさどる海馬にあるω2受容体に強く作用する薬ほど健忘が多い。また、活性代謝物の半減期が8時間程度で、早朝覚醒と日中の過覚醒を防いでいる。オールマイティに使える万能睡眠薬なのである。

　アモバンの効き目は個人差が少なく、7.5mg錠か10mg錠の2通りしか処方が無い。医師としてとても処方しやすい睡眠薬である。欠点は血液中のアモバンが唾液腺に出てくることで感じる苦味であり、これは対策不可能。ちなみに汗もオシッコもおっぱいも（アレも）、体から出るのは全部ちょっと苦くなるそうである。

睡眠薬

●お薬一口メモ●　アモバンを認可しなかったアメリカ
　なぜかアメリカFDAはアモバンの発売は認可せず、光学異性体のS体エスゾピクロンのルネスタは認可している。デパケンのちょこっと塩を代えただけのデパコートを認可したり、FDAってのはかなり自国企業に甘いと思う。

ゾピクロン   zopiclone

日本での発売年　1989年
日本でのメーカー　サノフィ

非ベンゾジアゼピン系睡眠薬

海外での販売名

- アメリカ　-
- カナダ　Imovane
- イギリス　Zimovane
- ドイツ　Ximovan
- フランス　Imovane
- 中国　Imovane
- 韓国　Imovane
- タイ　-
- 豪州　Imovane
- ブラジル　Imovane

ジェネリック

- アモバンテス（小林化工）
- メトローム（辰巳化学）
- ドパリール（キョーリンリメディオ）
- ゾピクロン錠「アメル」（共和薬品工業）
- 〃「サワイ」（沢井製薬）
- 〃「トーワ」（東和薬品）

化学構造図

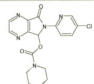

Tmax=0.75-1.17h T1/2=3.66-3.94h

等価換算

7.5mg（セルシン5mg換算）
等価換算係数× 0.67

用量(mg/日)

7.5 ～ 10

CYP

3A4　代謝

薬理プロフィール

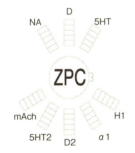

特徴

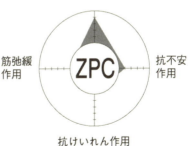

●お薬一口メモ●　苦味
アモバン最大の欠点は苦味であるが、高齢者の場合、味覚が鈍っているので苦味の副作用報告が少ない傾向がある。ちなみに錠剤はコートされているが、試しに割って舐めてみると凄まじく苦い。

アモバンの苦味半減ルネスタ

90 ルネスタ　　　Lunesta

開発国：	アメリカ	開発会社：	セプラコール（現・サノビオン）
初販売国：	アメリカ	国際誕生年：	2005年

薬剤添付文書の適応症　　[JP]日本での適応　　[USA]アメリカでの適応　　[ETC]その他処方例

[JPN]　　◎不眠症
[USA]　　○不眠症
[ETC]　　△原発性の不眠、慢性の不眠　　△一過性の不眠、精神・身体疾患による二次性の不眠
　　　　△抗うつ薬治療の後の不眠

統合失調症		気分安定薬		うつ病（MDD）		神経症/不安障害		睡眠薬 ◎	
急性期		躁病期		難治性		PD		入眠障害	△
陽性症状		うつ急性期		PMDD		GAD		中途覚醒	△
陰性症状		躁再発防止		強迫性障害(OCD)		SAD		早朝覚醒	△
維持療法		うつ再発防止				PTSD		日中不安軽減	
難治性		摂食障害		ADHD		ASD		心身症		ナルコ	

　アモバンの光学異性体のうち、S体のみを分離したのがルネスタである。アモバンの薬理作用が光学異性体のS体にあることに気付いたアメリカ、セプラコール社がS体のみを分離し、新薬として売りだした。服薬感はアモバンの苦味半減したかな？といった感じである。

　アメリカFDAはアモバンを認可しなかったが、逆にヨーロッパ医薬品庁はルネスタをアモバン類似薬として認可していない。正直いってあまり変わりのない薬なので、国際展開に苦労しているようだ。日本はアモバンとルネスタ両方発売している希有な国である。

　薬効薬理はアモバンに準じる。名前の由来はLuna（月）とStar（星）でルネスタ。ちなみに開発したセプラコールは2009年大日本住友製薬に買収された。

●お薬一口メモ●　エーザイ

　独学で化学を学んだ内藤豊次が、1936年創設した合資会社桜ヶ岡研究所が原型。内藤が薬学に目覚めたきっかけは20歳の時、徴兵され近衛師団に配属されたが、生まれつき片目を閉じることが出来ないため、射撃訓練が出来ず衛生兵となったこと。41年日本衛材を設立、44年桜ヶ岡研と合併。55年エーザイに社名変更。代表的製品としてチョコラ、サクロン、セルベール、アリセプト。ちなみに創業前、内藤が務めていた田辺で開発したのがサロメチールである。サンノーバは系列会社。

エスゾピクロン   eszopiclone

日本での発売年 　2012年
日本でのメーカー 　エーザイ

非ベンゾジアゼピン系睡眠薬

海外での販売名	ジェネリック	化学構造図
アメリカ　Lunesta カナダ　- イギリス　- ドイツ　- フランス　- 中国　WenFei 韓国　- タイ　- 豪州　- ブラジル　- 他にアルゼンチン、チリ、バングラデシュ、インド、コロンビアにて販売。	新薬特許期間中のためジェネリック無し	Tmax=1.0-1.5h T1/2=4.8-5.2h

等価換算	用量(mg/日)	CYP
1.5mg(セルシン5mg換算) 等価換算係数× 0.33	1 ～ 2(3)	代謝 3A4

薬理プロフィール

特徴

●お薬一口メモ●　神経か精神か？
　日本語の抗精神病薬は、アメリカでの呼称アンチ（抗）・サイコチクス（精神病薬）の直訳。神経学的意味を持たず、精神病症状に抗する薬の意味である。ヨーロッパではニューロ（神経）・レプチック（遮断薬）と、神経学的な名称が好まれる。

ポスト・ハルシオンの大ヒットウルトラショート型睡眠薬　ジェネリック数30以上！

91　マイスリー　　　　　　　　　　　Myslee

開発国：	フランス	開発会社：	サンテラボ（現・サノフィ）
初販売国：	フランス	国際誕生年：	1987年

薬剤添付文書の適応症　[JP]日本での適応　[USA]アメリカでの適応　[ETC]その他処方例

[JPN] ◎不眠症（統合失調症及び躁うつ病に伴う不眠症は除く）
[USA] ○不眠症の短期治療
[ETC] -

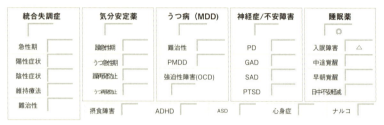

　作用時間が日本最短の睡眠薬である。睡眠障害の大半は寝付きの悪さ＝入眠障害であり、超短時間作用型の睡眠薬が大人気である。ハルシオンは極めて強力な入眠作用で人気を博したが健忘や筋弛緩作用の強さによるふらつき、ネガティブな報道で敬遠する医師・患者がいる。アモバン・ルネスタはω1受容体サブタイプへ選択的に作用することでハルシオンの副作用問題を軽減したが、入眠作用はややマイルドで苦味を生じるのが欠点だった。

　マイスリーはハルシオンに匹敵する入眠作用の強力さと、ω1受容体サブタイプへの選択的作用で副作用を軽減した、良いとこどりの超短期作用型睡眠薬である。

　半減期は1.8～2.3時間と短く、活性代謝物を生じないため翌朝持ち越しは無い。血中への移行性も早く、効き目は即効、飲んで10～20分でスコーンっと眠れる。中途覚醒、早朝覚醒にはいまいちだが、寝る前に半錠割って飲み、中途覚醒で残り半錠飲んで朝までぐっすりという、マイスリー2段戦法を採る人もいる。今やウルトラショートの世界標準薬である。ジェネリック薬はなんと31社から発売、大人気である。

●お薬一口メモ●　サノフィ
　2014年世界第5位の売上を誇るフランス最大の製薬会社、昔フランスに存在した名のあるメーカーは全てサノフィに統合されたといっても過言ではない。原型は1718年創業のMidy薬局まで辿れるが、実質的には1973年、フランスの石油会社エルフが国内3メーカーを統合して創業。サンテラボ、ローヌ・プーラン・ローラー、ヘキストマリオンルセルを吸収し成長。グループ企業に世界最大の人用ワクチン企業、サノフィパスツールを擁する。

ゾルピデム zolpidem

日本での発売年　2000年
日本でのメーカー　アステラス製薬

非ベンゾジアゼピン系睡眠薬

海外での販売名

アメリカ	Intermezzo
カナダ	Sublinox
イギリス	Stilnoct
ドイツ	Stilnox
フランス	Stilnox
中国	Stilnox
韓国	Stilnox
タイ	Stilnox
豪州	Stilnox
ブラジル	Stilnox

ジェネリック

・ゾルピデム錠として第一三共エスファ、あすかActavis製薬、アルフレッサファーマ、大日本住友製薬、三和化学研究所、エルメッドエーザイ、富士製薬、富士フイルムファーマ、日本ジェネリック、小林化工、興和ジェネリック、ニプロ、シオノケミカル、辰巳化学、陽進堂、全星製薬、ザイダスファーマ、共和薬品工業、大原薬品工業、キョーリンリメディオ、日本ケミファ、沢井製薬、サンド、高田製薬、大正薬品工業、東和薬品、日医工、日新製薬、ファイザー、マイラン、MeijiSeikaファルマから販売。他にOD錠4社、ODフィルム1社、内服液1社

化学構造図

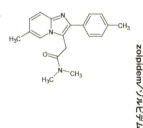

zolpidem/ゾルピデム

Tmax=0.7-0.9h T1/2=1.8-2.3h

0　6　12　18　24

等価換算

10mg(セルシン5mg換算)
等価換算係数× 0.5

用量(mg/日)

5 ～ 10

CYP

3A4
代謝

薬理プロフィール

D
NA　　　5HT

ZPD

mAch　　　H1
5HT2　D2　α1

特徴

鎮静作用

筋弛緩作用　ZPD　抗不安作用

抗けいれん作用

●お薬一口メモ●　一度は申請却下されたマイスリー

　1993年マイスリーは製造承認を厚生省へ申請したが、臨床的に有用か否かの判断は困難と、却下されている。原因は統合失調症とうつ病の不眠でネルボンを選んでしまい、同等性検証が取れなかったこと。内科・心療内科の不眠では果敢にも王者ハルシオンに挑み負けたこと。なので追加再試験は対照薬をアモバンにしぼり、統合失調症とうつ病は避けた。そのため、マイスリーは統合失調症と躁うつ病の不眠は適応外となっている。

入眠に特化した極超短時間作用のスナイパー型睡眠薬

92　ソナタ　　　　　　　　　　　　　　Sonata

開発国：	アメリカ	開発会社：	レダリーラボラトリーズ（現・ファイザー）
初販売国：	アメリカ	国際誕生年：	1999年

薬剤添付文書の適応症　[JP]日本での適応　[USA]アメリカでの適応　[ETC]その他処方例

[JPN]　-
[USA]　○不眠の短期治療
[ETC]　-

統合失調症		気分安定薬		うつ病（MDD）		神経症/不安障害		睡眠薬	○
急性期		躁鬱性期		難治性		PD		入眠障害	△
陽性症状		うつ急性期		PMDD		GAD		中途覚醒	
陰性症状		躁鬱予防止		強迫性障害(OCD)		SAD		早朝覚醒	
維持療法		うつ再発防止				PTSD		日中不安軽減	
難治性		摂食障害		ADHD		ASD		心身症		ナルコ	

　血中濃度半減期が1時間という、とてつもない早さの超短時間作用型睡眠薬である。活性代謝物も無いので、翌朝持ち込しは無く、中途覚醒、早朝覚醒には効果がない。入眠に特化した睡眠薬である。

　ω1受容体への選択性がω2比15倍と高く、副作用の少なさがアピールポイントだが、あまりに短すぎる作用時間のため、副作用も短時間で収まる。強烈な入眠作用があると言われているが、腸管で吸収された薬が肝臓で代謝され、即不活性になるので、血中濃度が上昇出来ず、評判ほど入眠作用が強烈なわけでもない。個人差が大きく評価が分かれる薬である。

　欧米で広く販売されているが、作用時間のあまりの短さからか、アメリカではマイスリー人気に一歩及ばず、ヨーロッパではアモバンの根強い人気の影で存在感が薄い。

　日本でも販売に向けて治験が行われていたが、対照薬アモバンに及ばず開発が断念されている。

●お薬一口メモ●　ソナタの失敗
　ソナタは日本レダリーが1992年から臨床試験を行なっていたが、第Ⅲ相試験の二重盲検でアモバンに劣る結果となった。開発主体だった日本レダリー社は1998年、親会社のサイアナミッドがワイス系列に買収されたことで日本ワイスレダリー社となり、開発を続行していたが、2002年に開発断念に至った。後にワイス社もファイザーに買収された。ちなみに第Ⅲ相試験は二重盲検だったが、対照薬がアモバンだったため、全員副作用の苦味でどっちがアモバンか分かっていたと思います。

ザレプロン / zaleplon

日本での発売年　開発断念
日本でのメーカー　日本レダリー（現・ファイザー）

非ベンゾジアゼピン系睡眠薬

海外での販売名

- アメリカ　Sonata
- カナダ　-
- イギリス　Sonata
- ドイツ　Sonata
- フランス　-
- 中国　SiTeChangJia
- 韓国　-
- タイ　-
- 豪州　-
- ブラジル　-

ジェネリック

日本未発売

化学構造図

zaleplon/ザレプロン

Tmax=0.45h T1/2=1.0h
0　6　12　18　24

等価換算	用量(mg/日)	CYP
10mg(セルシン5mg換算) 等価換算係数× 0.5	5 ～ 10	代謝 3A4

薬理プロフィール

NA　D　5HT
ZLP
mAch　　H1
5HT2　D2　α1

特徴

鎮静作用
筋弛緩作用　ZLP　抗不安作用
抗けいれん作用

●お薬一口メモ●　**断薬してもOK**

ソナタは反跳性覚醒は起こらないという。1年連用して断薬しても反跳性不眠はおこらない、当然離脱症状も無いらしい。個人差はあるかも知れないが、あまりに早すぎる作用のためである。

メラトニン受容体へのアプローチで自然な入眠効果のロゼレム

93 ロゼレム　　Rozerem

開発国：	日本	開発会社：	武田薬品工業
初販売国：	アメリカ	国際誕生年：	2005年

薬剤添付文書の適応症　[JP]日本での適応　[USA]アメリカでの適応　[ETC]その他処方例

[JPN]　◎不眠症における入眠困難の改善
[USA]　○不眠（入眠困難）
[ETC]　△時差ぼけの不眠

統合失調症		気分安定薬		うつ病（MDD）		神経症/不安障害		睡眠薬	
急性期		躁病期		難治性		PD		入眠障害	△
陽性症状		うつ病期		PMDD		GAD		中途覚醒	
陰性症状		躁再発防止		強迫性障害(OCD)		SAD		早朝覚醒	
維持療法		うつ再発防止				PTSD		日中不安軽減	
難治性		摂食障害		ADHD		ASD		心身症		ナルコ	

メラトニンは、サーカディアンリズムといわれる生体時計を司る脳内物質。トリプトファン→セロトニン→メラトニンの順に体内で合成される。アメリカではサプリメントとして80年代から存在していた。1990年代後半アメリカで睡眠リズムの改善、美白効果、アンチエイジング、果てはガンに効くとまでいわれ大ブームを巻き起こした。今は一時の熱狂は収まり、主に睡眠リズムの改善に用いられている。特に時差ボケや昼夜交代勤務の睡眠調整に効果が高い。

ロゼレムは、メラトニンに似せてデザインされたメラトニン1および2受容体作動薬である。結合率はメラトニン比4〜16倍と高い。ベンゾジアゼピン系睡眠薬とは作用機序が違うため交叉耐性は無いが、あくまで自然の睡眠リズムを呼び起こす薬であり、ベンゾジアゼピン系で眠られなくなったからといってスイッチング出来る薬ではない。このアプローチを間違えると、効かない睡眠薬と誤解されかねない。

脳内のメラトニン産出は10歳頃がピークで加齢と共に減少し、60歳以上では殆ど作られない。よって老人の入眠困難に効果が高い。依存は生じず副作用も殆ど無いことから、中高年の不眠への第一選択薬としては最適である。

●お薬一口メモ●　ロゼレム　の由来

　ベンゾジアゼピン系睡眠薬は一般的にレム睡眠を減らし、熟眠感がいまいちな印象があるが、ロゼレムはレム睡眠・ノンレム睡眠へは影響しない。ゆえに開発した武田薬品工業は「健やかな眠りを取り戻し、ばら色の夢を見ましょう」との願いをこめてRose REM からロゼレムと命名したという。

ラメルテオン / ramelteon

日本での発売年　2010年
日本でのメーカー　武田薬品工業

メラトニン受容体に作用する睡眠薬

海外での販売名

- アメリカ　Rozerem
- カナダ　-
- イギリス　-
- ドイツ　-
- フランス　-
- 中国　-
- 韓国　-
- タイ　-
- 豪州　-
- ブラジル　-

EUで行っていた治験は中止された。他にフィリピン、インドネシア、タイにて販売。

ジェネリック

新薬特許期間中のためジェネリック無し

化学構造図

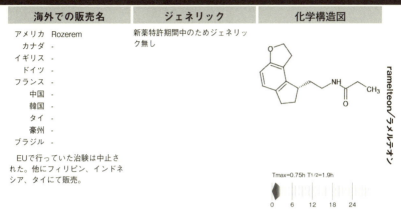

Tmax=0.75h T1/2=1.9h

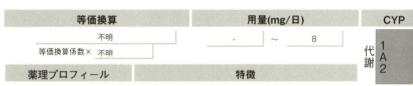

等価換算		用量(mg/日)		CYP
不明		- ～ 8		代謝 1A2
等価換算係数×	不明			

薬理プロフィール　　　特徴

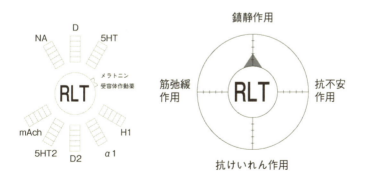

●お薬一口メモ●　**ロゼレムとメラトニンの差とは？**

　ロゼレムの薬理作用を知れば、じゃあメラトニン飲めば同じなんじゃないか？と考える人もいると思う。実際効果は殆ど同じであろう。メラトニンもロゼレムも増量しても効果が増強しないのも同じで。でもメラトニンがサプリメントとして認められているのはアメリカだけで、日本やヨーロッパでは医薬品扱い。なお、メラトニンは天然由来物質のように思われているが、今出まわっているのは全て合成品である。

覚醒系ニューロン・オレキシン受容体遮断薬という新地平

94　ベルソムラ　　Belsomra

開発国：	アメリカ	開発会社：	メルク
初販売国：	日本	国際誕生年：	2014年

薬剤添付文書の適応症　[JP]日本での適応　[USA]アメリカでの適応　[ETC]その他処方例

[JPN]　◎不眠症
[USA]　◎不眠症
[ETC]　△精神病などによる二次的不眠症ではなく、原発性不眠症の中途覚醒に効果がある。

統合失調症		気分安定薬		うつ病（MDD）		神経症/不安障害		睡眠薬	◎
急性期		躁病期		難治性		PD		入眠障害	
陽性症状		うつ病期		PMDD		GAD		中途覚醒	△
陰性症状		躁病予防		強迫性障害(OCD)		SAD		早朝覚醒	△
維持療法		うつ再発予防				PTSD		日中不安軽減	
難治性		摂食障害		ADHD		ASD		心身症		ナルコ	

　オレキシン受容体遮断作用により、睡眠作用を促す新しい作用機序の薬である。

　オレキシン受容体は視床下部に偏って存在しており、主にモノアミン神経系を活性化させる。最初は食欲を高める作用が注目されたが、後にナルコレプシー患者の9割にオレキシン濃度の低下が見られたことから、覚醒も関係していることが推測された。では逆の遮断薬にすれば睡眠薬になるのではと開発されたのが、ベルソムラである。

　オレキシンの殆どないナルコレプシー患者は昼間の傾眠が問題視されるが、実際には覚醒と睡眠のスイッチが頻繁に繰り返されており、オレキシンは覚醒を維持するためのスタビライザー役をしていると推測される。本薬の作用を乱暴に言えば夜間のみ、ナルコ・ライクな状態をつくりだすことである。

　前頁のロゼレム同様、ベンゾジアゼピン系が効かなくなったからと代替出来る睡眠薬ではない。精神病などが原因の二次的不眠症ではなく、原因不明の原発性不眠症に効果がある。本薬の処方は非精神科領域が中心となるだろう。本書対象読者への処方は少ないことが予想される。

●お薬一口メモ●　米メルク（Merck & Co.）と独メルク（Merck KGaA）
　メルクはアメリカとドイツに2つある。独メルクはフリードリッヒ・ヤコブ・メルクが1688年ダルムシュタットで開業した天使薬局が原型。現存する製薬企業では世界最古のメーカー。米メルクは1891年創業者の子孫がニューヨークにて創設した支社が第1次世界大戦中、敵国資産として没収・競売にかけられ、米メルクとして独立した。家庭の医学書『メルクマニュアル』で有名。2009年シェリングプラウを吸収。なお、世界的にはドイツのメルクが正統な後継会社とされており、米メルクは北米以外ではMSD（Merck Sharp & Dohme）、独メルクは北米ではEMD（Emanuel Merck, Darmstadt）と名乗っている

スボレキサント / suvorexant

日本での発売年　2014年
日本でのメーカー　MSD

オレキシン受容体に作用する睡眠薬

海外での販売名

アメリカ　Belsomra
カナダ　-
イギリス　-
ドイツ　-
フランス　-
中国　-
韓国　-
タイ　-
豪州　-
ブラジル　-

2014年8月アメリカFDA承認するも販売は2015年の予定。

ジェネリック

新薬特許期間中のためジェネリック無し

化学構造図

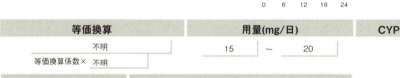

suvorexant/スボレキサント

Tmax=1.5h T1/2=10.0h

等価換算

不明
等価換算係数× 不明

用量(mg/日)

15 〜 20

CYP

3A4　3A4代謝阻害

薬理プロフィール / 特徴

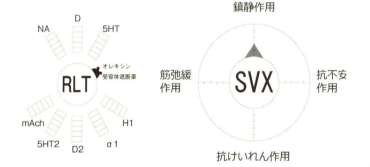

RLT オレキシン受容体遮断薬

SVX：鎮静作用／抗不安作用／抗けいれん作用／筋弛緩作用

●お薬一口メモ●　**新薬キャッチフレーズの法則**

　新薬の普及は前の薬をディスるところから始まる。特に睡眠薬が顕著である。今では危険な睡眠薬の代表格バルビツール酸系ですら、当時主流だった塩化ブロムより安全という触れ込みだった。ミルタウン（メプロバメート）もコントールも、果てはサリドマイドも、全部新薬として出た時のキャッチフレーズは「今までの薬より安全です」ないし「今までの薬より副作用が少ない」である。また第X世代薬とか、新しいカテゴリーが生まれたかのようなキャッチフレーズをつけるパターンもある。商品ですから仕方ないことかもしれませんが……。向精神薬の新薬処方に慎重な医師は多い。

ほとんど処方されないバルビツール酸系睡眠薬のクラシック

95 フェノバール　　　　　　　　　　Phenobal

開発国：	ドイツ	開発会社：	バイエル
初販売国：	ドイツ	国際誕生年：	1912年

薬剤添付文書の適応症　[JP]日本での適応　[USA]アメリカでの適応　[ETC]その他処方例

[JPN]　◎不眠症 ◎不安緊張状態の鎮静　◎てんかんの強直間代発作（全般けいれん発作、大発作）
　　　　◎てんかんの焦点発作（ジャクソン型発作を含む）　◎自律神経発作、精神運動発作
[USA]　○鎮静剤　○不眠症の短期治療　○麻酔前投薬　○てんかん（日本とほぼ同じ）
[ETC]　-

統合失調症		気分安定薬		うつ病（MDD）		神経症/不安障害		睡眠薬 ◎	
急性期		躁鬱期		難治性		PD		入眠障害	△
陽性症状		うつ急性期		PMDD		GAD		中途覚醒	△
陰性症状		躁再燃防止		強迫性障害(OCD)		SAD		早朝覚醒	△
維持療法		うつ再燃防止				PTSD		日中不安軽減	△
難治性		摂食障害		ADHD		ASD		心身症		ナルコ	

フェノバールは1912年、ドイツ、バイエル社からルミエールの名で発売された、バルビツール酸系睡眠薬のクラシックだ。当時主流だったバルビツール酸系睡眠薬ヴェロナールに比べ、少量で効き、比較的安全性が高いことから（今主流のベンゾジアゼピン系睡眠薬に比べれば危険）世界的にヒットした。

血中濃度半減期は5日と長く、CYP450広範を誘導してしまうため睡眠薬としては処方しにくい。強烈な睡眠作用があるが、危険性も高いことから外来処方されることはほぼ無い。もっぱら持続性のある古典的な抗てんかん薬として、少量処方されている。

睡眠薬として処方されているベゲタミンA・Bに少量ブレンドされており、強烈な作用を体験出来る。

睡眠薬

抗てんかん薬

●お薬一口メモ●　バルビツール酸発見とドイツの事情

バルビツール酸は1864年、ドイツのルドルフ・フォン・バイエルがおしっこの尿素と、サトウダイコンからとれるマロン酸から合成に成功した環状化合物。当時の化学工業は環状化合物を石炭タールや石油から得ていた。ドイツには有望な油田炭田が無く、身近な物質から環状化合物を作り出すことは大きな発見だった。

フェノバルビタール / phenobarbital

日本での発売年　1944年
日本でのメーカー　第一三共

バルビツール酸系睡眠薬・抗けいれん薬

海外での販売名

アメリカ	Luminal
カナダ	phenobarbital
イギリス	phenobarbital
ドイツ	Luminal
フランス	Gardénal
中国	phenobarbital
韓国	phenobarbital
タイ	Gardenal
豪州	Phenobarbitone
ブラジル	Gardenal

ジェネリック

- フェノバルビタール「JG」（日本ジェネリック）
- 〃「ホエイ」（マイラン製薬）
- 〃「シオエ」（シオエ製薬）
- 〃「マルイシ」（丸石製薬）
- ルピアール坐剤（久光製薬）
- ワコビタール坐剤（高田製薬）

化学構造図

Tmax=1.4h T1/2=119.0h

等価換算

15mg(セルシン5mg換算)
等価換算係数× 0.33

用量(mg/日)

30 ～ 200

CYP

誘導	1A2
誘導	2C9
代謝	2C19
誘導	3A4

薬理プロフィール

NA, D, 5HT, mAch, 5HT2, D2, α1, H1
PB

特徴

鎮静作用 / 抗不安作用 / 抗けいれん作用 / 筋弛緩作用
PB

●お薬一口メモ●　バルビツールの命名者は軍人

　1864年12月4日、バルビツール酸合成に成功したをバイエルと同僚らは、近所の居酒屋で祝杯を上げた。その日は聖バーバラの日で地元大砲部隊の軍人たちも祝杯をあげていた。バイエルは大砲部隊の軍人たちと意気投合し、大砲部隊隊長は環状化合物に対して、聖バーバラBarbaraと尿素Ureaを組み合わせBarbituricと名付けたという（異説あり）。

速効で効いて倒れ込むように眠る、今も昔も精神病院のリーサルウェポン。

96 イソミタール　　Isomytal

開発国：	アメリカ	開発会社：	イーライリリー
初販売国：	アメリカ	国際誕生年：	1925年

薬剤添付文書の適応症　[JP]日本での適応　[USA]アメリカでの適応　[ETC]その他処方例

[JPN]　◎不眠症　◎不安緊張状態の鎮静
[USA]　○鎮静剤　○不眠症の短期治療　○麻酔前投薬
[ETC]　-

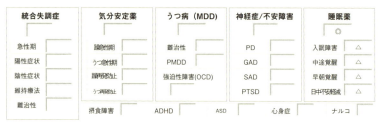

イソミタールは中時間作用型のバルビツール酸系睡眠薬である。血中濃度半減期は16～24時間とバルビツール酸系にしては比較的短く、ベンゾジアゼピン系睡眠薬登場前は精神病院で最もよく使われていた。フェノバール同様にCYP450を誘導するが向精神薬にはあまり関係ない種類であり、併用薬を気にせず処方が出来た。数年前までは錠剤があり、稀に処方例を聞くことがあったが、今は粉薬のみ、入院患者向けに特化した睡眠薬となっている。

睡眠作用は強烈だが、耐性がつくられるのが早い。その対処として、脳広範に選択性なく作用する有機ブロム製剤を併用し、ブーストさせる手法が流行し、主にブロバリンが用いられた。通称イソブロである。

主に入院患者、極めて重度の不眠に用いられる。

●お薬一口メモ●　日本新薬
1911年、市野瀬潜が京都にて創業した京都新薬堂が原型。最初は輸入薬の販売が主だったが、第1次世界大戦でドイツから医薬品輸入が途絶えたことから自社製薬に積極的に乗り出し、15年ブロバリン国産化に成功。輸入薬ではなく国産で新薬をつくろうと志し、19年に日本新薬に改名。代表的製品としてエビプロスタット、ビダーザ、ガスロン。

アモバルビタール / amobarbital

日本での発売年　1950年
日本でのメーカー　日本新薬

バルビツール酸系睡眠薬

海外での販売名

国	販売名
アメリカ	Amytal
カナダ	Amytal
イギリス	Amytal
ドイツ	-
フランス	-
中国	amobarbital
韓国	Amital
タイ	Ama
豪州	Amytal
ブラジル	-

ジェネリック

なし

化学構造図

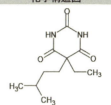

amobarbital / アモバルビタール

Tmax=1.0h T1/2=0.6h(21.0h)

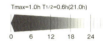

等価換算

50mg(セルシン5mg換算)
等価換算係数× 0.1

用量(mg/日)

100 ～ 300

CYP

薬理プロフィール / 特徴

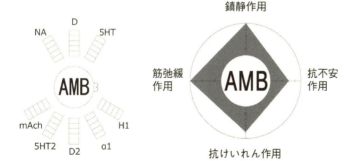

●お薬一口メモ●　聖バーバラ

バーバラは3世紀キリスト教禁制の時代、父親の密告により殉教したキリスト教十四救難聖人の1人。後にバーバラの父は落雷により亡くなったため、バーバラは落雷を司る聖人とされ、大砲部隊は聖バーバラを守護聖人として奉っていた。

外来で唯一処方される可能性のあるバルビツール酸系睡眠薬

97　ラボナ　　　　Ravona

開発国：	ドイツ	開発会社：	バイエル
初販売国：	アメリカ	国際誕生年：	1941年

薬剤添付文書の適応症　　[JP]日本での適応　　[USA]アメリカでの適応　　[ETC]その他処方例

[JPN]　◎不眠症　　◎麻酔前投薬　　◎不安緊張状態の鎮静　　◎持続睡眠療法における睡眠調節
[USA]　◯鎮静剤　　◯不眠症の短期治療　　◯けいれん　　◯麻酔前投薬　他
[ETC]　-

統合失調症		気分安定薬		うつ病（MDD）		神経症/不安障害		睡眠薬	
								◎	
急性期		躁病期		難治性		PD		入眠障害	△
陽性症状		うつ病期		PMDD		GAD		中途覚醒	△
陰性症状		躁病予防		強迫性障害(OCD)		SAD		早朝覚醒	△
維持療法		うつ再発防止				PTSD		日中不安軽減	△
難治性									

| 摂食障害 | | ADHD | | ASD | | 心身症 | | ナルコ | |

　バルビツール酸系睡眠薬で錠剤があるのはフェノバールとラボナの2薬である。フェノバールは作用時間が長すぎ、多くのCYP450を誘導するため扱いにくい薬なのに対し、比較的睡眠作用が穏和なラボナは外来患者へ処方されるケースがある。穏和といってもベンゾジアゼピン系睡眠薬に比べれば格段の強さである。

　ラボナは1916年にドイツのバイエル社で合成されたが、作用の弱さゆえにずっと棚晒し状態が続いた。バルビツール酸系睡眠薬は危険性が高く、販売後数年で悪評が広まる。すると次のバルビツールは安全ですと前薬をディスって新製品が現れ、それもやがて悪評が広まりというスパイラルが続いた。バルビツールねた切れの果てに出番が来たのがラボナである。しかし腐ってもバルビツールだけあって入眠作用は強力だが、耐性が出来るのもはやい。時折、ベンゾジアゼピン系睡眠薬が効かないからとラボナが処方されるケースがあるが、私の知る限り、外来患者でラボナが出た後に病状が良くなったケースは稀である。

●お薬一口メモ●　バイエル
　化学者フリードリヒ・バイエルとヨハン・フリードリヒ・ウエスコットが、1863年ドイツにて合成染料会社として創業。最初はBeyerだったが、当時同名の有名な詐欺師がいたので、今のBayerに社名を変更。のちに製薬業へ進出し1898年鎮咳剤ヘロイン、1899年鎮痛剤アスピリンを発売。1925年ドイツ化学工業再編で生まれたIGファルベンに中核企業として参加。戦後IGファルベン解体後、バイエルとして再スタート。最近の代表的製品としてレビトラ。ちなみに戦後、日本での輸入総代理店は吉富製薬。日本でのバイエルアスピリンは吉富製薬で製造していた時期もある。

ペントバルビタール　　　　pentobarbital

日本での発売年　1952年
日本でのメーカー　田辺三菱製薬

バルビツール酸系睡眠薬

海外での販売名

アメリカ　Nembutal
カナダ　-
イギリス　-
ドイツ　-
フランス　-
中国　-
韓国　Entobar
タイ　-
豪州　-
ブラジル　-

ジェネリック

なし

化学構造図

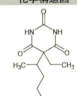

pentobarbital/ペントバルビタール

Tmax=1.0h T1/2=15.0-50.0h

等価換算	用量(mg/日)	CYP
50mg(セルシン5mg換算) 等価換算係数× 0.1	50 ～ 100	誘導 3A4

薬理プロフィール

特徴

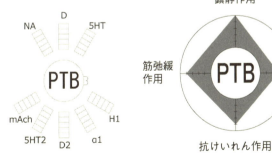

●お薬一口メモ●　**韓国に薬が多いわけ**

　韓国は向精神薬のラインナップが充実している。本書の海外での販売データでもダントツに数が多い。10年ほど前まで、韓国食品医薬品安全庁（KFDA）は新薬申請時に韓国人のデータが無くても、外国のデータがあれば承認するというイージーな薬事行政をしていた。実にケンチャナヨな韓国らしい出来事である。

少量で鎮静・鎮痛作用をブーストさせる古典的有機ブロム製剤

98 ブロバリン　　　　Brovarin

開発国：	ドイツ	開発会社：	クノール（現・アボット）
初販売国：	ドイツ	国際誕生年：	1908年

薬剤添付文書の適応症　[JP]日本での適応　[USA]アメリカでの適応　[ETC]その他処方例

[JPN] ◎不眠症　◎不安緊張状態の鎮静
[USA] -
[ETC] -

統合失調症	気分安定薬	うつ病（MDD）	神経症/不安障害 △	睡眠薬 ◎
急性期	躁病性期	難治性	PD	入眠障害 △
陽性症状	うつ病性期	PMDD	GAD	中途覚醒 △
陰性症状	躁病発症防止	強迫性障害（OCD）	SAD	早朝覚醒
維持療法	うつ再発防止		PTSD	日中不安軽減
難治性	摂食障害	ADHD	ASD	心身症　　ナルコ

抗不安薬　睡眠薬

　有機ブロムのプロドラッグ製剤。基質のウレイド基自体にも鎮静睡眠作用がある。世界的には終わった薬であるが、なぜか日本とバルト三国で根強い人気があり、販売が継続されている。

　体内で有機ブロムが遊離し、脳へ移行し塩素と置き換わることで薬効を生じる。1930年代に流行したブロマイド製剤と作用は同じである。ブロムは脳内で非選択的に抑制作用を起こすことから、少量もちいることで鎮静薬・睡眠薬の効果を増強（ブースト）できる。この特性を活かしたのがイソブロ（イソミタール＋ブロバリン）、一部の総合感冒薬にブロバリンがちょっぴり含まれるのもブースト効果を狙ってのブレンド。

　血中濃度半減期が12時間と中時間作用で、翌朝持ち越しが少ない使いやすい薬のような気がするが、耐性が作られるのが早く、徐々に効かなくなり、服用量が増えていってしまう。また、分離した有機ブロムの半減期は12日と長い。このため長期連用すると慢性ブロム中毒を生じるケースがある。あくまで一時的な使用がベターのクラシック。

　かつては錠剤があったが、今は粉薬だけである。100年以上昔の薬ながら、いまだにジェネリックが複数あることから分かるように、ハードな患者多数の精神病院では根強い人気薬である。

●お薬一口メモ●　ブランド名の変遷

　戦前の代表的なブランド名は武田薬品工業のカルモチン。太宰治や坂口安吾も愛用していた。戦後は日本新薬からブロバリンの名で市販され、1960年代の市販睡眠薬ブームを牽引した。漫画家つげ義春の作品にも度々登場している。1970年頃からは佐藤製薬からリスロンSの名で販売されていたが、大ベストセラー『完全自殺マニュアル』（鶴見済著：太田出版）で紹介されたことで全国の救急救命での対応例が急増、99年頃販売停止になった。今は伊丹製薬のウットに配合されている。

ブロモバレリル尿素 — bromovalerylurea

日本での発売年　1915年
日本でのメーカー　日本新薬

その他の睡眠薬

海外での販売名

- アメリカ　-
- カナダ　-
- イギリス　-
- ドイツ　-
- フランス　-
- 中国　-
- 韓国　-
- タイ　-
- 豪州　-
- ブラジル　-

なぜかリトアニアとラトビアで今も使われている。

ジェネリック

- ブロムワレリル尿素
  「JG」（日本ジェネリック）
- 〃「メタル」（中北薬品）
- 〃「ヤマゼン」（山善製薬）
- 〃「ヨシダ」（吉田製薬）
- ブロモバレリル尿素原末
  「マルイシ」（丸石製薬）

化学構造図

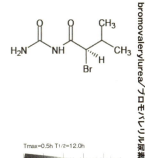

bromovalerylurea／ブロモバレリル尿素

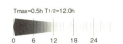
Tmax=0.5h　T1/2=12.0h
0　6　12　18　24

等価換算

500mg(セルシン5mg換算)
等価換算係数×　0.01

用量(mg/日)

500　～　800

CYP

薬理プロフィール / 特徴

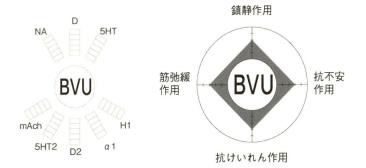

●お薬一口メモ●　ブロバリン臭
　有機ブロム製剤には独特の甘い香りがある。ブロバリンを服用すると汗に有機ブロムが含まれ、独特のブロム臭がでる。1960年代の睡眠薬ブームの時、医師はブロバリン乱用者を匂いで識別していたとか。

noCYP

元は抗精神病薬コントミンの退薬クッション薬、しかし今では睡眠薬

99 ベゲタミンA　　Vegetamin A

開発国:	日本	開発会社:	塩野義製薬
初販売国:	日本	国際誕生年:	1957年

薬剤添付文書の適応症　[JP]日本での適応　[USA]アメリカでの適応　[ETC]その他処方例

[JPN] ◎統合失調症，老年精神病，躁病，うつ病又はうつ状態，神経症における鎮静催眠
[USA] -
[ETC] -

統合失調症		気分安定薬		うつ病（MDD）		神経症/不安障害		睡眠薬	◎
急性期		躁創世期		難治性		PD		入眠障害	△
陽性症状		うつ創世期		PMDD		GAD		中途覚醒	△
陰性症状		躁再発防止		強迫性障害(OCD)		SAD		早朝覚醒	△
維持療法		うつ再発防止				PTSD		日中不安軽減	△
難治性		摂食障害		ADHD		ASD		心身症		ナルコ	

　元々は広島静養院の医師、松岡龍三郎が抗精神病薬コントミン服用を止めるときに生じる不安、不眠、焦燥といった諸症状を緩和するために作ったクッション薬である。当時はコントミンが高価すぎたため、病状が良くなればとっとと断薬をした。退薬時の諸症状は当時、自律神経（vegetative）に関係した症状としてベジチブジストニア（Vegetative dystonia）と呼ばれていた。ベゲタミンは自律神経のアミンから命名されている。

　コントミン減薬時のコリン過剰（コリンブレイク）に対処するために抗コリン薬ヒベルナ、不安焦燥への対処として当時の代表的な鎮静睡眠薬フェノバール、そして急な減薬を調整するためにコントミンを絶妙にブレンドしている。コントミン発売から2年後、まだ薬理作用も定かでない時期に絶妙なブレンドを生み出した松岡医師の慧眼には恐れ入るばかりである。

　後に抗精神病薬の少量維持療法が主流となり、クッション薬としてのベゲタミンの使命は終わったが、優れた鎮静睡眠作用のあるブレンド薬ゆえに今もハード睡眠薬として用いられている。特に統合失調症患者でベンゾジアゼピン系睡眠薬が効かないケースに有効である。

睡眠薬

●お薬一口メモ●　ベゲタミンAとベゲタミンB
　夜の精神病棟で赤玉と呼ばれるベゲタミンAと、白玉ベゲタミンBの違いはコントミンの量、赤玉がコントミン25mgなのに対し、白玉は半分の12.5mg。開発当時はコントミンが高価で（14頁下参照）25mg錠が今の300円くらいした。ゆえに廉価な白玉が作られた。ちなみに現在のコントミン25mgの薬価は9.2円。シオノギのコントミンと同成分薬ウインタミンはあまりに安すぎて商売にならないためか、2014年に販売を終了している。しかしベゲタミンの販売は続けている。

ベゲタミンA　　　　　　　　　　　　　　　　　vegetamin A

日本での発売年　1957年
日本でのメーカー　塩野義製薬

その他の睡眠薬

海外での販売名

- アメリカ　-
- カナダ　-
- イギリス　-
- ドイツ　-
- フランス　-
- 中国　-
- 韓国　-
- タイ　-
- 豪州　-
- ブラジル　-

日本でのみ販売。

ジェネリック

・ベゲタミンB（塩野義製薬）

※ブレンド比の異なる同時発売薬

化学構造図

CPZ / PMZ / PH

コントミン14頁、
フェノバール262頁、
ヒベルナ312頁を参照

Tmax=1.4h T1/2=119.0h(フェノバール)

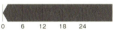

0　6　12　18　24

等価換算	用量(mg/日)	CYP
不明 等価換算係数× 不明	1錠 ～ 2錠	

薬理プロフィール　　　　特徴

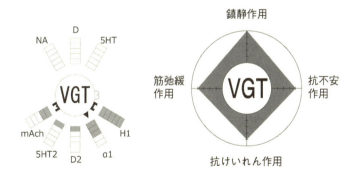

●お薬一口メモ●　ベゲタミンの創薬の背景

　ベゲタミン発売の一ヶ月前（1957年10月）に吉富製薬はコントミン＋ヒベルナの注射薬カクテリンを発売している。当時はまだドパミン2受容体など分からない時代で、コントミン＋ヒベルナは鎮静作用の最強ブレンドとして汎用されていた。ベゲタミンはこのお約束処方にフェノバールの鎮静作用をプラスした薬である。

一時的に使うなら効果的な市販睡眠薬

100 ドリエル　　　　　　　　　　　　　　　　　Doriel

開発国：	アメリカ	開発会社：	パーク・デービス（現・ファイザー）
初販売国：	アメリカ	国際誕生年：	1946年

薬剤添付文書の適応症　[JP]日本での適応　[USA]アメリカでの適応　[ETC]その他処方例

[JPN]　◎一時的な不眠の次の症状の緩和、寝付きが悪い、眠りが浅い
[USA]　○花粉症やアレルギー、風邪のくしゃみ、鼻水、かゆみ、涙目、鼻や喉のかゆみの軽減
[ETC]　※同成分のレスタミンコーワ錠の場合、じん麻疹、皮膚疾患に伴うそう痒（湿疹・皮膚炎）、
　　　春季カタルに伴うそう痒、枯草熱、急性鼻炎、アレルギー性鼻炎、血管運動性鼻炎

統合失調症	気分安定薬	うつ病（MDD）	神経症/不安障害	睡眠薬
急性期	躁鬱性期	難治性	PD	入眠障害　△
陽性症状	うつ急性期	PMDD	GAD	中途覚醒　△
陰性症状	躁発防止	強迫性障害(OCD)	SAD	早朝覚醒
維持療法	うつ再発防止		PTSD	日中不安軽減
難治性	摂食障害	ADHD　　ASD	心身症	ナルコ

　ドリエルは古典的な抗ヒスタミン薬ジフェンヒドラミンの副作用、眠気を活かした睡眠薬である。血中濃度半減期は5～8時間と短く、ベンゾジアゼピン系睡眠薬とは作用機序が違うのが特色。

　抗ヒスタミン薬の睡眠作用は耐性形成が早く、徐々に効果を減じてしまうので、長期連用は無理。発売のエスエス製薬も連用をすすめていない。効かないからと自己判断で増量すると、どんどん薬量が増えてしまう傾向がある。また、ベンゾジアゼピン系睡眠薬の耐性が生じた時に、安易にスイッチングするとベンゾジアゼピン離脱症状で眠れないことがあるので注意。

　ドリエルの抗コリン作用は思いの外強い。ドリエル50mgは抗コリン薬アキネトン3.3mg、ないし抗精神病薬コントミン500mgに匹敵する抗コリン作用があり、かすみ目や喉の渇きといった副作用が生じるケースがある。

　あくまで一時的な不眠への対処薬として使えば効果的な市販薬である。

●お薬一口メモ●　エスエス製薬

　美濃国の白井正助が1765年江戸八重洲にて創業した美濃屋薬房が原型。1940年社会奉仕を意味する"Social Service"からエスエス製薬に社名変更。現在はOTC医薬品専業メーカー。代表的製品としてエスカップ、エスファイル、ハイチオール、イブ、エスタック、ブロン。うさぎのピョンちゃんがマスコットキャラ。

ジフェンヒドラミン

diphenhydramine

日本での発売年　2003年
日本でのメーカー　エスエス製薬

抗ヒスタミン薬

海外での販売名

アメリカ	Benadryl
カナダ	Benadryl
イギリス	Nytol
ドイツ	Vivinox Sleep
フランス	Nautamine
中国	diphenhydramine
韓国	Nighlus
タイ	Benadryl
豪州	-
ブラジル	Benadryl

全世界で販売。

ジェネリック

・レスタミンコーワ（興和）
・ベナ（佐藤製薬）

※レスタミンコーワ、ベナは1950年発売の薬。

化学構造図

diphenhydramine／ジフェンヒドラミン

Tmax=2.3h T1/2=5.0-8.0h

等価換算

30mg(アキネトン2mg換算)
等価換算係数× 0.07

用量(mg/日)

-　～　50

CYP

薬理プロフィール

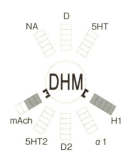

特徴

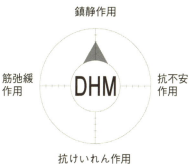

2D6 代謝阻害 2D6

●お薬一口メモ●　ジフェンヒドラミンいろいろ

　ドリエルと同成分の薬は多く存在する。代表的なのは興和のレスタミンコーワ錠。名前の由来はresistant to histamine「ヒスタミンに抵抗する薬剤」。また虫さされの薬ムヒや、総合感冒剤にも広く配合されている。抗精神病薬や抗うつ薬には抗ヒスタミン作用の強い薬が多い。抗精神病薬でいえばレボトミン、抗うつ薬ではレメロン、テトラミドが有名。

睡眠薬　等価換算計算表

等価換算基準薬はセルシン（一般名：ジアゼパム）です。

No.	薬名	処方量(mg/日)		等価換算係数		等価換算量(mg/日)
78	ネルボン		×	1	=	
79	ダルメート		×	0.33	=	
80	ソメリン		×	1	=	
81	ドラール		×	0.33	=	
82	エリミン		×	1	=	
83	ロヒプノール		×	5	=	
84	ユーロジン		×	2.5	=	
85	ハルシオン		×	20	=	
86	レンドルミン		×	20	=	
87	エバミール		×	5	=	
88	リスミー		×	2.5	=	
89	アモバン		×	0.67	=	
90	ルネスタ		×	0.33	=	
91	マイスリー		×	0.5	=	
92	ソナタ		×	0.5	=	
93	ロゼレム		×	不明	=	
94	ベルソムラ		×	不明	=	
95	フェノバール		×	0.33	=	
96	イソミタール		×	0.1	=	
97	ラボナ		×	0.1	=	
98	ブロバリン		×	0.01	=	
99	ベゲタミンA		×	不明	=	
100	ドリエル		×	不明	=	
			×		=	
			×		=	合計

※通常の治療における標準的な処方量はセルシン（ジアゼパム）等価換算量5～10mg/日です。

ココロピルブック

その他の薬

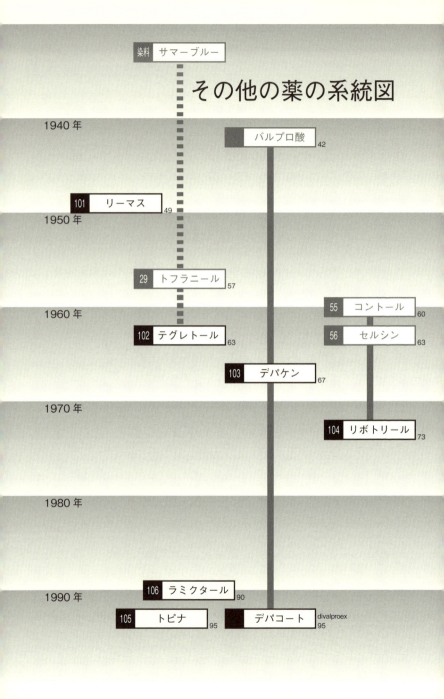

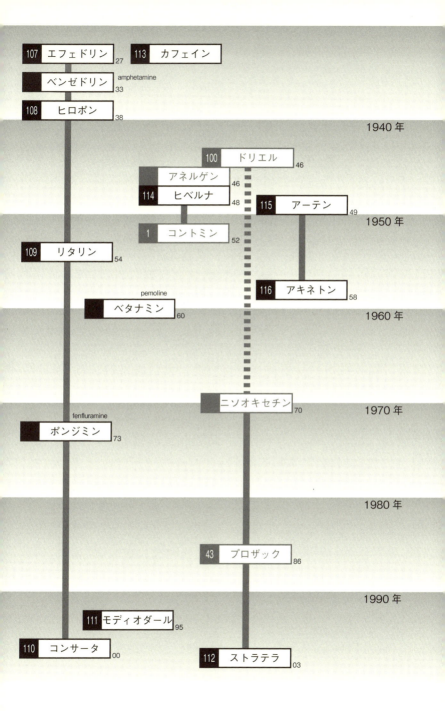

単なる元素と侮る事なかれ、躁病治療のスタンダード薬

101 リーマス　　　Limas

開発国：	オーストラリア	開発会社：	医師、J.ケイドが抗躁作用を発見
初販売国：	不明	国際誕生年：	1949年

薬剤添付文書の適応症　[JP]日本での適応　[USA]アメリカでの適応　[ETC]その他処方例

[JPN]　◎躁病および躁うつ病の躁状態
[USA]　○躁うつ病の躁病エピソード　○躁うつ病の維持
[ETC]　△双極性うつ病　△大うつ病（補助薬）　△血管性頭痛　△うつ病の再発防止

統合失調症		気分安定薬		うつ病（MDD）		神経症/不安障害		睡眠薬	
急性期		躁病期		難治性	△	PD		入眠障害	
陽性症状		うつ病期		PMDD		GAD		中途覚醒	
陰性症状		躁再発防止		強迫性障害(OCD)		SAD		早朝覚醒	
維持療法		うつ再発防止	△			PTSD		日中不安軽減	
難治性									

| 摂食障害 | | ADHD | | ASD | | 心身症 | | ナルコ | |

　日本における双極性障害治療の事実上標準薬。単なる元素であり、作用機序は長らく不明なまま臨床でのエビデンスの積み重ねで世界薬となったインディーズ薬。血中濃度低めでは効果なし、高めではリチウム中毒と治療血中濃度は極めてタイト。しかも血中濃度は個人差が大きく、適切な治療のためには血液検査が必要。医者から見ればかなり面倒な薬である。

　リチウムはナトリウムと同じ1価の陽イオンを持つ。治療濃度のリチウムはナトリウムのチャネルを容易に通り抜け、細胞内に入り込むことが出来る。ナトリウムチャネルは細胞の興奮性を調節しており、リチウムが一定濃度あることは抑制に作用する。他にドパミン・ノルアドレナリン・セロトニンなどの受容体と一緒に動くGタンパクの内部メッセンジャーを妨害、カリウムチャネルを抑制など諸説あるが、結果的に神経伝達の過剰をやんわりと抑える効果があるようだ。

　気分安定薬として躁病相・うつ病相共に再発防止効果があり、特に躁病相に有効。テグレトール、デパケンに比べ即効性はないもの、鎮静作用は穏和かつ自然。

　いまいち服薬後の感覚が分かりにくいので、患者の人気はいまいち。メーカーの支援も無く、医師も面倒くさい薬と見がちだが生活の質（QOL）を保ったまま、躁病相再発防止効果の高い優れた薬である。

気分安定薬

●お薬一口メモ●　ニコニコ＝リーマス
　躁病の3大治療薬はリーマス、テグレトール、デパケンであるが、この業界で大先生ことK先生いわく「リーマスが効く人が一番お中元とお歳暮をくれます」とのこと。躁病相のときにニコニコする人にリーマスが効くとか？　他に、イライラ＝テグレ、ネチネチ＝デパケンなどと言われているらしい。

リチウム

lithium

日本での発売年　1980年
日本でのメーカー　大正製薬

気分安定薬

海外での販売名

アメリカ	Eskalith
カナダ	Duralith
イギリス	Priadel
ドイツ	Quilonum
フランス	Téralithe
中国	lithium
韓国	Lithan
タイ	Licarb
豪州	Quilonum SR
ブラジル	Carbolitium

全世界で販売。WHO必須医薬品。

ジェネリック

・炭酸リチウム錠「アメル」（共和薬品工業）
・炭酸リチウム錠「ヨシトミ」（田辺三菱製薬）
・リチオマール（第一三共）

化学構造図

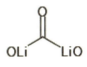

炭酸リチウム

lithium／リチウム

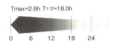

Tmax=2.6h T1/2=18.0h

等価換算

不明

等価換算係数× 不明

用量(mg/日)

200 ～ 1200

CYP

薬理プロフィール

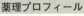

特徴

鎮静作用 / 筋弛緩作用 / 抗不安作用 / 抗けいれん作用

※リーマスの特徴評価は全て0単位です。

●お薬一口メモ●　M・シェパードのEBM批判

RCT推進者マイケル・シェパードは晩年、特異な疾病概念により、それに合わせた治療を重視しすぎるとクレペリン主義を批判している。コントミンもトフラニールもRCTで発見されたわけじゃないですし。今の抗精神病薬や抗うつ薬開発の行き詰まりの原因もそこにある。風邪の特効薬をRCTでずっと探しているようなものである。見つかるわけがない。

noCYP

単なる元素と侮る事なかれ、躁病治療のスタンダード薬

101 リーマス　　　　　　　　　　　　　　　　Limas

■リーマス誕生の影に日本軍あり

　リーマスは偶然発見され、製薬会社の支援無しに情熱で世界に広まった最も成功したインディーズ薬である。発見者のジョン・フレデリック・ジョセフ・ケイドはオーストラリアの軍医だった。1942年2月日本軍はマレー作戦においてシンガポールを攻略、イギリス・オーストラリア軍は降伏し、8万人が捕虜になった。その中にケイドもいた。ケイドは終戦まで3年半、シンガポール、チャンギの日本軍捕虜収容所で過ごした。

■精神病者の尿には原因物質が含まれる？

　終戦後ケイドはオーストラリア、メルボルン近郊のバンドゥーラ帰還兵病院にて精神科医として勤務した。ケイドは精神病の原因は何らかの毒性物質に起因しており、毒性物質の排出を促せば精神病が治る、その毒性物質は尿中に少量存在するはずと仮説をたてた。

　1946年、ケイドは躁病、うつ病、統合失調症、正常な対照群の尿をモルモットの腹部に注射し、反応を確かめる実験をした。すると躁病患者の尿に強い毒性が見られた。恐らく偶然濃かったのであろう。ちなみに実験は病院の使われていない古い厨房で行われ、モルモットはケイドの自宅裏庭にて自前で繁殖させていたという。

　ケイドは当初、毒性物質を尿素と推定した。ところが、尿中の尿素量は2%程度で致死量には程遠かった。ケイドは躁病患者の尿には尿素の毒性を強める何かがあるのではないかと考えた。ケイドは19世紀の古文献にあった「尿酸が引き起こす脳の痛風が精神病」という仮説に注目した。ケイドは躁病患者の尿に尿酸を混ぜてモルモットへ注射しようとしたが、尿酸は水に溶けなかった。仕方なくリチウムと混ぜ尿酸リチウムを作り尿に混ぜて注射した。すると、予想外なことにモルモットは死ななかった。ケイドは尿酸かリチウムに躁病患者の尿の毒性を弱める作用があるのではないかと考えた（実は関係ないのですけど）。

気分安定薬

●お薬一口メモ●　ナトリウムチャネル
　抗てんかん薬から気分安定薬が発見されているが、どれも共通しているのがナトリウムイオンチャネルへの作用。なのでバイポーラはイオンチャネル障害なのではないかという仮説がある。

リチウム lithium

日本での発売年　1980年
日本でのメーカー　大正製薬

気分安定薬

　ケイドはリチウムを疑い、炭酸リチウムをモルモットへ投与してみた。すると、臆病で忙しないモルモットが、仰向けにしてもじっと動かずにおとなしくケイドを見つめた。おそらくモルモットは急性リチウム中毒で気持ち悪くなっただけである。ケイドは自分にも炭酸リチウムを注射してみた。この時の量はかなり多かったが、3年半の捕虜生活を耐えたケイドは強靭な忍耐力の持ち主だった。ケイドは気持ち悪いが鎮静作用があるように感じた。

■最初の患者 WB

　1948年3月29日、最初の被験者WBにクエン酸リチウムが投与された。WBは51歳の小柄な痩せた男性で5年前から躁状態が続いており、閉鎖病棟で最も厄介な患者だった。5日後に躁状態がおさまり、1ヶ月後には開放病棟へ移ることが出来た。クエン酸リチウムには胃腸障害があることが分かったので、炭酸リチウムに変更された。7月9日、WBは退院した。WBは退院後、調子が良くなったことを過信し、リチウムの服用をやめてしまった。断薬6週間目に躁病が再発し再入院したが、再度リチウムを服用させたところ、2週間で落ち着きを取り戻した。ケイドはリチウムの試験を躁病10人に行った。うちWBを含む9人が改善し5人が退院した。効かなかった1人は統合失調症に近いケースだった。統合失調症6人、うつ病3人へは効果が認められなかった。

　1949年9月、ケイドは論文「精神病性興奮の治療におけるリチウム塩」を週刊医学誌オーストラリア医学ジャーナルで発表した。

■リチウム中毒

　当時、リチウム製剤はリウマチ治療や代用塩として広く用いられていた。しかし代用塩＝塩化リチウムによる中毒死が相次いだことから1949年2月、アメリカFDAは塩化リチウムの販売を禁止した。WBは

●お薬一口メモ●　リリカ
　本書では紹介しなかったが、バイポーラに特異的な薬として抗けいれん・疼痛薬リリカがある。FDAはリリカのバイポーラ適応を承認していないが、特異的に効果があるケースがある。ちなみにカルシウムイオンチャネルに作用する。イギリスでは全般性不安障害に適応。

単なる元素と侮る事なかれ、躁病治療のスタンダード薬

101 リーマス　　　　　　　　　　　　　　Limas

リチウム中毒による拒薬で躁病を再発し、入退院を繰り返した。数年後WBはリチウム中毒で死亡した。

　1950年、オーストラリアでリチウムの追試を行った患者の死亡事故が報告されている。ケイドはリチウムへの興味を失い、様々なミネラルの可能性を検証した。1970年、ケイドはストロンチウムに抗不安作用があるという論文を発表している（筆者：ありません）。

　その後もイギリス、フランスなどでぽちぽちリチウムの追試が行われたが、好成績にもかかわらず広まることは無かった。製薬会社がこぞって莫大な富を産む向精神薬開発に乗り出す中、単なる天然物質にすぎず、パテントの取れないリチウムは製薬会社の興味を引かなかった。医師たちは中毒死問題からリチウムを敬遠した。1952年、コントミンの臨床効果が発表され、躁病にも優れた効果を発揮することが判明すると、リチウムは忘れられた存在になった。

■インディーズ薬リチウム

　1952年、デンマークの医師モーエンス・スコウは当時としては珍しい二重盲検でリチウムの効果を確かめようとした。看護師は躁病患者に偽薬が与えられて興奮することを不満に思い、錠剤を粉砕し、味見をしたが、スコウは完璧な偽薬をつくり、誰も違いが分からなかったという。

　リチウムの躁病への効果が確認されたが、うつ病への効果は乏しく、治療薬としての可能性は見いだせなかった。当時、様々な精神症状に効果が確認されたコントミンに比べリチウムの適応範囲は躁病のみと狭く、スコウはリチウムを抗うつ作用のない致死性の副作用のある鎮静薬と評価し、それ以上の試験を行わなかった。

　1957年、デンマークのポール・バストロップは56人の躁病患者へリチウムを処方し、躁病への有効性を確かめた。バストロップが退院した患者の追跡調査をしたところ、中毒が危険なので服用を止めるように指

●お薬一口メモ●　WHOの定める必須医薬品12薬
　WHOが定める必須医薬品のうち、ココロ系の薬は以下12である。抗精神病薬コントミン、フルメジン、セレネース、リスパダール、クロザリル。抗うつ薬トリプタノール、プロザック。気分安定薬テグレトール、リーマス、デパケン。抗不安薬セルシン。抗ODC薬アナフラニール。いずれも効果はお墨付きの名薬ばかり。

リチウム   lithium

日本での発売年　1980年
日本でのメーカー　大正製薬

気分安定薬

示したリチウムを8人が続けており、身内の躁うつ病患者にも薦めていた。患者は実体験としてリチウムの再発防止効果に気付いていた。同年イギリスのトビー・ハーディガンは反復性のうつ病患者7人へリチウムを処方、5人に再発防止効果が認められた。少しずつリチウムの躁うつ病再発防止作用のエビデンスが集まった。

■兄弟愛から生まれたリチウムの再評価

1962年、国際神経精神薬理学会（CINP）において、東京大学医学部教授、秋元波留夫がトフラニールが躁病にも効く可能性について講演した。スコウはうつ病・躁病両方に効く薬がある可能性からリチウムについて再考した。スコウには10歳下の弟がいた。弟は20歳の時うつ病を発症し、再発を繰り返していた。当時はまだ軽躁を伴う双極II型障害という概念がなく、多くはうつ病と診断されていた。スコウは弟にリチウムを投与した。するとうつ病が再発しなくなったのである。スコウはリチウムの躁うつ病再発防止効果について確信を得て、積極的にリチウム療法を行い、エビデンスを蓄積した。

■リチウム戦争

リチウム療法に反対したのがRCT（無作為化比較試験）を重視するイギリスの精神科医でCINP副会長マイケル・シェパードだった。

1966年、シェパードはCINPでリチウムはまだ安全性も効果も検証が不十分と述べた。スコウの妻ネッタは会場でシェパードに抗議した。続けてスコウ本人が現れ、シェパードに弟のことを話した。シェパードはスコウが身内びいきで正常な判断を失っていると考えた。

1967年、スコウはバストロップと共同で、リチウムの躁うつ病再発予防効果について発表した。同年ハーティガンとバストロップはリチウ

●お薬一口メモ●　夢の新薬は出来ないだろう
20世紀末、ゲノム創薬で精神病は克服されるような青写真があったが、毎月のようにこの遺伝子があの遺伝子がと複数のちょこっと有意な遺伝子異常ばかり報告されているのを見るに、抗精神病薬・抗うつ薬のゲノム創薬は無理っぽい。そもそも分類時点で変なのですから。さらに今のエビデンス重視の創薬システムではユニークな薬は出来ない。著者が今まで医療文献を読んできて唯一スゴイなと感じた新薬はエビリファイくらい。かといって別に特効薬でもない。

単なる元素と侮る事なかれ、躁病治療のスタンダード薬

101 リーマス　　　　　　　　　　　Limas

ムが単極性うつ病にも予防効果があることを発表した。この2つの論文は世界の精神医学界に衝撃を与えた。

1968年シェパードはランセットにて「予防薬としてのリチウム、またもや新しい治療神話か？」を発表した。この論文は治験のデザインがRCTではないので実証性に欠けるという意見なのだが、リチウムを厳密にRCTしようにも、当時は有効な予防薬が存在しなかった。かといって対照薬をプラセボにすると、割り当てられた患者に自殺企図が相次いでしまう。ちなみにWHOが実施したリチウムのRCTはプラセボ群で自殺企図が発生し、中断している。

シェパードの反論をきっかけに両者の罵り合いが始まった。リチウム反対派はリチウムを「かぼちゃを馬車に変える」ことだと非難した。アメリカの精神科医ナタン・クラインは「シンデレラの意地悪な姉が書いたようだ」と反論、欧米の精神医学界はこの論争をリチウム戦争と名付けた。リチウムは世間の注目を集めるようになった。当時アメリカでは1949年、塩化リチウム禁止のためリチウム製剤が無かった。精神科医はカナダからリチウム製剤を輸入して使用した。すると、それまで商売にならないと興味を示さなかった製薬会社が開発を名乗り出たのである。1970年、アメリカFDAはリチウム製剤の販売を承認した。

■リチウム戦争の余波とシェパードのEBM批判

その後、リチウムはエビデンスの蓄積で効果が実証された。徐々に形勢が不利となったシェパードはリチウムが特異的な薬でないことを証明するため、反復性うつ病の再発防止効果についてトリプタノールとリチウムでRCTを行った。結果、両薬とも同等の効果が証明された。

リチウム戦争に敗れたシェパードはその後、精神医学の公衆衛生的な研究に没頭した。疫学的に予防処置を講じようとした結果、ゆるいス

●お薬一口メモ●　リチウムの多い温泉
　日本でリチウム含有量の多い温泉は、兵庫県の有馬温泉の金泉と呼ばれる鉄分が多い泉源群であり、温泉水1リットル中40〜60mgのリチウムが含まれる。市営の温泉入浴施設「金の湯」の前では無料で飲泉が可能。ちなみに第2次世界大戦中、リチウム鉱石の輸入がストップして困った陸軍は、有馬温泉にてリチウムを抽出し、利用していた。

リチウム   lithium

日本での発売年　1980年
日本でのメーカー　大正製薬

気分安定薬

　クーリングにより精神疾患の閾値は大幅に下げられ、アメリカ人の半数以上が生涯に何らかの精神疾患に罹患するとシェパードは主張するようになった。

　リチウム戦争は躁うつ病定義の曖昧さ、特に何でも統合失調症と判断してしまう、アメリカ精神医学会の診断基準の問題点を浮き彫りにした。リチウム戦争は力動精神医学の影響の強いDSM-Ⅱからエミール・クレペリンの客観的な精神病分類＝新クレペリン主義のDSM-Ⅲへの大転換に少なからぬ影響を与えている。1980年のDSM-Ⅲで躁うつ病は気分障害に大別され、大うつ病性障害と双極性障害に分けられた。さらに1994年のDSM-Ⅳにおいて、大うつ病性障害の中から双極Ⅱ型障害が独立し、従来の双極性障害は双極Ⅰ型障害へと再編された。双極Ⅱ型障害の出現でリチウムの適応範囲は拡大した。それは製薬会社にとって莫大な富を生み出す豊饒の海の出現だった。1990年代、ムードスタビライザー（気分安定薬）という新概念が生まれ、デパケンやテグレトールに続き、ジプレキサやセロクエル、ラクミタールが登場した。そして煩雑な血液検査を必要とするリチウムは次第に使われなくなった。リチウムは日本や欧州では根強い人気があるが、北米では殆ど処方されない。

　シェパードは晩年、メーカーがデザインして行うRCTについて、実際の効果よりもプラセボ効果が大きいと批判した。そしてEBMについてフェティッシュ（呪物崇拝）に近いものと主張している。事実、現在メーカーが行うRCTは、ソラナックスがPDに特異的に効果があるような試験デザインでエビデンスを蓄積したようにマーケティング手法に組み込まれてしまっている。今後リチウムのようなインディーズ薬の生まれる可能性は極めて低い。

●お薬一口メモ●　リチウム温泉水ブーム
　19世紀末、欧米でリチウムブームがあった。尿酸がリチウムに溶けることから痛風にリウマチに効果ありと大ブームになった。実際には痛風を起こすほどの尿酸蓄積を溶かすことは出来なかったが、リチウム含有量の多いミネラルウォーターが万能薬として大人気となった。特にアメリカではリチア・ウォーターとして各種ブランドが乱立した。中でもニューハンプシャー州のモナドノック・リチア温泉水はリチウム含有量が多く、人気を博したが1911年リチウムを添加物として混ぜていたことが発覚、詐欺事件で廃業を余儀なくされた。リチウムブームのピークは1920年頃で、あまり効果がないことから自然に廃れていった。

もっともひろく用いられる抗てんかん・抗躁薬。

102 テグレトール　　　　　　　　Tegretol

開発国：	スイス	開発会社：	ガイギー（現・ノバルティス）
初販売国：	スイス	国際誕生年：	1963年

薬剤添付文書の適応症　[JP]日本での適応　[USA]アメリカでの適応　[ETC]その他処方例

[JPN]　◎精神運動発作、てんかん性格及びてんかんに伴う精神障害、てんかんの強直間代発作（全般痙攣発作、大発作）　◎躁病、躁うつ病の躁状態、統合失調症の興奮状態　◎三叉神経痛
[USA]　○複雑部分発作　○全般性強直間代発作　○混合発作型　○三叉神経痛疼痛　○急性・混合躁病
[ETC]　△双極性うつ病　△双極性障害の維持　△統合失調症（補助薬）

統合失調症		気分安定薬		うつ病（MDD）		神経症/不安障害		睡眠薬	
急性期	◎	躁状態期	◎	難治性		PD		入眠障害	
陽性症状		うつ急性期		PMDD		GAD		中途覚醒	
陰性症状		躁予防止	△	強迫性障害(OCD)		SAD		早朝覚醒	
維持療法		うつ再発防止				PTSD		日中不安軽減	
難治性		摂食障害		ADHD		ASD		心身症	△	ナルコ	

　トフラニールを開発したガイギー社が、新しい3環系抗うつ薬を開発中に発見した抗てんかん薬。ゆえにスルモンチールによく似た構造である。最初は神経性疼痛、特に三叉神経痛への効果が注目されたが、後に抗てんかん薬として評価された。

　部分発作では最強の抗てんかん薬として第1選択薬。電位依存性ナトリウムチャネルの阻害作用により抑制作用を生じる。広範なてんかん発作への効果が認められている。汎用ダウナー薬としてハード鎮静薬として用いることが出来る。

　まだ日本にリーマスが無かった70年代、抗精神病薬で鎮静化されない躁病患者へテグレトールを投与したところ、優れた抗躁作用が発見された。後にリーマスに匹敵する気分安定化作用があることが判明した。

　CYP450-3A4を誘導してしまうので併用薬に注意。血中濃度に個人差が大きく処方が難しい。薬疹が出やすい。

気分安定薬／抗てんかん薬

●お薬一口メモ●　ガイギー
　実業家、ヨハン・ルドルフ・ガイギーが1758年スイス、バーゼルにて創業。19世紀に合成染料製造で躍進。染料のトップメーカーだったため、上層部の医薬品開発への理解は乏しく、トフラニールの抗うつ作用への価値を見いだせず、販売を延期していた。1970年に同じバーゼルのチバと合併しチバガイギーとなるが、1972年ルジオミールの販売後、向精神薬開発から撤退している。96年サンドと合併し、ノバルティス。ガイギーの代表的製品として同社の薬理学者、パウル・ヘルマン・ミューラーが創案した駆虫剤DDT。ミューラーはDDTの発明で1948年ノーベル生理学・医学賞を受賞している。

カルバマゼピン / carbamazepine

日本での発売年　1966年
日本でのメーカー　ノバルティスファーマ

抗てんかん薬・気分安定薬

海外での販売名

アメリカ	Tegretol
カナダ	Tegretol
イギリス	Tegretol
ドイツ	Tegretal
フランス	Tégrétol
中国	Tegretol
韓国	Tegretol
タイ	Tegretol
豪州	Tegretol
ブラジル	Tegretol

全世界で販売。WHO必須医薬品。

ジェネリック

・カルバマゼピン錠「アメル」（共和薬品工業）
・レキシン（藤永製薬）

化学構造図

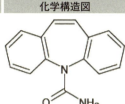

Tmax=1.0-6.0h　T1/2=16.0-24.0h

等価換算

不明
等価換算係数× 不明

用量(mg/日)

200 ～ 600（1200）

CYP

薬理プロフィール

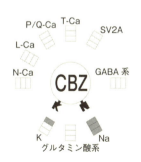

特徴

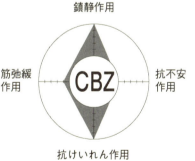

代謝＋誘導　3A4　3A4

●お薬一口メモ●　**テグレは処方難しい**

テグレトールはCYP450-2B6も強く誘導する。関係しないのは2D6くらい。併用薬処方が難しい薬である。何故かテグレトールは躁病の時不機嫌になる人に効くとか？

単純だけど奥が深い、GABAを増やしまくるダウナー石けんあわわわわ〜

103 デパケン　　　　Depakene

開発国：	フランス	開発会社：	ラボラトワール・ベルティエ
初販売国：	フランス	国際誕生年：	1967年

薬剤添付文書の適応症　[JP]日本での適応　[USA]アメリカでの適応　[ETC]その他処方例

[JPN] ◎各種てんかん（小発作・焦点発作・精神運動発作ならびに混合発作）およびてんかんに伴う性格行動障害（不機嫌・易怒性等）の治療　◎躁病および躁うつ病の躁状態の治療　◎片頭痛発作の発症抑制
[USA] ○急性躁病　○偏頭痛の予防　○各種てんかん発作
[ETC] -

統合失調症		気分安定薬		うつ病（MDD）		神経症/不安障害		睡眠薬	
急性期		躁病期	◎	難治性		PD		入眠障害	
陽性症状		うつ病期	△	PMDD		GAD		中途覚醒	
陰性症状		躁転防止	△	強迫性障害(OCD)		SAD		早朝覚醒	
維持療法		うつ再燃防止	△			PTSD		日中不安軽減	
難治性		摂食障害		ADHD		ASD		心身症		ナルコ	

　デパケンは第2次世界大戦中、ドイツの科学者が石炭から石油を合成する際に出来た副産物、代用バターの成分の一つで、主に溶剤として用いられていた。1962年フランスで偶然、抗けいれん作用が発見され、1967年フランスで発売された。

　脳内の抑制系神経伝達物質GABAの分解酵素を阻害して、GABA濃度を高める。ベンゾジアゼピン系薬剤と同じ塩素チャネルに作用するが、デパケンの方が抑制作用が強い。幅広いてんかん症状に有効なことから、抗てんかん薬として最も広く使われている。

　リーマス、テグレトールに比べ即効性があり、躁病の急性期の鎮静にも使用可能。肝臓への負担が大きく、定期的な血液検査が必要。なぜか境界例っぽい双極性障害の人に処方されている例が多い。デパケンは腸での吸収スピードが速く、血中濃度が不安定な欠点がある。これを補うべく開発されたのが除放剤デパケンR。てんかん治療ではスタンダードとなっている。なおデパケンの塩、ナトリウムをちょこっと変えたのが、アボット社のバルプロ酸セミナトリウム製剤デパコート。薬効薬理はデパケンとまったく同じ。当然ヨーロッパでは販売していない（イギリス除く）。ルネスタといいアメリカFDAの新薬承認は身内贔屓なところがある。

気分安定薬　抗てんかん薬

●お薬一口メモ●　発見はさらに昔
　バルプロ酸は1861年アメリカで合成されていたが、用途が見つからずお蔵入り。1882年ドイツでも合成されたが同じくお蔵入り。1942年にドイツIGファルベンが合成バターから単離、溶媒として使えることに気付き、バルプロ酸と名付けた。安定したバルプロ酸塩の開発は1962年、薬理学者ジョルジュ・カラスが成功し、薬剤として使われるようになった。ちなみにカラスは晩年、精神を病んでしまい老化を防ぐ薬を発見したと、かつての同僚たちに謎の新薬を売り込んでいたという。

バルプロ酸

sodium valproate

日本での発売年　1975年
日本でのメーカー　協和発酵キリン

抗てんかん薬・気分安定薬

海外での販売名

アメリカ	Depakene
カナダ	Depakene
イギリス	Epilim
ドイツ	Ergenyl
フランス	Dépakine
中国	Depakine
韓国	Depakine
タイ	Depakine
豪州	Epilim
ブラジル	Depakene

全世界で販売。WHO必須医薬品。

ジェネリック

- バルプロ酸Na錠「アメル」（共和薬品工業）
- バルプロ酸NaSR錠「アメル」（共和薬品工業）
- バルプロ酸Na徐放U顆粒「アメル」（共和薬品工業）
- バルプロ酸Na錠「TCK」（辰巳化学）
- バルプロ酸Na徐放B錠「トーワ」（東和薬品）
- バレリン（大日本住友製薬）
- サノテン（辰巳化学）
- エビレナート（藤永製薬）
- セレニカR（興和）

化学構造図

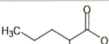

sodium valproate／バルプロ酸

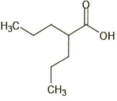

Tmax=4.8h　T1/2=18.0h

等価換算

不明

等価換算係数× 不明

用量(mg/日)

400　～　1200

CYP

薬理プロフィール

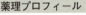

特徴

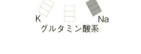

●お薬一口メモ●　**2歳児の双極性障害**

「2007年2月、4歳のレベッカ・ライリーがボストンで急死した。レベッカは双極性障害の治療を受けており、抗精神病薬や気分安定薬などによるカクテル療法を行なっていた。双極性と診断されたのは、2歳のときだった。（中略）なぜ2歳という幼い子供がこのような診断を受けていたのか、MGH（マサチューセッツ総合病院）は説明を求められた。MGHグループのジャネット・ウォズニアックは早期の診断と治療は重要だと答えた。この障害は短期的には衝動的で無謀な行動をもたらし、長期的には自殺、薬物乱用、犯罪のリスクを高めるからだという。」（デイヴィッド・ヒーリー、江口重幸監訳『双極性障害の時代』2007年、みすず書房、247-248頁より引用）

noCYP

てんかん以外でも広く精神科領域で用いられる眠くなりにくいベンゾジアゼピン系薬剤。

104 リボトリール Rivotril

開発国：	スイス	開発会社：	F・ホフマン=ラ・ロシュ
初販売国：	フランス	国際誕生年：	1973年

薬剤添付文書の適応症　[JP]日本での適応　[USA]アメリカでの適応　[ETC]その他処方例

[JPN]　◎小型（運動）発作［ミオクロニー発作、失立（無動）発作、点頭てんかん（幼児けい縮発作、BNSけいれん等）］　◎精神運動発作　◎自律神経発作
[USA]　○PD　○無動発作　○欠神発作
[ETC]　△不安障害　△急性躁病（補助薬）　△急性の精神病（補助薬）　△不眠症

統合失調症		気分安定薬		うつ病（MDD）		神経症/不安障害		睡眠薬	
			△				△		
急性期	△	躁急性期	△	難治性		PD	○	入眠障害	
陽性症状		うつ急性期		PMDD		GAD		中途覚醒	
陰性症状		躁再発防止		強迫性障害(OCD)		SAD	△	早朝覚醒	
維持療法		うつ再発防止				PTSD		日中不安軽減	
難治性									
		摂食障害		ADHD		ASD		心身症　　　ナルコ	

抗不安薬

　リボトリールは世界初のベンゾジアゼピン系睡眠薬ネルボンを、ハロゲン化してハードにした薬。ネルボンにあった抗けいれん作用が強化され、鎮静作用は弱め。適応は幼児の小型発作、精神運動発作、自律神経発作。子供向けと思われがちだが、安全性の高さから老人へ処方される例もある。
　他のベンゾジアゼピン系抗不安薬より鎮静作用が弱いため、欧米では精神的依存が起こりにくい抗不安薬として処方されるが、他の抗不安薬と同じく長期間連用すると、退薬時に離脱症状が起こる。
　海外ではPDや社交不安障害に用いられている。また高用量を躁病の急性期に用いるケースもある。一時は気分安定薬として注目されていたが、あくまで躁病相時の鎮静補助剤として有効なようだ。

抗てんかん薬

●お薬一口メモ●　乱用されにくいベンゾジアゼピン
　ベンゾジアゼピン系抗てんかん薬は、総じてQOLの点から鎮静作用は弱くデザインされている。欧米ではベンゾジアゼピンのリラクゼーション乱用が多かったので、ベンゾジアゼピン系抗てんかん薬の抗不安薬利用を好む傾向がある。といっても作用する受容体は同じなので、長期連用で依存と耐性のリスクが無いわけではない。

クロナゼパム / clonazepam

日本での発売年　1981年
日本でのメーカー　中外製薬

抗てんかん薬

海外での販売名

国	販売名
アメリカ	Klonopin
カナダ	Rivotril
イギリス	Rivotril
ドイツ	Rivotril
フランス	Rivotril
中国	JingKang
韓国	Rivotril
タイ	Rivotril
豪州	Rivotril
ブラジル	Rivotril

全世界で販売。

ジェネリック

● ランドセン（大日本住友製薬）

（●は先行同時発売品）

化学構造図

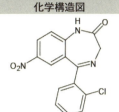

Tmax=2.0h T1/2=27.0h

等価換算

0.25mg(セルシン5mg換算)
等価換算係数× 20

用量(mg/日)

2 ～ 6

CYP

3A4

薬理プロフィール

特徴

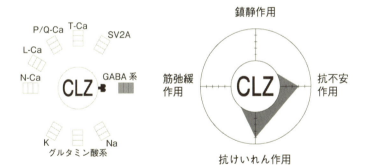

代謝

●お薬一口メモ●　妊娠と向精神薬について

　病気だから子供を諦めることはない。医師に可能性をゼロか問えば消極的な答えがくるだろう。しかし通常でも4%程度は軽微な異常があることを受け入れ、リスクをいかに軽減するかアドバイスを求めれば、適切なアドバイスをくれるだろう。母になるとは覚悟なのだからリスクヘッジを考えるべきだ。一部の薬、特に抗てんかん薬には催奇形性がが高いのもあるのでよく相談すること。結局のところキチンとしたデータが無く、医師もよくわかっていないので、比較的安全といわれる古い薬が用いられるケースが多いようだ。

一部のバイポーラにはテキメンに効くけど悪化例も多い極端なムードスタビライザー

105 トピナ　　　　　　　　　　Topina

開発国：	アメリカ	開発会社：	マクネイル（現・ヤンセン）
初販売国：	イギリス	国際誕生年：	1995年

薬剤添付文書の適応症　　[JP]日本での適応　　[USA]アメリカでの適応　　[ETC]その他処方例

[JPN] ◎他の抗てんかん薬で十分な効果が認められないてんかん患者の部分発作（二次性全般化発作を含む）に対する抗てんかん薬との併用療法
[USA] ○部分発作　○レノックス・ガストー症候群　○全般性強直間代発作　○偏頭痛の予防
[ETC] △双極性障害（補助薬）　△向精神薬による体重増加　△大食の障害

統合失調症		気分安定薬		うつ病（MDD）		神経症/不安障害		睡眠薬	
急性期		躁病期	△	難治性		PD		入眠障害	
陽性症状		うつ病期	△	PMDD		GAD		中途覚醒	
陰性症状		躁再発防止		強迫性障害(OCD)		SAD		早朝覚醒	
維持療法		うつ再発防止				PTSD		日中不安軽減	
難治性									
		摂食障害	△	ADHD		ASD		心身症		ナルコ	

　抗てんかん薬に次々と抗躁作用が発見されるにしたがい、この薬ももしかして気分安定薬なのでは？っと思われたのがトピナである。メーカーはアメリカで双極性障害への適応を目指してデータをとっていたが、残念なことにエビデンスが集まらず適応断念した。一部の双極性障害に効果があるケースがあり、ダメ元で処方する場合がある。特に摂食障害で大食い気味の人に良く効く場合があるという。鎮静作用が強く、気分安定薬の補助薬として使える。また、偏頭痛の予防効果がある。

　抗てんかん薬としての薬理作用は広く、電位依存性ナトリウムイオンチャネル、L型カルシウムチャネル、GABA増強、グルタミン酸系抑制で効果を発揮する。

　日本では他の薬で効果が認められない部分発作の補助薬として、適応を受けている。

気分安定薬

抗てんかん薬

●お薬一口メモ●　ボーダーにトピナ？
　トピナはバイポーラで境界性人格障害、通称ボーダーを併発しているケースに効くパターンが多いとか。でも日本でのボーダー診断は、実は双極性2型障害なのに単極性うつ病と誤診されているケースが多い説がある。特に精神科でトレーニングしていない、他科で食い詰めた医者が初期投資少なくて済むからと開業した駅前のなんちゃって心療内科クリニックで、良くならないからと薬テンコモリの挙句、医者がサジ投げてボーダー診断というパターンがよくある。

トピラマート topiramate

日本での発売年　2010年
日本でのメーカー　協和発酵キリン

抗てんかん薬

海外での販売名

国	販売名
アメリカ	Topamax
カナダ	Topamax
イギリス	Topamax
ドイツ	Topamax
フランス	Epitomax
中国	Topamax
韓国	Topamax
タイ	Topamax
豪州	Topamax
ブラジル	Topamax

2013年1月時点で世界約100ヶ国にて販売。

ジェネリック

新薬特許期間中のためジェネリック無し

化学構造図

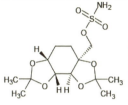

Tmax=2.0h T1/2=30.0h

等価換算

不明
等価換算係数× 不明

用量(mg/日)

200 ～ 400（600）

CYP

3A4

薬理プロフィール

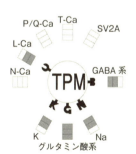

特徴

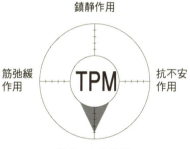

代謝

●お薬一ロメモ●　ボーダーの治療について

「ボーダーラインの人達の治療は、自然成熟を待つ根気が治療者も親もそして本人も必要である。治療そのものだけで純粋に治るという例は、私の例ではおよそ二〇％前後である。多くは自然成熟を待つというのが実態であり、また多くの人の協力のもとで、さまざまな人から栄養分を吸い取りながら成熟が促されていくのである」（町沢静夫『ボーダーライン　青少年の心の病い』丸善ライブラリー、1997年、22頁より引用）。

バイポーラ治療を変えた薬

106 ラミクタール　　　　　　　　　Lamictal

開発国：イギリス	開発会社：ウェルカム（現・GSK）
初販売国：アイルランド	国際誕生年：1990年

薬剤添付文書の適応症　[JP]日本での適応　[USA]アメリカでの適応　[ETC]その他処方例

[JPN]　◎部分発作（二次性全般化発作を含む）　◎強直間代発作　◎前記の難治例に併用
　◎レノックス・ガストー症候群における全般発作の難治例に併用　◎双極性障害の再発予防
[USA]　○双極性障害Ⅰ型維持療法での再発予防　他てんかん領域は日本にほぼ準じる
[ETC]　△双極性障害（補助薬）　△統合失調症・精神病（補助薬）　△神経障害性疼痛　△慢性疼痛　他

統合失調症		気分安定薬		うつ病（MDD）		神経症/不安障害		睡眠薬	
急性期	△	躁病期		難治性	△	PD		入眠障害	
陽性症状		うつ病期		PMDD		GAD		中途覚醒	
陰性症状		躁病再発予防	◎	強迫性障害(OCD)		SAD		早朝覚醒	
維持療法		うつ再発予防	◎			PTSD		日中不安軽減	
難治性									

摂食障害		ADHD		ASD		心身症	△	ナルコ	

　気分安定薬として確かなエビデンスが得られた抗てんかん薬である。リーマスやデパケンではいまいちだった、うつ病相の再発予防効果が高く、併用することで躁病相・うつ病相共に再発予防効果が得られる。他の気分安定薬に比べて鎮静作用が弱く、生活の質や認知機能へ与える影響が少ない。CYP450が関与しないグルクロン酸抱合で代謝されるため、併用薬を気にせず使える。1日1回服用でOKと格段に使いやすく、アメリカでは双極性障害といえばラミクタール人気が急上昇した。

　幅広いてんかん発作に効果があり、多くの症例の第1選択薬として確固とした評価を得ている。日本では難治性てんかんの部分発作、強直間代発作、レノックス・ガストー症候群における全般発作に適応。

　気分安定薬（ムードスタビライザー）の定義はいまだ曖昧であるが、日本で初めて、双極性障害の再発予防薬として承認された薬である。

気分安定薬

抗てんかん薬

●お薬一口メモ●　薬疹が出やすい
　ラミクタールのてんかん治療における推奨用量は200～400mg/日、約3％に薬疹が見られる。400mg以上だと約10％に薬疹が出る。双極性障害での用量は最大200mg/日なので薬疹はやや出現しにくい。

ラモトリギン lamotrigine

日本での発売年 2008年
日本でのメーカー グラクソ・スミスクライン

抗てんかん薬・気分安定薬

海外での販売名

アメリカ	Lamictal
カナダ	Lamictal
イギリス	Lamictal
ドイツ	Lamictal
フランス	Lamictal
中国	Lamictal
韓国	Lamictal
タイ	Lamictal
豪州	Lamictal
ブラジル	Lamictal

ジェネリック

新薬特許期間中のためジェネリック無し

化学構造図

lamotrigine/ラモトリギン

Tmax=1.7-2.5h T1/2=31.0-38.0h

等価換算	用量(mg/日)	CYP
不明 等価換算係数× 不明	100 ～ 200（400）	noCYP

薬理プロフィール

P/Q-Ca, T-Ca, SV2A, L-Ca, GABA系, N-Ca, LTG, K, Na, グルタミン酸系

特徴

鎮静作用 / 筋弛緩作用 / LTG / 抗不安作用 / 抗けいれん作用

●お薬一口メモ● 反精神医学（1）

 1960〜70年代にかけて精神疾患は医学的ではなく、社会的なものじゃないの?というムーブメントがあった。1960年精神分析家トーマス・サスは『精神疾患の神話』において精神疾患の概念を科学的に価値が無く社会的に有害と論じ、1961年哲学者ミッシェル・フーコーは『狂気の歴史』において18世紀に社会的文化的に発明されたと論じた。最も影響の大きかったのは作家ケン・キージーの小説『カッコーの巣の上で』の映画化（1975年）だった。社会的逸脱者マクマーフィの悲劇的な最後は大きな反響を呼んだ。

アメリカ禁酒法時代が産んだ覚せい剤文化の始まりエフェドリン

107 ヱフェドリン「ナガヰ」　Ephedrin NAGAI

開発国：	アメリカ	開発会社：	イーライリリー
初販売国：	アメリカ	国際誕生年：	1926年

薬剤添付文書の適応症　[JP]日本での適応　[USA]アメリカでの適応　[ETC]その他処方例

[JPN]　◯気管支喘息　◯喘息性（様）気管支炎　◯感冒　◯急性気管支炎　◯慢性気管支炎　◯肺結核
　　　　◯上気道炎（咽喉頭炎、鼻カタル）　◯鼻粘膜の充血・腫脹
[USA]　◯気管支喘息　◯低血圧時の昇圧　◯ナルコレプシー　◯うつ状態　◯重症筋無力症　他
[ETC] －

統合失調症		気分安定薬		うつ病（MDD）		神経症/不安障害		睡眠薬	
急性期		躁創始期		難治性		PD		入眠障害	
陽性症状		うつ創始期		PMDD		GAD		中途覚醒	
陰性症状		躁再発防止		強迫性障害(OCD)		SAD		早朝覚醒	
維持療法		うつ再発防止				PTSD		日中不安軽減	
難治性		摂食障害		ADHD		ASD		心身症		ナルコ	◯

　漢方生薬の麻黄から抽出された薬である。鎮咳効果と同時に覚醒作用がある。身近な例では漢方薬「葛根湯」に含まれており、かつて麻雀打ちの間で徹夜麻雀に葛根湯ブームがおきたこともある隠れたアッパー薬。
　ノルアドレナリンを遊離させ、枯渇させると長年言われているが依存性の低さから、ヒロポンのような遊離促進する薬理作用は想定しがたい。ドパミン・アドレナリン類似物質であることから、再吸収阻害薬ないしノルアドレナリン作動薬とみるのが妥当であろう。
　ヱフェドリンナガヰが2009年まで長く市販薬として販売継続していたのは、作用がノルアドレナリン系に偏っているからである。本剤は広く総合感冒薬や漢方薬に含まれているが、筆者は寡聞にしてこの薬を飲んで統合失調症が悪化した事例を知らない。市販薬レベルの量では影響は殆ど無いだろう。α1受容体作動薬であり、血圧上昇作用がある。また抗不安薬ライクに用いられるβ遮断薬とは逆のβ作動薬であり、心臓への負担を増やすとともに不安を誘発させる。安易にアッパー系薬だと思って手を出すと悪化していくので注意。2009年大日本住友製薬から日医工へ販売権が譲渡された際に、市販を中止し、処方薬となった。

●お薬一口メモ●　お蔵入りだったエフェドリン
　長井長義はエフェドリン単離後、医薬品として使えないか東大医学部へ調査依頼をしている。結果は「使い道なし」。当時、麻黄が喘息に効果があることは一部の漢方医の秘伝であったため使い道が分からなかった。リリー社が最初に販売したエフェドリンは液剤だった。後にアルコールに溶かし吸引すると薬が喉・肺に直接届き効果的であることがわかった。しかし当時は"高貴な実験"と後世揶揄されたアメリカ禁酒法時代（1920-33）。そのまま飲む者が続出したという。

その他の薬

エフェドリン

ephedrine

日本での発売年　1927年
日本での メーカー　日医工

覚醒する薬

海外での販売名

アメリカ　Ephetonin
カナダ　-
イギリス　-
ドイツ　-
フランス　-
中国　ephedrine
韓国　-
タイ　-
豪州　-
ブラジル　-

ジェネリック

・エフェドリン
「マルイシ」（丸石製薬）

化学構造図

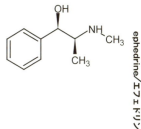

ephedrine/エフェドリン

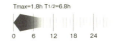

Tmax=1.8h T1/2=6.8h

等価換算	用量(mg/日)	CYP
不明 等価換算係数× 不明	12.5　～　25	

薬理プロフィール

特徴

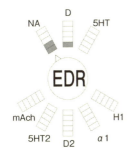

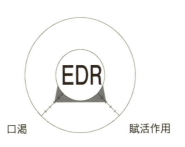

口渇　　　　　　　賦活作用

●お薬一口メモ●　反精神医学（2）

　1960年イギリスの精神科医R.D.レインは『引き裂かれた自己』で疾患は狂った世の中に対する健常な反応と論じた。イタリアの精神科医フランコ・バザーリアは国内の公営精神病入院施設を全廃させ、地域ケアを推進させた。地域コミュニティが根強い欧州で一定の成功を収めたが、アメリカで行われた受け皿の無い脱施設化は患者がホームレスになるのと同義だった。反精神医学は疾病概念を社会学的にみる点は共通しているが、治療方法について統一したコンセンサスは無く、医療的権威への反発が70年代の反権力イデオロギーと合致した部分が大きいように思える。

不明

?

アメリカ禁酒法時代が産んだ覚せい剤文化の始まりエフェドリン

107 ヱフェドリン「ナガヰ」 Ephedrin NAGAI

■エフェドリンの発見

1885年、東京衛生試験所（現・国立医薬品食品衛生研究所）の技手、山科元忠は漢方薬の生薬麻黄から有効成分と思しき成分をアルコール抽出し、黒褐色のエキスを得た。その中には結晶状の物質があったが、直後に山科は急逝。研究を引き継いだドイツ留学帰りの若き俊才、長井長義博士は1887年にエフェドリンを単離し、化学構造を同定した。なおエフェドリンの構造探索中に類似化合物ヒロポン（*メタンフェタミン*）も合成されている。

とりあえず、当時知られていたコカインの散瞳効果と同じ作用があることが判明したが、エフェドリンが何の役にたつのかは不明だった。漢方薬は独自の治療理論に基づくブレンド薬なので単剤での使用は稀であった。実は一部の漢方医は麻黄がぜんそくに効果があることを知っていたが秘伝だったという。

■エフェドリン・ゴールドラッシュ

1920年代アメリカ、イーライリリー社の薬理学者、K・K・チャン（陳）博士は中国の古文書にあった「麻黄がぜんそくの発作を抑える」という記述に注目。1924年、陳博士は麻黄から有効成分エフェドリンを抽出することに成功した。

1926年、イーライリリー社は花粉症・喘息・アレルギー疾患治療薬「エフェドリン」を発売した。この薬は全米の小児科医からエフェドリン・ゴールドラッシュと呼ばれるほど大ヒットした。しかし、エフェドリンは天然由来成分であり、製法が特許で守られていなかった。イーライリリー社は中国から輸入した麻黄を使っていたが、効力は劣るものの

●お薬一口メモ● なぜ覚せい剤はうつ病治療に使えないのか？
病状が悪化してしまうからである。1940年代、ベンゼドリン・ヒロポンが登場したとき、うつ病やパーキンソン病に用いたことがあった。確かに一時的に効果は見られるのだが薬が無くなると元のうつ状態に戻る。耐性が作られるのも早く、徐々に薬量が増え、アップダウンの幅も大きくなる。しかも重度のうつ病患者を賦活するには大用量が必要だった（ナルコレプシーは少量で効く）。体というのはサボるように出来ており、作動薬は総じて使いにくい。ドパミン作動薬レボドパがもたらした奇跡的な治癒と悲劇的な結末について、映画『レナードの朝』が詳しい。ゆえに古参の精神科医に教育を受けた医師は、リタリンをうつ病治療に用いなかった。

その他の薬

エフェドリン　　　　　　　　　　　　　　　　　　　　　　　　ephedrine

日本での発売年　　1927年

日本でのメーカー　日医工

覚醒する薬

麻黄はアメリカの砂漠にも自生していた。モルモン教徒は麻黄のハーブティーを好んで嗜んでいた。類似品が次々に市場へと出回った。製薬会社は特許で守られた新しいエフェドリンを求めた。

■ベンゼドリン

1933年ロサンジェルスの薬理学者G・オーレスはエフェドリンによく似た化合物、**アンフェタミン**を合成した。実はアンフェタミンは1887年、ドイツで初めて合成されているが、どう使っていいのか分からず30年以上棚晒しだった。**アンフェタミン**はアルコールに混ぜ揮発性にし口から蒸気を吸い込むことで薬が直接喉・肺にとどき、エフェドリン以上に効果的な喘息薬になった。

1933年、スミスクラインフレンチ社は**アンフェタミン**吸引器「ベンゼドリン」を発売した。すると、アメリカの長距離トラックドライバーの間で吸引器を分解し、薬が浸してある紙をガムのように噛み、覚醒作用を得るのが流行した。その覚醒作用はエフェドリン以上だった。ベンゼドリンは1935年パーキンソン病、ナルコレプシー、1937年子供のADHDに効果が確認された。

ベンゼドリンの成功に触発されて再発見されたのが**メタンフェタミン**である。1938年、ドイツで合成に成功し、ペルビチンの名で販売された。1941年、大日本製薬がギリシア語で仕事好きを意味するヒロポンの名で発売した。戦中戦後の乱用が社会問題となり、現在医薬品として生き残ってはいるもの、処方事例は極めて稀である。

●お薬一口メモ●　中庸

「本書の内容からおわかりのように、私は揺れ動く対立的意見の中ではっきりと折衷主義的な立場をとる。私のいう折衷とは、どちらも結構ですというようなあいまいな態度ではない。対立的意見を越えて、精神医学はまず科学でなければならないことを主張しながら、それが患者のために生かされることを求めるのである。精神医学と医療は一筋縄では取り組めぬ相手である。いや、一筋縄であってはならないのだ。私は、精神主義をふりかざす相手には生物主義を、個人至上主義を主張する相手には社会を説き、生物主義をふりかざす相手には精神主義を、社会優先を説く相手には個人の尊重を主張せずにいられない。また、精神医学と精神医療のかかえている問題は、精神科医がひとりで引受けることなど出来るものではない。医療・保健・福祉の当事者はもちろん、社会全体で取組まなければ到底解決出来ないことである」(臺弘『精神医学の思想』筑摩書房、1972年、274頁より引用)。

今もしっかり医薬品だったりする覚せい剤ヒロポン

108 ヒロポン　　　　　　　　　　　Philopon

開発国：	ドイツ	開発会社：	テムラー（現・アエノバ）
初販売国：	ドイツ	国際誕生年：	1938年

薬剤添付文書の適応症　[JP]日本での適応　[USA]アメリカでの適応　[ETC]その他処方例

[JPN]　◎ナルコレプシー　　◯各種の昏睡　　◯嗜眠　　◯もうろう状態　　◯インスリンショック　　◯うつ病・うつ状態　　◯統合失調症の遅鈍症の改善　　◯麻酔剤の急性中毒　　◯睡眠剤の急性中毒の改善　　他
[USA]　（アンフェタミンの場合）◯ADHD　　◯ナルコプレシー
[ETC]　（アンフェタミンの場合）△治療抵抗性うつ病

統合失調症	気分安定薬	うつ病（MDD）	神経症/不安障害	睡眠薬
急性期	躁病期	難治性　△	PD	入眠障害
陽性症状	うつ病期	PMDD	GAD	中途覚醒
陰性症状	躁再発防止	強迫性障害（OCD）	SAD	早朝覚醒
維持療法	うつ再発防止		PTSD	日中不安軽減
難治性	摂食障害	ADHD　◯　　ASD	心身症	ナルコ　◎

　ヒロポンは重度のナルコレプシー治療薬である。エフェドリン発見後すぐに合成されたものの、薬理作用が分からず30年間放置されていた。アメリカでのベンゼドリン（アンフェタミン）ブームで覚せい剤として再発見された。

　ドパミン類似物質である。主にシナプス小胞モノアミントランスポーター（VMAT2）に作用しシナプス間隙にドパミン・ノルアドレナリン遊離を促進させる。それとドパミン再吸収阻害作用（DRI）がある。また、ドパミン受容体作動薬の可能性もある。ヒロポンは不足したドパミン・ノルアドレナリンを絞りだすので確かな賦活作用があるが、すぐに不足となりうつ病は悪化する。ゆえにヒロポンなどの覚せい剤はうつ病治療に使えない。

　重度のナルコレプシー患者へ処方されるが医師・薬剤師に指定免許が必要、患者にも「覚醒剤所持証明書」の常時携帯が義務づけられる。事務手続きが煩雑なため処方例は極めてまれ。経口投与の場合、覚醒作用は比較的穏和である。ナルコレプシーでの処方の場合は、効いているのか精神的に実感出来ない程度の量で薬効を発揮している。覚醒剤中毒の大半は経口ではなく静脈注射や炙りといった摂取方法を好む。薬は肝臓初回通過をせず、脳へダイレクトに到達し、ラッシュと呼ばれる強烈な作用を及ぼす。耐性形成もはやく徐々に薬の量は増え、薬切れ時にはクラッシュと呼ばれる抑うつ状態となる。薬は摂取方法により毒にも薬にもなる良い例。

その他の薬

●お薬一口メモ●　ベタナミン
　他にナルコプレシー治療薬としてベタナミンがあるが、致死性の肝障害が生じるケースがあり、アメリカでは2005年にメーカの自主的な判断で発売が中止されている。日本では販売が継続されているが、定期的な血液検査が必要であり、処方は稀である。

| メタンフェタミン | methamphetamine |

日本での発売年　1941年
日本でのメーカー　大日本住友製薬

ADHD・ナルコレプシー治療薬

海外での販売名	ジェネリック	化学構造図
アメリカ　Desoxyn カナダ　- イギリス　- ドイツ　- フランス　- 中国　- 韓国　- タイ　Sifrol 豪州　- ブラジル　-	なし	methamphetamine／メタンフェタミン

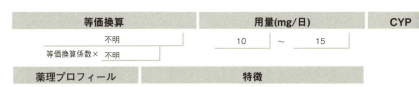

Tmax=3.6h T1/2=8.5h

等価換算	用量(mg/日)	CYP
不明 等価換算係数×　不明	10　～　15	代謝 2D6

薬理プロフィール	特徴

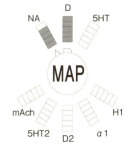

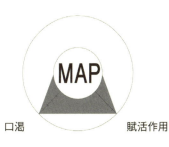

口渇　　　　　賦活作用

●お薬一口メモ●　**覚醒剤中毒患者最悪の例**

　八王子医療刑務所に収監中の深川通り魔事件（1981年）の犯人Kは覚せい剤中毒から精神病になった。現在、うんこを壁につけて「電波がひっつく～」と言っているらしい……（花輪和一『刑務所の中』2000年、青林工藝舎、208頁より）。なお、筆者は自殺研究家であるが、戦後の覚せい剤検挙者数のピークの1～3年後に自殺者数もピークがあらわれる。恐らく薬物乱用と関連があるだろう。向精神薬がおしなべて遮断薬ばかりなのは、作動薬の危険性の裏返しなのである。

開発者の妻リタが趣味のテニス前に好んで服用した薬

109 リタリン　　　　　　　　　　　Ritalin

開発国：	スイス	開発会社：	チバ（現・ノバルティス）
初販売国：	ドイツ	国際誕生年：	1954年

薬剤添付文書の適応症　[JP]日本での適応　[USA]アメリカでの適応　[ETC]その他処方例

[JPN]　◎ナルコレプシー
[USA]　○ADHD　○ナルコレプシー
[ETC]　△治療抵抗性うつ病

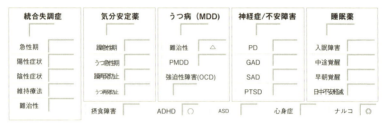

戦後欧米でおせい剤アンフェタミンが痩身薬として大流行した。しかし1950年代、乱用が問題となり、販売が中止された。代用薬として多くのアンフェタミン類似薬が開発されたが、食欲抑制作用と覚醒作用は切り離すことが出来ず、いずれも乱用問題で販売中止された。リタリンは食欲抑制作用が弱いことで生き残った、アンフェタミンレプリカ薬である。

賦活作用があるので、昔はうつ病患者へ用いられていたが、リタリンに反応する患者は抗うつ薬にも反応するため、依存と耐性の問題があるリタリンは治療薬として用いられなくなった。今ではナルコレプシーへの処方が主である。

主な薬理作用はドパミン・ノルアドレナリン再吸収阻害薬であり、抗うつ薬ウェルバトリン以上に強いNDRIである。ドパミン・ノルアドレナリン受容体作動薬でもあるが、ヒロポンやベンゼドリンに比べ作用が弱く、安全性へと繋がっていると推測される。

まともな精神科医はリタリンをうつ病へ処方しなかったが、2000年代のサイコバブル時代、駅前に乱立したなんちゃって心療内科ブームで処方量が激増。他科で食い詰めた精神科でまったくトレーニングをしていない精神科医が安易に処方。リタラーなる耽溺者を多数輩出し社会問題となった。結果2007年にうつ病への適応が除外され、厳しい処方制限が行われるようになった。

●お薬一口メモ●　チバ

アレクサンダー・クラベルが1873年スイス、バーゼルで創業した染料会社が原型。1884年にバーゼル化学工業（Chemical Industry Basel）に社名を変更。あまりに直球すぎるネーミングで多言語への翻訳時に混乱を生じたためか、1945年にCIBAに改名。1971年ガイギーと合併し、チバガイギー。1996年サンドと合併しノバルティス。ちなみに3社は同じバーゼルの染料会社として古くからカルテルを結ぶ仲良し会社だった。

メチルフェニデート / methylphenidate

日本での発売年　1958年
日本でのメーカー　ノバルティスファーマ

ナルコレプシー治療薬

海外での販売名

国	販売名
アメリカ	Ritalin
カナダ	Ritalin
イギリス	Ritalin
ドイツ	Ritalin
フランス	Ritaline
中国	-
韓国	Medikinet
タイ	-
豪州	Ritalin
ブラジル	Ritalina

世界60ヶ国以上にて販売。

ジェネリック

なし

化学構造図

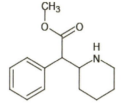

Tmax=0.7-1.0h T1/2=2.6-2.7h

等価換算

不明
等価換算係数× 不明

用量(mg/日)

20 ～ 60

CYP

代謝 2D6

薬理プロフィール / 特徴

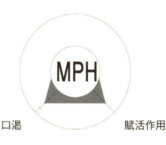

口渇　　　賦活作用

●お薬一口メモ●　リタリンは開発者の妻の名前に由来

　リタリンは1944年スイス、チバ社の薬理学者、レアンドロ・パニゾン博士が合成した。この薬はアンフェタミン・レプリカ薬だが作用が穏和すぎ合成後棚晒し、製品化は10年後と遅かった。パニゾン博士は自ら試用したものの、さしたる薬効は感じられなかったという。しかし、低血圧で塞ぎこみがちな生活をおくっていた妻マルグリットは、この薬を気に入り、趣味のテニスの前に好んで服用したという。パニゾン博士はマルグリット（Marguerite）の愛称、リタ（rita）からこの薬をリタリンと命名した。

子供から大人まで使用できる、じんわり長持ちリタリン徐放薬

110 コンサータ　　　　Concerta

開発国：	アメリカ	開発会社：	アルザ
初販売国：	アメリカ	国際誕生年：	2000年

薬剤添付文書の適応症　[JP]日本での適応　[USA]アメリカでの適応　[ETC]その他処方例

[JPN]　◎注意欠陥・多動性障害（ADHD）
[USA]　○ADHD　○ナルコレプシー
[ETC]　△治療抵抗性うつ病

統合失調症		気分安定薬		うつ病（MDD）		神経症/不安障害		睡眠薬	
急性期		躁病期		難治性	△	PD		入眠障害	
陽性症状		うつ病期		PMDD		GAD		中途覚醒	
陰性症状		躁再発予防		強迫性障害(OCD)		SAD		早朝覚醒	
維持療法		うつ再発予防				PTSD		日中不安軽減	
難治性		摂食障害		ADHD	◎	ASD		心身症		ナルコ	○

　向精神薬は効きが分かり、作用時間が短いものほど、意識の変容（アップダウン）を体験できるため精神的依存に陥りやすい。作用時間が2〜3時間程度のリタリンは2000年代サイコバブル時代、うつ病患者への安易な処方が問題となり2008年1月以降、処方には厳しい規制がかけられるようになった。規制のとばっちりを受けたのがナルコレプシーとADHD患者である。特に適応外ながらリタリンを使用していた多くのADHD患者は適応薬が無くなってしまった。コンサータはリタリン規制一ヶ月前の絶妙なタイミングで販売を開始し、多くのADHDリタリン難民の受け皿となった。

　海外では徐放薬リタリンLAがあったが、即効性に欠ける短所があった。コンサータはアルザ社の開発した浸透圧を利用した放出制御システム（OROS）でリタリンを少しずつ体内で放出させる徐放技術と、リタリンを錠剤外皮のコーティング層に含ませることで即効性を合わせもった改良徐放薬であり、1日1回の服用で約12時間安定した効果が持続する。それまで毎食後に服用が必要だったリタリンに比べ格段に使いやすく、特にコンサータの主要なターゲットである小学生のADHDには最適なデザインである。

　日本では治験が6〜12歳に対して行われたため、小児のADHDのみ適応の時代が続いた。2014年、コンサータの大人のADHDが追加適応された。

その他の薬

●お薬一口メモ●　リタリンのメーカー自主規制小史

1995年メーカーは欧米でのうつ病適応除外を受けての適応症の「軽症うつ病、抑うつ神経症」の効能削除申請をした。しかし、薬事審議会はリタリンの臨床的な効果を重視し、1998年「抗うつ薬で効果が不十分な下記疾患に対する抗うつ薬との併用 難治性うつ病、遷延性うつ病」に改定した。00年代サイコバブル時代にリタリンは乱用され社会問題となった。2007年、メーカーは適応削除を厚生労働省へ申請した。リタリンのうつ病適応が削除され、厳しい処方制限が始まったのは2008年である。

メチルフェニデート / methylphenidate

日本での発売年　2007年
日本でのメーカー　ヤンセンファーマ

ADHD治療薬

海外での販売名

国	販売名
アメリカ	Concerta
カナダ	Concerta
イギリス	Concerta
ドイツ	Concerta
フランス	Concerta
中国	Concerta
韓国	Concerta
タイ	Concerta
豪州	Concerta
ブラジル	Concerta

2009年8月時点で世界80ヶ国以上にて販売。

ジェネリック

新薬特許期間中のためジェネリック無し

化学構造図

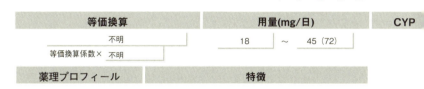

Tmax=7.0-7.7h T1/2=15.0h

等価換算

不明
等価換算係数× 不明

用量(mg/日)

18 〜 45（72）

CYP

代謝 2D6

薬理プロフィール

特徴

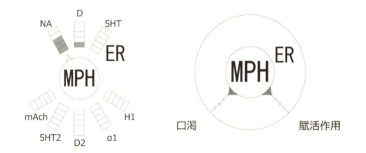

口渇　　　賦活作用

●お薬一口メモ●　思春期と精神障害

「思春期はこれまでもっとも扱いやすかった。なぜならわりと最近まで、思春期とは半精神病状態の時期であり、自殺念慮や常軌を逸した行動が当たり前だと見る向きが主流だったからだ。しかし一方で、この混乱の時期は必要な成長の過程で、後の創造性やその他の成功の基礎となることも多いと見られていた。もし思春期に対する見方をマーケット部門に支配されてしまったら、私たちはいったいどれだけのものを失うかわからない。精神薬理学の先駆者たちの多くが思春期に相当のうつ状態を経験しているではないか」（デイヴィッド・ヒーリー、江口重幸監訳『双極性障害の時代』2012年、みすず書房　263-264頁より引用）。

抗ヒスタミン薬の反対？ヒスタミン作動型の覚せい剤

111 モディオダール　　Modiodal

開発国：	フランス	開発会社：	ラフォン（現・テバ）
初販売国：	フランス	国際誕生年：	1994年

薬剤添付文書の適応症　[JP]日本での適応　[USA]アメリカでの適応　[ETC]その他処方例

[JPN]　◎ナルコレプシー　◎持続陽圧呼吸（CPAP）療法等による気道閉塞に対する治療を実施中の閉塞性睡眠時無呼吸症候群
[USA]　◎ナルコレプシー
[ETC]　△ADHD　△うつ病での疲労感や眠気

統合失調症		気分安定薬		うつ病（MDD）		神経症/不安障害		睡眠薬	
急性期		躁病期		難治性		PD		入眠障害	
陽性症状		うつ病期		PMDD		GAD		中途覚醒	
陰性症状		躁再発止		強迫性障害(OCD)		SAD		早朝覚醒	
維持療法		うつ再発止				PTSD		日中不安軽減	
難治性									
		摂食障害		ADHD	△	ASD		心身症		ナルコ	◎

　覚せい作用ではなく覚せい促進作用。作用機序はよくわかっていないが、どうやら弱いドパミン再取り込み阻害作用（DRI）と、ヒスタミン神経系を介しての賦活作用という、眠くなる抗ヒスタミン薬とは逆の薬理作用で覚せい作用を発揮する薬である。

　覚せい作用はリタリンに比べて穏和で、依存や乱用の危険性が少ないため、欧米ではナルコレプシー治療の第1選択薬である。また、閉塞性睡眠時無呼吸症候群（OSAHS）の眠気への対処薬でも第1選択薬である。

　モディオダールは世界的にナルコレプシーの第1選択薬であるが、ナルコレプシーは日本での有病率が0.16％と低く、希少疾病用医薬品（オーファンドラッグ）の指定を受けて開発されている。リタリンとは作用機序・強さが違うためか、リタリンで前治療していた人の場合、効果がいまいちなことがある。

その他の薬

●お薬一口メモ●　アルフレッサファーマ
　1938年創業の福神薬局が原型の薬問屋。製薬メーカーではなく医薬品卸売企業であり、合併を繰り返し成長。日本2位の薬問屋である。なお日本の薬問屋は各都道府県に中規模メーカーが乱立しているが4大卸といわれるのは売上げ順にメディパルHD、アルフレッサHD、スズケン、東邦HDの4社。

モダフィニル / modafinil

日本での発売年　2007年
日本でのメーカー　アルフレッサファーマ

ナルコレプシー治療薬

海外での販売名

- アメリカ　Provigil
- カナダ　Alertec
- イギリス　Provigil
- ドイツ　Vigil
- フランス　Modiodal
- 中国　-
- 韓国　Provigil
- タイ　-
- 豪州　Modavigil
- ブラジル　Vigile

2011年4月時点で31ヶ国にて販売。

ジェネリック

なし

化学構造図

Tmax=1.9-3.0h T1/2=9.9-14.8h

等価換算

不明

等価換算係数× 不明

用量(mg/日)

- ～ 200 (300)

CYP

誘導	1A2
阻害	2C9
阻害	2C19
代謝+誘導	3A4 / 3A4

薬理プロフィール

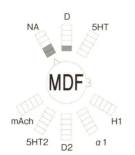

特徴

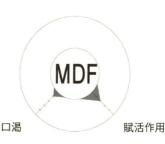

口渇　　　賦活作用

●お薬一口メモ●　**日本はナルコ大国**

　世界的にみてナルコレプシー有病率は0.04～0.06％程度であるが、なぜか日本だけ0.16％（600人に1人）と突出して高い世界一のナルコ大国である。どうやら人種差があるらしく低いのはサウジアラビアで0.004％。なおナルコレプシーの約9割に神経伝達物質オレキシンの低下が見られる。思春期に自己免疫機能により、オレキシン神経が破壊される仮説が有力視されている。

大人のADHDに処方される抗うつ薬系治療薬

112 ストラテラ　　　Strattera

開発国：	アメリカ	開発会社：	イーライリリー
初販売国：	アメリカ	国際誕生年：	2003年

薬剤添付文書の適応症　[JP]日本での適応　[USA]アメリカでの適応　[ETC]その他処方例

[JPN]　◎注意欠陥・多動性障害（ADHD）
[USA]　○ADHD
[ETC]　△治療抵抗性うつ病

統合失調症		気分安定薬		うつ病（MDD）		神経症/不安障害		睡眠薬	
急性期		躁状期		難治性	△	PD		入眠障害	
陽性症状		うつ状期		PMDD		GAD		中途覚醒	
陰性症状		躁病予防		強迫性障害(OCD)		SAD		早朝覚醒	
維持療法		うつ再発防止				PTSD		日中不安軽減	
難治性									

| 摂食障害 | | ADHD | ◎ | ASD | | 心身症 | | ナルコ | |

　選択的ノルアドレナリン再吸収阻害薬である。プロザックの原型である抗うつ薬ニソキセチンの改良薬で、化学構造の差異は一箇所。

　リタリンやコンサータが即効性なのに対し、ストラテラはNRIであり効果が出るまで2～4週間ほどかかる。そのため、リタリンに比べ依存や耐性の問題が生じにくく、安全性が高い。

　それって抗うつ薬と同じなのではないかといえば実はそうでして、10年ほど前はADHD第2選択薬として3環系抗うつ薬トフラニール、ノリトレンなどが用いられていた。当然究極の選択的ノルアドレナリン再吸収阻害薬であるルジオミールでも効果があるだろうが、エビデンスが少ないこと、2000年代世界的に抗うつ薬の若年者処方に制限がかけられてしまったことから、小児向けに治験デザインされたストラテラが注目される結果となった。

　小児のADHDにおいて、コンサータとストラテラどちらを第一選択とすべきかは、いまだ評価は定まっていないが、おおまかに睡眠障害かチック障害を併発している場合はストラテラ、無い場合はコンサータ、第2選択薬はリタリンといった感じでまとまりつつあるようだ。

その他の薬

●お薬一口メモ●　**ADHDにトフラニール**
　NRIでADHDが治るのなら3環系抗うつ薬でも効くんじゃないか？と思ったら、実際多動が多いADHD児童にトフラニールを処方して良くなったケースもあったそうだ。なぜトフラニールが使われていたかというと、子供への抗うつ薬投与の安全性が確かめられていたのが、夜尿症などで実績のあったトフラニールだったから。

アトモキセチン / atomoxetine

日本での発売年 2009年
日本でのメーカー 日本イーライリリー

ADHD治療薬

海外での販売名

- アメリカ Strattera
- カナダ Strattera
- イギリス Strattera
- ドイツ Strattera
- フランス -
- 中国 Strattera
- 韓国 Strattera
- タイ Strattera
- 豪州 Strattera
- ブラジル -

ジェネリック

新薬特許期間中のためジェネリック無し

化学構造図

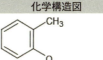

Tmax=1.0h T1/2=4.3h

等価換算

不明
等価換算係数× 不明

用量(mg/日)

80 〜 120

CYP

代謝 2D6

薬理プロフィール

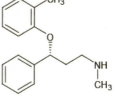

特徴

鎮静作用・血圧低下・錐体外路症状・肥満・口渇・乳汁

●お薬一口メモ● **ルジオミールでも効くの？**

選択的ノルアドレナリン再吸収阻害作用といえばルジオミール、ADHDに効果があるのかといえば実はありまして、多動が目立つADHDに用いられていた。そしてドパミンへの作用が強い抗うつ薬ウェルバトリンもまた有効。ちなみに抗不安薬に反応するADHDもいるという。

エスモカをあなどることなかれ。薬局で買えるアッパー薬

113 エスタロンモカ　　EstaronMocha

開発国：	フランス	開発会社：	化学者C・J・タンレットが製剤化
初販売国：	フランス	国際誕生年：	1881年

薬剤添付文書の適応症　[JP]日本での適応　[USA]アメリカでの適応　[ETC]その他処方例

[JPN] ◎睡気（ねむけ）・倦怠感の除去　※医薬品の無水カフェインの場合、血管拡張性及び脳圧亢進性頭痛（片頭痛、高血圧性頭痛、カフェイン禁断性頭痛など）
[USA] -
[ETC] -

統合失調症		気分安定薬		うつ病（MDD）		神経症/不安障害		睡眠薬	
急性期		躁急性期		難治性		PD		入眠障害	
陽性症状		うつ急性期		PMDD		GAD		中途覚醒	
陰性症状		躁再発防止		強迫性障害(OCD)		SAD		早朝覚醒	
維持療法		うつ再発防止				PTSD		日中不安軽減	
難治性		摂食障害		ADHD		ASD		心身症		ナルコ	

　薬局で買えるマイルド覚せい剤。市販薬だから弱い薬だろうと多く飲むと、心臓の鼓動が早まるわ、胃液はこみあげるわ焦燥感は生じるわ、かなりキツイので注意が必要。抗不安薬とは逆の作用を持つ薬なので、不安焦燥症状のある人はカフェイン飲料を控えたほうがいいらしい。ただしお茶はカテキンがカフェインと結びつき、不水溶性物質に変化し、体内で徐々にカフェイン単体へ変わる。いわば徐放剤の役割を果たすので、作用は控えめで持続的である。

　薬理作用としてはアデノシン受容体遮断薬である。アデノシンは興奮性のグルタミン酸神経系の働きにブレーキをかける抑制系の神経伝達物質であり、カフェインは間接的にグルタミン酸神経系の働きを強める。

　カフェインは日常的に摂取しているケースが多く耐性の形成がはやいため、効果の個人差が大きい。日常的にカフェインを摂取している場合、断カフェインをすると離脱症状が現れることもある。

　なぜか精製されたカフェイン錠、コーラナッツや茶、マテ、カカオといった他のカフェイン含有植物よりも、コーヒーの方が覚せい作用は強力。

その他の薬

●お薬一口メモ●　コーヒーの発見

　コーヒーは昔、エチオピアの羊飼いがコーヒーの実を食べた羊が飛び跳ねているのを見て、興奮剤として食べ始めたのが始まりといわれている。焙煎することで風味豊かな飲み物となることがわかり、酒が禁じられたイスラム教徒の間で、宗教的儀式として愛飲されるようになった。16世紀以降、イスラム商人の手で世界に広まっていった。

カフェイン   caffeine

日本での発売年　2003年
日本でのメーカー　エスエス製薬

覚醒する薬

海外での販売名

アメリカ　No-Doz
カナダ　-
イギリス　-
ドイツ　-
フランス　-
中国　-
韓国　-
タイ　-
豪州　-
ブラジル　-

全世界で発売。

ジェネリック

・「純生」無水カフェイン
　（堺製薬）
他に安息香酸ナトリウムカフェインとして
・アンナカ
　「ホエイ」（マイラン製薬）
・〃「ヨシダ」（吉田製薬）
・〃「フソー」（扶桑薬品工業）
・安息香酸ナトリウムカフェイン
　（健栄製薬）
・安息香酸ナトリウムカフェイン
　「アンナカ」（山善製薬）
・〃「マルイシ」（丸石製薬）

化学構造図

caffeine/カフェイン

Tmax=1.0h T1/2=4.9-6.0h

0　6　12　18　24

等価換算		用量(mg/日)		CYP
不明		100 ～ 300		代謝 1A2
等価換算係数×	不明			

薬理プロフィール

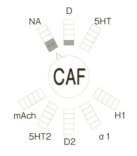

特徴

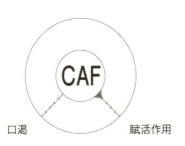

口渇　　　賦活作用

●お薬一口メモ●　入院患者とカフェイン
　精神病院の入院患者は、コーヒーやコーラといったカフェイン飲料を好む傾向がある。抗精神病薬の多くは意識レベルを低下させる。そのため患者はカフェインによって、意識を覚醒させているのではないかと推測されている。ちなみにカフェイン摂取が多い患者ほど、薬の処方量は多くなる傾向があるという。

今は鎮静剤代わりにもちいられる抗パーキンソン薬

114 ヒベルナ　　　　　　　　　　　Hiberna

開発国：	フランス	開発会社：	ローヌ・プーラン（現・サノフィ）
初販売国：	アメリカ	国際誕生年：	1948年

薬剤添付文書の適応症　[JP]日本での適応　[USA]アメリカでの適応　[ETC]その他処方例

[JPN]　◎振せん麻痺　◎パーキンソニズム　◎麻酔前投薬　◎人工（薬物）冬眠　◎動揺病　◎感冒等上気道炎に伴うくしゃみ・鼻汁・咳嗽　◎枯草熱　◎アレルギー性鼻炎　他
[USA]　日本の適応とほぼ同じ
[ETC]　△不眠症　△酔い止め　△吐き気止め　△鎮静作用

統合失調症		気分安定薬		うつ病（MDD）		神経症/不安障害		睡眠薬	
						△		△	
急性期		躁急性期		難治性		PD		入眠障害	
陽性症状		うつ急性期		PMDD		GAD		中途覚醒	
陰性症状		躁再発防止		強迫性障害(OCD)		SAD		早朝覚醒	
維持療法		うつ再発防止				PTSD		日中不安軽減	
難治性		摂食障害		ADHD		ASD		心身症		ナルコ	

抗不安薬／睡眠薬

ヒベルネーション＝冬眠の名の通り、コントミン発見前に人工冬眠療法に用いられたフェノチアジン系薬物の古典。最初は抗コリン作用が強いことから抗パーキンソン薬・鎮静薬としてデビュー。後に抗精神病薬の錐体外路症状を緩和することが分かり、薬原性パーキンソニズムの副作用止めとして1950年代に多用された。

同時期にアーテン、1960年代になると鎮静作用の無い抗コリン薬アキネトンが発売され、ヒベルナの役割は終わったかに思われた。しかしヒベルナには強力な抗ヒスタミン作用があり、抗精神病作用の無い鎮静薬として精神科医に重宝された。例えば最強の睡眠薬ベゲタミンのブレンド薬であり、コントミンとヒベルナの合剤注射薬カクテリンH（今は販売中止）は強い鎮静作用でハードな患者を受け持つ医師たちに支持された（是非はともかく）。

抗アレルギー薬としても使用可能だが処方例は殆ど無い。ベンゾジアゼピン系薬剤と作用機序が違う鎮静作用を持つため、通常の抗不安薬が効かなくなった外来患者への処方例が多い。私見だが、ヒベルナは若い女性やリストカッター、どんな抗不安薬も効かない人格障害・強度の不安障害・抗不安薬をオーバードーズして効かなくなった患者への処方が多いように思う。

その他の薬

●お薬一口メモ●　ヒベルナはコントミンの元になった薬

ヒベルナは1945年フランス、ローヌ・プーラン社の薬理学者ポール・シャルパンティエが合成。開発ナンバーは3277RP。1948年フランスで抗ヒスタミン薬フェネルガンの名で発売された。フェネルガンの優れた麻酔増強作用を発見したのが、後にコントミンの抗精神病作用を発見した外科医アンリ・ラボリ。コントミンはラボリの要請でヒベルナの鎮静作用ハード版として開発された。詳しくはコントミン（14頁参照）

プロメタジン / promethazine

日本での発売年　1956年
日本でのメーカー　田辺三菱製薬

副作用止め薬・鎮静薬

海外での販売名

国	販売名
アメリカ	Phenergan
カナダ	promethazine
イギリス	Phenergan
ドイツ	Prothazin
フランス	Phenergan
中国	promethazine
韓国	Milong
タイ	Phenergan
豪州	Phenergan
ブラジル	Fenergan

ジェネリック

●ピレチア（高田製薬）

（●は先行同時発売品）

化学構造図

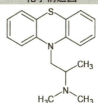

promethazine／プロメタジン

Tmax=3.4h T1/2=16.0-19.0h

等価換算

50mg（アキネトン2mg換算）
等価換算係数× 0.04

用量(mg／日)

25 ～ 200

CYP

2D6 代謝

薬理プロフィール

NA, D, 5HT, H1, α1, D2, 5HT2, mAch

特徴

鎮静作用、血圧低下、錐体外路症状、肥満、口渇、乳汁

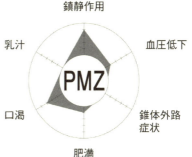

●お薬一口メモ●　**鎮静剤代わり**

　もはや終わった薬の感もあるヒベルナであるが、鎮静型の抗精神病薬代用薬として命脈を保っている。鎮静剤代わりのカクテリンH（コントミン＋ヒベルナ）が有名だが、他にもレボトミンとヒベルナの注射薬、通称レボヒベというカクテル鎮静処方も定番だったという。マイナーな薬ながら注射薬が今も生き残っている。なお、イギリスの薬局で売られているOTC睡眠薬ソミネックスの中身はヒベルナ。

アキネトンを人気を二分した抗コリン薬のクラシック

115 アーテン　　　　　　　　　　　　Artane

開発国：	アメリカ	開発会社：	レダリーラボラトリーズ（現・ファイザー）
初販売国：	アメリカ	国際誕生年：	1949年

薬剤添付文書の適応症　[JP]日本での適応　[USA]アメリカでの適応　[ETC]その他処方例

[JPN] ◎向精神薬投与によるパーキンソニズム・ジスキネジア（遅発性を除く）・アカシジア
◎特発性パーキンソニズム及びその他のパーキンソニズム（脳炎後、動脈硬化性）
[USA] ○パーキンソニズム　○抗精神病薬の錐体外路症状
[ETC] -

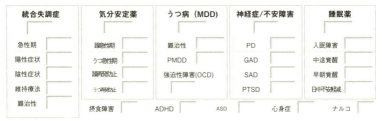

　非定型抗精神病薬が主流の今となっては処方例が少ない。抗コリン薬のクラシックである。アーテン以前の抗パーキンソン薬はアンフェタミン・メタンフェタミンに代表される覚せい剤と、ヒベルナに代表される鎮静系の薬しかなかった。アーテンは（当時としては）安全性の高い賦活作用のある抗パーキンソン薬として世界中で大ヒットした。ライバル薬はアキネトンだが、正直いって臨床的に両薬の違いは殆どない。90年代に心毒性でアキネトンにやや劣るという研究報告があったが、臨床的に差が分からない程度だったのと非定型抗精神病薬リスパダールの出現であまり問題視されていない。経験則で処方する老精神科医は好んで処方する。ちなみに名前の由来は症状、疾患に対し治療を意味する接頭語anti→ar に痙攣性緊張、強縮を意味するtetanusをプラス。振せん麻痺を特徴とするパーキンソン治療薬という意味

●お薬ー口メモ●　抗コリン薬に多幸感？
　抗うつ薬SSRIやSNRIがどうしても3環系抗うつ薬に効果が一歩及ばない理由として、抗コリン作用の持つ賦活作用がある。あまり問題にされていないが、抗コリン薬には多幸感を感じるケースがあり、特に注射薬に顕著である。

トリヘキシフェニジル

trihexyphenidyl

日本での発売年　1953年
日本でのメーカー　ファイザー

副作用止め薬

海外での販売名

アメリカ	trihexyphenidyl
カナダ	Apo-Trihex
イギリス	Broflex
ドイツ	Artane
フランス	Artane
中国	Benzhexol
韓国	trihexyphenidyl
タイ	ACA
豪州	Artane
ブラジル	Artane

ジェネリック

- トリフェジノン（共和薬品工業）
- パーキネス（東和薬品）
- パキソナール（高田製薬）
- トリヘキシン（キョーリンリメディオ）
- セドリーナ（第一三共）
- トリヘキシフェニジル錠「CN」（長生堂製薬）
- 〃「NP」（ニプロ）
- 〃「タイヨー」（テバ製薬）

化学構造図

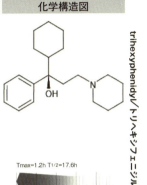

trihexyphenidyl／トリヘキシフェニジル

Tmax=1.2h T1/2=17.6h

等価換算

4mg(アキネトン2mg換算)

等価換算係数× 0.5

用量(mg/日)

2 ～ 10

CYP

薬理プロフィール

特徴

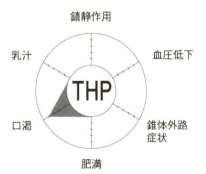

●お薬一口メモ●　医療と信仰

「いったん生じた信仰は自己強化をする。社会心理学でいう、認知的不協和低減の法則というやつである。力動精神医学なら否認がはたらいているというであろう。信念に合致する情報は取り入れられ、葛藤を起こしそうな情報は選択的に無視される。（中略）そのうえ、信仰は現実によって修正され難い。そもそも現実から取り入れられる情報に選択がかかっているうえに、取り入れられた情報は信念に合致するように解釈される。信念に合致しない情報は合理化され、不都合な情報は責任転嫁される。万能感は維持され、現実からはますます離れる。自己強化が維持できなくなりカタストロフィーに到るまでこれは続く。」（頼藤和寛、他『心理療法』朱鷺書房、1993年、146頁より引用）

不明？

もっとも安全性が高いといわれるアーテン改良薬

116 アキネトン　　Akineton

開発国：	ドイツ	開発会社：	クノール（現・アボット）
初販売国：	ドイツ	国際誕生年：	1955年

薬剤添付文書の適応症　[JP]日本での適応　[USA]アメリカでの適応　[ETC]その他処方例

[JPN] 　◎特発性パーキンソニズム　◎その他のパーキンソニズム（脳炎後, 動脈硬化性, 中毒性）
　　　　◎向精神薬投与によるパーキンソニズム・ジスキネジア（遅発性を除く）・アカシジア
[USA] 　○パーキンソニズム　○抗精神病薬の錐体外路症状
[ETC] 　-

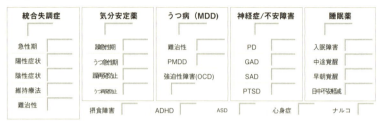

　アーテンの改良薬。1962年に発覚したサリドマイド薬害で、業績の悪化した大日本製薬を、セレネースと共に救った救世主である。発売当時からアーテン以上の抗コリン作用を持つアキネトンは、究極の抗コリン薬として好評だったが、経験則で処方を決める医師の多い精神科では前薬アーテンの壁は厚く、しばらく人気を二分していた。

　1990年代に、各種受容体の研究が行われ、脳内にはムスカリンM1受容体、心臓にはM2受容体があり、抗コリン薬が心臓の鼓動を早めてしまうメカニズムが解明された。抗コリン薬で最も脳への選択比が高かったのがアキネトンであり、薬原性パーキンソニズム治療の第一選択薬として不動の地位を築いたかに思えたが、非定型抗精神病薬の時代を迎え、抗コリン薬の時代は終わりを告げた。

　ただし、今も非定型抗精神病薬では症状を抑えきれぬケースで定型抗精神病薬＋アキネトンが短期間使われる。名前の由来はAkinetic（英語）運動不能とtone（英語）身体・精神の正常な状態→運動不能の状態を正常にするから命名。

●お薬一口メモ●　サリドマイド薬害事件
　サリドマイドは1957年、西ドイツのグリュネンタール社が開発した睡眠薬。安全な睡眠薬として売り出されたが妊娠初期の服用で胎児にあざらし状奇形（フォコメリア）が生じたことからグリュネンタール社は1961年に販売中止した。しかし、当時の日本は物質特許ではなく製法特許であり、独自の製法を編み出した大日本製薬、他日本メーカーは販売を継続した。300人以上の被害者が生じ大きな社会問題となった。

ビペリデン   biperiden

日本での発売年　1964年
日本でのメーカー　大日本住友製薬

副作用止め薬

海外での販売名

アメリカ	Akineton
カナダ	Akineton
イギリス	Akineton
ドイツ	Akineton
フランス	Akineton LP
中国	-
韓国	Bacia
タイ	-
豪州	Akineton
ブラジル	Akineton

ジェネリック

- タスモリン（田辺三菱製薬）
- ビカモール（沢井製薬）
- アキリデン（共和薬品工業）
- ビペリデン錠「サワイ」（沢井製薬）

化学構造図

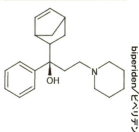

biperiden／ビペリデン

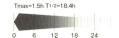

Tmax=1.5h T1/2=18.4h

等価換算

2mg（アキネトン2mg換算）
等価換算係数× 1

用量(mg/日)

3　～　6

CYP

阻害 2D6

薬理プロフィール

特徴

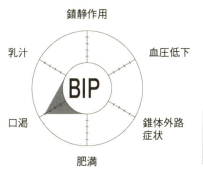

●お薬一口メモ●　**今後の精神医療**

　いずれ向精神薬の"長期的"な処方による弊害について再検討されるだろう。医療訴訟などを経て真に投薬が必要な群の再編、再分類が行われると推測する。今の精神医学はあまりに裾野を広げ過ぎている。精神医療の対象は、かつてドレーとドニケルが見た躁病・統合失調症患者、クーンが見たうつ病患者に落ち着き、中～軽症患者は低コストなケアシステムが担うようになるのではないだろうか、恐らく財政的な事情で。

参考文献資料一覧

■書籍

相田くひを、他『薬ミシュラン』太田出版、1999年
阿部和彦『薬と精神症状』新興医学出版社、1996年
安藤春彦『精神科医は何をしてくれるか』講談社ブルーバックス、1996年
青葉安里・諸川由美代編『こころの治療薬ハンドブック』星和書店、2001年
山口登・酒井隆・宮本聖也・吉尾隆・諸川由美代編『こころの治療薬ハンドブック第8版』星和書店、2012年
シルヴァーノ・アリエティ、近藤喬一訳『アリエティ分裂病入門』星和書店、1980年
ナンシー・C.アンドリアセン、安西信雄・福田正人・斎藤治訳『故障した脳』紀伊國屋書店、1986年
一戸良行『麻薬の科学』研成社、1982年
稲垣中・他『向精神薬の等価換算』星和書店、1999年
石浦章一『遺伝子でわかる脳と神経』羊土社、1992年
石郷岡純編『精神疾患100の仮説』星和書店、1998年
石坂哲夫『やさしいくすりの歴史』南山堂、1994年
石川稔生『現代看護学基礎講座5薬理学』真興交易医書出版部、1981年
医薬情報研究所『ジェネリック医薬品便覧〈平成24年8月版〉』じほう、2012年
岩波明『狂気の偽装』新潮社、2006年
ロバート・ウィタカー、小野善郎監訳『心の病の「流行」と精神科治療薬の真実』福村出版、2012年
スコット・K.ヴェジェバーグ、山下篤子訳『心は薬で変えられるか』三田出版会、1996年
シドニー・ウォーカー三世、冬樹純子訳『狂気と正気のさじ加減』共立出版、1999年
イーサン・ウォッターズ、阿部宏美訳『クレイジー・ライク・アメリカ』紀伊國屋書店、2013年
卯月妙子『人間仮免中』イースト・プレス、2012年
臺弘『精神医学の思想』筑摩書房、1972年
クリストファー・S.エイメンソン、松島義博・荒井良直訳『家族のための精神分裂病入門』星和書店、2001年
大原健士郎・渡辺昌祐編『精神科・治療の発見』星和書店、1988年
岡田靖雄『私説松沢病院史』岩崎学術出版社、1981年
小沢牧子『「心の専門家」はいらない』洋泉社、2002年
小長谷正明『ヒトラーの震え毛沢東の摺り足』中央公論新社、1999年
大木幸介『麻薬・脳・文明』光文社、1990年
加藤雄司『薬物依存』金剛出版、1988年
笠原嘉『精神科医のノート』みすず書房、1976年
風祭元『松沢病院院長日記』星和書店、2004年
ハーブ・カチンス、スチュワート・A.カーク、高木俊介・塚本千秋監訳『精神疾患はつくられる』日本評論社、2002年
春日武彦『ロマンティックな狂気は存在するか』大和書房、1993年

春日武彦『私はなぜ狂わずにいるのか』大和書房、1994年
上島国利『抗うつ薬の過去・現在・未来』星和書店、1992年
上島国利『精神科治療薬ハンドブック』中外医学社、1999年
神田橋條治、他編『精神科薬物治療を語ろう―精神科医からみた官能的評価』日本評論社、2007年
木村敏、他編『精神分裂病　基礎と臨床』朝倉書店、1990年
ブライアン・P・クイン、大野裕・岩坂彰訳『「うつ」と「躁」の教科書』紀伊國屋書店、2003年
久保明『内分泌・代謝疾患クリニカルガイド』BJ出版局、1990年
熊木徹夫『精神科のくすりを語ろう―患者からみた官能的評価ハンドブック』日本評論社、2007年
栗原雅直『壁のない病室』中央公論社、1990年
C.H.Kellner・他、澤温監訳、扇谷他訳『ECTハンドブック』星和書店、2003年
計見一雄『こころのくすり』保険同人社、1994年
計見一雄『統合失調症あるいは精神分裂病』講談社選書メチエ、2004年
小林雅文『臨床精神薬理学』南山堂、1997年
小林司『心にはたらく薬たち』筑摩書房、1985年
佐藤秀峰『ブラックジャックによろしく』11巻、講談社、2005年
佐野卓志、他『統合失調症とわたしとクスリ』ぶどう社、2005年
佐野卓志、他『当事者が語る精神障害とのつきあい方』明石書店、2013年
ニール・シーマン、フィリップ・シーマン、渡辺雅幸訳『抗精神病薬受容体の発見ものがたり』星和書店、2011年
澤田康文『この薬はウサギかカメか』中央公論社、1997年
柴田二郎『患者に言えないホントの話』新潮社、1995年
柴田二郎『精神科クリニック物語』中央公論社、1993年
社団法人日本てんかん協会編『てんかんの薬物療法』ぶどう社、1987年
ソロモン・H・スナイダー、佐久間昭訳『脳と薬物』東京化学同人、1990年
デイビッド・ショア、森則夫・丹羽真一訳『精神分裂病はどんな病気ですか?』星和書店、1994年
エドワード・ショーター、木村定訳『精神医学の歴史』青土社、1999年
Marshall Sittig『PHARMACEUTICAL MANUFACTURING ENCYCLOPEDIA Second Edition』NOYES PUBLICATIONS、1988年
Trevor Silverstone, Paul Turner 伊藤斉・三浦貞則監訳『今日の精神科薬物治療』国際医書出版、1980年
スティーヴン・M・ストール、仙波純一訳『ストール精神科治療薬処方ガイド 第2版』メディカルサイエンスインターナショナル、2011年
スティーヴン・M・ストール、仙波純一訳『精神薬理学エセンシャルズ』メディカル・サイエンス・インターナショナル、1999年
スティーブン・M・ストール、田島治・林建郎訳『抗精神病薬の精神薬理』星和書店、2001年
鈴木映二『セロトニンと神経細胞・脳・薬物』星和書店、2000年
高田明和『脳内麻薬の真実』PHP研究所、1996年
田村豊幸『奇形児はなぜ』社団法人農山漁村文化協会、1979年
田島治『こころのくすり最新事情』星和書店、2000年
田島治『抗うつ薬の真実』星和書店、2011年

田島治『精神医療の静かな革命』勉誠出版、2006年

たなかみる『マンガ境界性人格障害&躁うつ病REMIX』星和書店、2006年

丹羽幸一・伊林英夫『効かない薬・効く薬』宝島社新書、2001年

筒井末春『抗不安薬の新しい展開』医薬ジャーナル社、1997年

筒井末春『心療内科における薬物療法』新興医学出版社、1998年

D・テイラー他、鈴木映二、八木剛平監訳『精神科治療薬の処方ガイドライン モーズレイ2001年版』星和書店、2002年

融道男『向精神薬マニュアル（第3版）』医学書院、2008年

融道男『向精神薬マニュアル』医学書院、1998年

ドラッグ研究会編『麻薬』大陸書房、1991年

中井久夫『分裂病と人類』東京大学出版会、1982年

中村ユキ『わが家の母はビョーキです』サンマーク出版、2008年

中山和彦『抗うつ薬の科学』星和書店、1995年

長倉三郎、他『岩波理化学辞典第5版』岩波書店、1998年

西尾元宏『砂糖はなぜ甘い?』講談社ブルーバックス、1988年

西川正『分裂病ガイドブック』NOVA出版、1994年

西園昌久『薬物精神療法』医学書院、1967年

野村総一郎・樋口輝彦『こころの医学事典』講談社、2003年

ロバート パーコウ、福島雅典監訳『メルクマニュアル医学情報家庭版』日経BP社、1999年

花輪和一『刑務所の中』青林工藝舎、2000年

マイケル・バーレイ、望月大介訳『抗うつ薬理解のエッセンス』星和書店、2006年

ハウス加賀谷、松本キック『統合失調症がやってきた』イースト・プレス、2013年

原常勝、他『てんかん 正しい理解と克服のガイド』有斐閣、1981年

デイヴィッド・ヒーリー、林建郎・田島治訳『抗うつ薬の時代』星和書店、2004年

デイヴィッド・ヒーリー、田島治監訳『ヒーリー精神科治療薬ガイド』みすず書房、2009年

デイヴィッド・ヒーリー、田島治監訳『抗うつ薬の功罪』みすず書房、2005年

デイヴィッド・ヒーリー、坂本響子訳、江口重幸監訳『双極性障害の時代』みすず書房、2005年

藤井康男編『精神分裂病の薬物療法100のQ&A』星和書店、2000年

藤原サヤカ・サヨコ『カラダはみんな生きている』祥伝社、2011年

スティーヴン・ブラウン、山下篤子訳『脳に効く!カフェイン&アルコール』三田出版会、1997年

別冊宝島Real編集部編『別冊宝島Real#005精神科がおかしい』宝島社、2001年

別冊宝島編集部編、『精神病を知る本（別冊宝島 53）』JICC出版局、1986年

星野仁彦・熊代永編『摂食障害119番』ヒューマンティワイ、1990年

A. ポップキンス、中根允文・高橋克朗訳『てんかんの事実』星和書店。1988年

真下啓明、鈴木秀郎『新薬ガイドブック』南江堂、1968年

町沢静夫『ボーダーライン 青少年の心の病い』丸善ライブラリー、1997年

ジェラール・マッセ、ミシェル・シアルディ他、岡村重慶・和田央訳『絵とき精神医学の歴史』星和書店、2002年

町山幸輝・樋口輝彦編『精神分裂病はどこまでわかったか』星和書店、1996年

松井壽一『薬の文化誌』丸善、1991年
三浦貞則監修『精神治療薬大系第1巻向精神薬の歴史・基礎・臨床』星和書店、1996年
三浦貞則監修『精神治療薬大系第3巻抗うつ薬、抗躁訳、抗てんかん薬、抗パ薬、漢方薬他』星和書店、1996年
三浦貞則監修『精神治療薬大系第4巻抗不安薬・睡眠薬』星和書店、1997年
山川浩司『国際薬学史』南江堂、2000年
谷田博・奥彬・池上四郎『有機医薬品化学』化学同人、1989年
八木剛平『統合失調症の薬がわかる本 改訂第3版』全国精神障害者家族会連合会、2004年
八木剛平・田辺英『精神病治療薬の開発思想史ネオヒポクラティズムの系譜』星和書店、1999年
八木剛平『精神分裂病の薬物治療学ネオヒポクラティズムの提唱』金原出版、1993年
吉富製薬株式会社社史編纂委員会編『吉富製薬五十年の歩み』吉富製薬、1990年
頼藤和寛・志水彰『精神医学への招待』南山堂、1999年
頼藤和寛・中尾利久・中川晶『心理療法』朱鷺書房、1993年
頼藤和寛『精神科医とは何者であるか』PHP研究所、1999年
臨床精神薬理編集委員会編『臨床精神薬理 第4巻増刊号〈特集〉不眠症の適切な治療と期待される睡眠薬』星和書店、2001年
クロード・レヴィ・ストロース、荒川幾男、他訳『構造人類学』みすず書房、1972年
A.ワイル、W.ローセン、ハミルトン遥子訳『チョコレートからヘロインまで』第三書館、1986年
渡辺昌祐・江原嵩『抗精神病薬の選び方と用い方』新興医学出版社、1993年
渡辺昌祐・江原嵩『躁うつ病のリチウム治療』医学書院、1983年
渡辺昌祐・大月三郎・洲脇寛編『精神分裂病・うつ病・躁病』保険同人社、1990年
渡辺昌祐『抗不安薬の選び方と用い方（改訂第3版）』金原出版、1997年
和田秀樹『痛快!心理学』集英社インターナショナル、2000年
肖从新、方世平、马汉林 編『药品实用商品名大全』武汉大学出版社、2002年

■雑誌・新聞・他

『臨床精神薬理』各巻、星和書店
『ニューズウィーク日本語版』1991年9月12日号
『朝日新聞』1999年1月8日朝刊
『赤旗』1979年3月6日
『あぶない28号 第1号』データハウス、1998年
『GON! 1999年8月号』ミリオン出版、1999年
薬の添付文書、ならびにインタビューフォーム、各種医学論文

一般名索引

一般名	一般名（英）	商品名	ナンバー	頁
アトモキセチン	atomoxetine	ストラテラ	112	308
アミトリプチリン	amitriptyline	トリプタノール	31	110
アモキサピン	amoxapine	アモキサン	36	122
アモバルビタール	amobarbital	イソミタール	96	264
アリピプラゾール	aripiprazole	エビリファイ	27	90
アルプラゾラム	alprazolam	ソラナックス	72	204
イミプラミン	imipramine	トフラニール	29	98
エスシタロプラム	escitalopram	レクサプロ	48	148
エスゾピクロン	eszopiclone	ルネスタ	90	252
エスタゾラム	estazolam	ユーロジン	84	236
エチゾラム	etizolam	デパス	71	202
エフェドリン	ephedrine	ヱフェドリン「ナガヰ」	107	296
オキサゾラム	oxazolam	セレナール	61	182
オキシペルチン	oxypertine	ホーリット	19	66
オランザピン	olanzapine	ジプレキサ	22	76
カフェイン	caffeine	エスタロンモカ	113	310
カルテオロール	carteolol	ミケラン	77	218
カルバマゼピン	carbamazepine	テグレトール	102	286
カルピプラミン	carpipramine	デフェクトン	15	54
クアゼパム	quazepam	ドラール	81	230
クエチアピン	quetiapine	セロクエル	23	80
クロカプラミン	clocapramine	クロフェクトン	16	56
クロキサゾラム	cloxazolam	セパゾン	62	184
クロザピン	clozapine	クロザリル	20	68
クロチアゼパム	clotiazepam	リーゼ	70	200
クロナゼパム	clonazepam	リボトリール	104	290
クロバザム	clobazam	マイスタン	66	192
クロミプラミン	clomipramine	アナフラニール	30	104
クロラゼプ酸	clorazepate	メンドン	57	174
クロルジアゼポキシド	chlordiazepoxide	コントール	55	166
クロルプロマジン	chlorpromazine	コントミン	1	14
ザレプロン	zaleplon	ソナタ	92	256
ジアゼパム	diazepam	セルシン	56	172
シタロプラム	citalopram	セレクサ	47	146
ジフェンヒドラミン	diphenhydramine	ドリエル	100	272
スピペロン	spiperone	スピロピタン	9	42
スボレキサント	suvorexant	ベルソムラ	94	260
スルトプリド	sultopride	バルネチール	13	50
スルピリド	sulpiride	ドグマチール	12	48
セチプチリン	setiptiline	テシプール	39	128
セルトラリン	sertraline	ジェイゾロフト	45	142
ゾテピン	zotepine	ロドピン	21	74
ゾピクロン	zopiclone	アモバン	89	250
ゾルピデム	zolpidem	マイスリー	91	254
タンドスピロン	tandospirone	セディール	74	212
チミペロン	timiperone	トロペロン	11	46
デスベンラファキシン	desvenlafaxine	プリスティク	51	154
デュロキセチン	duloxetine	サインバルタ	52	156

一般名	一般名（英）	商品名	ナンバー	頁
ドスレピン	dosulepin	プロチアデン	35	118
ドチエピン	dothiepin	プロチアデン	35	120
トピラマート	topiramate	トピナ	105	292
トフィソパム	tofisopam	グランダキシン	65	190
トラゾドン	trazodone	デジレル	41	132
トリアゾラム	triazolam	ハルシオン	85	238
トリヘキシフェニジル	trihexyphenidyl	アーテン	115	314
トリミプラミン	trimipramine	スルモンチール	32	112
ニトラゼパム	nitrazepam	ネルボン	78	224
ニメタゼパム	nimetazepam	エリミン	82	232
ネファゾドン	nefazodone	サーゾーン	42	134
ネモナプリド	nemonapride	エミレース	14	52
ノルトリプチリン	nortriptyline	ノリトレン	33	114
パリペリドン	paliperidone	インヴェガ	25	86
バルプロ酸	sodium valproate	デパケン	103	288
ハロキサゾラム	haloxazolam	ソメリン	80	228
パロキセチン	paroxetine	パキシル	46	144
ハロペリドール	haloperidol	セレネース	6	32
ヒドロキシジン	hydroxyzine	アタラックスP	75	214
ピパンペロン	pipamperone	プロピタン	7	38
ビペリデン	biperiden	アキネトン	116	316
ピモジド	pimozide	オーラップ	8	40
フェノバルビタール	phenobarbital	フェノバール	95	262
ブスピロン	buspirone	ブスパー	73	210
ブプロピオン	bupropion(amfebutamone)	ウェルバトリン	53	158
フルオキセチン	fluoxetine	プロザック	43	136
フルジアゼパム	fludiazepam	エリスパン	67	194
フルタゾラム	flutazolam	コレミナール	64	188
フルトプラゼパム	flutoprazepam	レスタス	69	198
フルニトラゼパム	flunitrazepam	ロヒプノール	83	234
フルフェナジン	fluphenazine	フルメジン	4	28
フルボキサミン	fluvoxamine	ルボックス	44	140
フルラゼパム	flurazepam	ダルメート	79	226
ブロチゾラム	brotizolam	レンドルミン	86	244
ブロナンセリン	blonanserin	ロナセン	28	92
プロプラノロール	propranolol	インデラル	76	216
プロペリシアジン	propericiazine	ニューレプチル	5	30
ブロマゼパム	bromazepam	レキソタン	59	178
ブロミソバル	bromisoval	ブロバリン	98	268
ブロムペリドール	bromperidol	インプロメン	10	44
ブロムワリエル尿素	bromovalerylurea	ブロバリン	98	268
プロメタジン	promethazine	ヒベルナ	114	312
ブロモバレリル尿素	bromovalerylurea	ブロバリン	98	268
フロロピパミド	floropipamide	プロピタン	7	38
ベゲタミンA	vegetamin A	ベゲタミンA	99	270
ペリシアジン	periciazine	ニューレプチル	5	30
ペルフェナジン	perphenazine	ピーゼットシー	3	26
ペロスピロン	perospirone	ルーラン	26	88
ペントバルビタール	pentobarbital	ラボナ	97	266
ベンラファキチン	venlafaxine	エフェクサー	50	152
マプロチリン	maprotiline	ルジオミール	37	124

一般名	一般名（英）	商品名	ナンバー	頁
ミアンセリン	mianserin	テトラミド	38	126
ミルタザピン	mirtazapine	レメロン	40	130
ミルナシプラン	milnacipran	トレドミン	49	150
メキサゾラム	mexazolam	メレックス	63	186
メダゼパム	medazepam	レスミット	58	176
メタンフェタミン	methamphetamine	ヒロポン	108	300
メチルフェニデート	methylphenidate	リタリン	109	302
メチルフェニデート徐放剤	methylphenidate(Extended-release)	コンサータ	110	304
メトトリメプラジン	methotrimeprazine	レボトミン	2	22
モクロベミド	moclobemide	オーロリックス	54	160
モサプラミン	mosapramine	クレミン	17	58
モダフィニル	modafinil	モディオダール	111	306
ラメルテオン	ramelteon	ロゼレム	93	258
ラモトリギン	lamotrigine	ラミクタール	106	294
リスペリドン	risperidone	リスパダール	24	82
リチウム	lithium carbonate	リーマス	101	278
リルマザホン	rilmazafone	リスミー	88	248
レセルピン	reserpine	アポプロン	18	60
レボメプロマジン	levomepromazine	レボトミン	2	22
ロフェプラミン	lofepramine	アンプリット	34	116
ロフラゼプ酸	loflazepate	メイラックス	68	196
ロラゼパム	lorazepam	ワイパックス	60	180
ロルメタゼパム	lormetazepam	エバミール	87	246

あとがき

　本書には精神医療についてかなり辛辣な意見を述べている箇所がある。精神医療は原因がわからないため、薬による対症療法で自然治癒力をうながす治療が主である。しかし精神科以外でも殆どの薬が対症療法薬であり他科も似たような状況である。

　精神科医は限られた選択肢の中、不確実性を理解しつつ、患者のためになるならばと、祈るような気持ちで医療を行っている。精神医療を批判することは簡単である。しかし、精神科医もまた苦悩していることを、読者諸氏は分かってほしい。著者は、日々臨床現場で、数多くの制約の中、悪戦苦闘している精神科医たちへ深く敬意を表する。

　薬はツールに過ぎない。良きにつけ悪しきにつけ使い方次第。必要とする人もいれば、要らない人もいる。治る人もいれば、治らない人もいる。薬とは、それぞれの状況に合わせてベターな選択をしていくツールの一つだ。

読者諸氏の薬への理解に本書が一助たらんことを。

そして

よき人生を

グッドラック！

相田くひを

ココロピルブック
抗精神病薬・抗うつ薬・抗不安薬・睡眠薬・気分安定薬データベース

2015年3月4日初版第1刷発行

相田くひを

1968年東京都葛飾区生まれ、日本大学文理学部卒。著書に『インターネット自殺毒本』(マイクロデザイン出版局)、『完全自殺マニア』(社会評論社)。共著に『薬ミシュラン』(太田出版)、『別冊宝島445 自殺したい人々』『別冊宝島432「ココロの薬」とつきあう本』『別冊宝島487 インターネット事件簿』(いずれも宝島社)がある。

著者	相田くひを
編集&装幀	濱崎誉史朗
発行人	松田健二
発行所	株式会社 社会評論社
	東京都文京区本郷 2-3-10
	Tel 03-3814-3861 Fax 03-3818-2808
	http://www.shahyo.com
印刷&製本	倉敷印刷株式会社